Bengt Jacoby

Gesünder leben mit den fünf Elementen

HERDER spektrum

Band 5310

Das Buch

Yin und Yang der Ernährung – die chinesische Medizin für sich nutzen. Körperliches und seelisches Wohlbefinden stellen sich mit einem harmonischen Verhältnis der fünf Elemente in der Ernährung ein. Diese fünf Elemente (Feuer, Wasser, Erde, Holz und Metall) sind verbunden mit den Organen des Menschen, aber auch ganz konkret mit den Qualitäten der Lebensmittel. Stehen diese fünf Elemente im richtigen Verhältnis zueinander, so fühlt man sich wohl und ist gesund: körperlich und auch seelisch. Die Traditionelle Chinesische Medizin verfügt über überzeugendes und uraltes Wissen darüber, wie Gesundheit und langes Leben durch die richtige Ernährung gefördert werden können. Auf einfache Weise und für jeden einfach umsetzbar. Ein praktischer Leitfaden – mit viel Informationen, Rezepten und Checklisten.

Der Autor

Bengt Jacoby, Heilpraktiker, Ausbildungsleiter, Prof. Dr. of Acupuncture (International University, Colombo, Sri Lanka, Welt-Gesundheits-Organisation, WHO) in Canada und England aufgewachsen, lebt seit über 20 Jahren in Deutschland und ist Vater von vier Töchtern. Er ist Gründer des Lotos Instituts Therapiezentrum für Ayurveda und Chinesische Medizin. Neben seiner Naturheilpraxis in Freiburg leitet er die Hippocrates Heilpraktikerschulen und hat bereits mehrere hundert Heilpraktiker und Ärzte ausgebildet. Er ist Autor mehrerer medizinischer Ratgeber. Er selbst hat bei einigen der renommiertesten westlichen Lehrern für TCM gelernt: Claude Diolosa, Bob Flaws, Jeremy Ross, Dan Bensky, Anton Jayasuriya und andere.

Bengt Jacoby

Gesünder leben mit den fünf Elementen

Das Yin und Yang in der Ernährung nutzen

HERDER

FREIBURG · BASEL · WIEN

Alle Vorschläge und Empfehlungen in diesem Ratgeber sind stets individuell und selbstverantwortlich zu überprüfen. Bitte nehmen sie im Krankheitsfall immer einen erfahrenen Heilpraktiker, Arzt oder Ernährungstherapeuten zu Hilfe.

Gedruckt auf umweltfreundlichem,
chlorfrei gebleichtem Papier

3. durchgesehene Auflage

Originalausgabe

www.herder.de
Herstellung: fgb · freiburger graphische betriebe 2005
www.fgb.de
Umschlaggestaltung und Konzeption:
R·M·E München / Roland Eschlbeck, Liana Tuchel
Umschlagfoto: © Stock food
ISBN 3-451-05310-1

Inhalt

Einleitung

„Der Reichtum der Natur liegt darin,
dass sie alle Lebewesen zu nähren vermag;
ihre Größe liegt darin,
dass sie ihnen ihre Schönheit und ihre Pracht gibt.“
(I Ging)

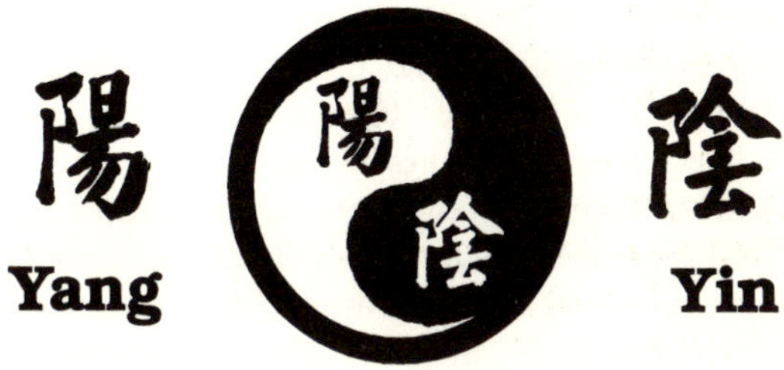

1. Vorwort

Unser wertvollster Schatz ist unsere Gesundheit. Mit ihr können wir vieles erreichen und erleben, was das Leben erst richtig lebenswert macht. Allerdings lernen wir die Gesundheit meist erst dann richtig zu schätzen, wenn wir krank geworden sind.

Die Fragen, die sich um die Gesundheit drehen, beschäftigen den Menschen seit Anbeginn der Zeit. Warum bleibt ein Mensch gesund, und warum wird ein anderer – unter den gleichen Bedingungen – krank? Wie können wir lange glücklich und gesund leben? Was ist der eigentliche Sinn von Krankheit?

Alle Kulturen der Welt haben verschiedene, teilweise jedoch sehr ähnliche Antworten gefunden. Im Zuge der Globalisierung durch moderne Transport- und Kommunikationsmöglichkeiten kommen wir uns als Weltbürger näher. Es entsteht ein internationaler Austausch, wodurch Ideen, Errungenschaften und medizinische Verfahren aus allen Teilen der Erde zusammengetragen werden.

„Das Beste vom Alten erhalten, das Gute vom Neuen behalten.“

Trotz der an Wunder grenzenden Möglichkeiten der „Schulmedizin" sind die Behandlungserfolge bei chronischen Erkrankungen gering. Hier bietet die Traditionelle Chinesische Medizin (TCM) aus ihrem uralten Wissensschatz effektive Verfahren. Außerdem hat die Chinesische Medizin im Bereich der Krankheitsvorbeugung uns sehr viel zu bieten.

„Grab den Brunnen nicht erst, wenn Du schon durstig bist.“
Chinesische Weisheit

Der Rat „Vorbeugen ist besser als Heilen" entspricht sowohl der altchinesischen Weisheit als auch dem allgemeinen gesunden Menschenverstand. Aber wie? Hier gibt es selten eine genaue Auskunft. Die Schulmedizin beschäftigt sich in erster Linie mit den Symptomen einer Krankheit und deren Behandlung. Erst in jüngerer Zeit beginnt sich die Wissenschaft für Gesundheit im Forschungsbereich Psychoneuroimmunologie zu interessieren.

Unser „tägliches Brot" enthält Heilkräfte, die eine subtile und doch immense Heilwirkung haben. Ohne Ernährung gibt es kein Leben. Der ganze Kreislauf des Lebens basiert auf Wechsel, Austausch und Ernährung. Wir Menschen, die Krone der Schöpfung, haben jedoch die Bedeutung dieses natürlichen Kreislaufs und die Verantwortung dafür fast völlig vergessen und die Verbindung zur Natur sehr vernachlässigt.

Unsere körperliche und geistige Kraft, unsere Stimmungen, unser Wohlgefühl, all das wird deutlich durch unsere Ernährung beeinflusst. Weder zuviel noch zuwenig noch einseitige Ernährung ist zuträglich. Wie in allen Dingen ist das Maß, das Gleichgewicht, entscheidend.

Mit diesem Ratgeber möchte ich Ihnen eine Anleitung geben, wie Sie die Wirkung und Heilkraft Ihrer Ernährung bewusst einsetzen können – für ein glückliches und erfülltes Leben, zur Gesundheitsvorsorge und zur Unterstützung der Genesung bei Krankheit.

Denn: Was könnte angenehmer sein, als sich gesund zu essen!

Ich wünsche Ihnen viel Freude beim Lesen – und guten Appetit!

Kapitel I
Die Traditionelle Chinesische Medizin (TCM) und die Ernährung

1. Essen Sie sich gesund!

„Der Schlüssel zur Gesundheit liegt darin, Yin und Yang des Körpers zu regulieren.“
(Aus „Der Gelbe Kaiser“)

Eine ausgeglichene Lebensweise und die Ernährung sind die wichtigsten Grundpfeiler eines erfüllten, aktiven Lebens. Das, was wir tun, denken und sagen sowie das, was wir essen, hält uns nicht nur gesund und leistungsfähig, sondern es schenkt uns Lebensqualität und Lebensfreude. Der Genuss bekömmlicher Speisen verhilft uns auch zu starken Abwehrkräften, wodurch wir nicht mehr so leicht krank werden und auch schneller wieder genesen. Darüber hinaus schwinden die Gelüste auf einseitige Geschmackserlebnisse, etwa auf Süßigkeiten oder Speisen mit Geschmacksverstärkern. Auch pendelt sich so von ganz alleine allmählich unser Idealgewicht ein.

Auch Kinder sprechen besonders gut auf die Ernährung nach den fünf Elementen an. Das liegt auch daran, dass sehr viele Erkrankungen im Kindesalter ernährungsbedingt sind. Es ist also wahr: Wir essen uns jeden Tag gesund! Selbst Hippokrates, der Urvater der westlichen Medizin, sagte: „Eure Nahrungsmittel sind eure Heilmittel!"

Dabei ist die Ernährung nach den fünf Elementen keine exotische Diät, sondern die zeitgemäße Umsetzung der jahrtausendalten chinesischen Ernährungslehre für bekömmliches und genussreiches Essen! Bedenken Sie – wir essen jeden Tag – warum also nicht so, dass wir gesund bleiben – das spart Geld, es ist einfach durchführbar, es erhöht unsere Vitalität, unsere Immunität und unser Selbstbewusstsein und es schmeckt (sogar Kindern)!

2. Geschichte der TCM und der chinesischen Ernährungstherapie

So wie es im Westen eine etwa 2500 Jahre alte Medizintradition seit Hippokrates gibt, so gibt es in China die Traditionelle Chinesische Medizin, die sich ebenfalls über Jahrtausende entwickelt hat. Leider ist in Europa – auch durch die Hinwendung zum Materialismus – das alte Wissen und die lebendige Tradition größtenteils verlorengegangen. Obwohl auch in China viele politische Umwälzungen stattfanden, blieb die medizinische Tradition erhalten. Die Entwicklung der chinesischen Kultur und der chinesischen Medizin wurde vor allem von drei philosophisch-spirituellen Strömungen maßgeblich geprägt. Diese waren der Taoismus, der Konfuzianismus und der Buddhismus.

Der Taoismus, dessen wichtigste Schrift der Tao-Te-King ist, wurde niedergeschrieben von dem weisen Lao-tse (6. Jahrhundert v. Chr.). Der Taoismus beschäftigt sich in erster Linie mit dem Tao (Urgrund des Seins), der Erlangung des ewigen Lebens und den entsprechenden lebensverlängernden Maßnahmen.

Konfuzius (551–479 v. Chr.) prägte vor allem die gesellschaftliche und soziale Ordnung mit ihren Regeln. Aus seinem Einfluss entwickelte sich der Konfuzianismus.

Buddha lebte und lehrte vor etwa 2500 Jahren in Indien. Die Lehre des Buddha gelangte etwa im sechsten Jahrhundert nach Chr. von Indien nach China, wo sie einen wichtigen Einfluss ausübte. Die Lehre Buddhas zeigt den Weg in die „Erleuchtung" durch die Entwicklung von Mitgefühl und Weisheit. Durch diese Ausrichtung gewann die Medizintradition noch mehr an Bedeutung.

Es entwickelte sich ein ganzheitlich-medizinisches Modell auf der Grundlage von Yin und Yang sowie den fünf Elementen. Darin sind alle Organe und Funktionskreise enthalten, und sie stehen im Verhältnis zueinander wie in einem Hofstaat: Es gibt einen Kaiser (Herz) und seine entsprechenden Minister (Leber, Lunge, Milz, Niere), die den Hofstaat, den Körper, regieren.

Um in Harmonie mit der Natur zu leben, haben die Chinesen alles aus dem mineralischen, pflanzlichen, tierischen und geistigen Bereich verwendet, was ihnen zur Verfügung stand. Über Jahrtausende wurden die verschiedenen Verfahren erprobt und verfeinert. Diejenigen, die sich bewährten, wurden beibehalten, die anderen wurden verworfen.

Eine der ersten medizinischen Niederschriften, „Huang-di Neijing" genannt, ist bis heute das wichtigste Werk geblieben. Übersetzt heißt es: „Des Gelben Kaisers Klassiker der Inneren Medizin" und stammt aus dem 3. Jahrhundert v. Chr. Einige Abschnitte darin sind jedoch viel älter und stammen von dem legendären Gelben Kaiser selbst, der um 2700 v. Chr. gelebt hat. Im „Huang-di Neijing" wurden die Grundlagen der gesamten TCM (= Traditionell Chinesische Medizin) und die der Ernährungstherapie gelegt.

Die Ernährungstherapie ist schon immer ein wichtiger Teil der TCM gewesen. Bereits vor 2000 Jahren wurden differenzierte diätetische Empfehlungen gegeben, denn Ernährungsrichtlinien galten als eine der effektivsten Möglichkeiten, die Gesundheit zu erhalten. Meister Li Dong-yuan (1180–1251), ein berühmter Arzt, begründete „die Schule der Mitte". Seitdem wird die Pflege der Milz, des Magens und der Verdauungskraft immer mehr in den Vordergrund gestellt. Hierauf basiert die heutige chinesische Diätetik.

Überblick der geschichtlichen Entwicklung der traditionellen chinesischen Ernährungstherapie

Homo Sapiens	Der Urmensch musste Essen finden und lernen, genießbare Nahrung von ungenießbarer zu unterscheiden; mit Entdeckung des Feuers wurde gekochte Nahrung eingeführt und die Nahrung dadurch besser verdaut und in den Stoffwechsel aufgenommen.
Shen Nong und Sui Ren	Diese beiden legendäre Figuren waren die Entdecker und Entwickler von Nahrungsanbau und Feuerbenutzung; niedergeschrieben von Graf von Zhou (11. Jahrhundert v. Chr., später überarbeitet von Konfuzius).

Zhou- und Qin-Dynastie (11.–1. Jahrhundert v. Chr.)	In dieser Zeit entstand das erste medizinische Grundlagenwerk von der Krankheitsentstehung bis zur Präventivmedizin: „Des Gelben Kaisers Klassiker der Inneren Medizin".
Han-Dynastie (206 v. Chr. bis 220 n. Chr.)	Die Nahrung wurde nach Beschaffenheit, Geschmack, Wirkung und Wachstumsort eingeteilt.
Östl. Han-Dynastie (25 bis 220 n. Chr.)	Zhang Zhong-jing vertrat die Meinung, dass Essen und Trinken eine Wohltat für die Gesundheit sei.
Sui-Dynastie (581–618 n. Chr.)	Sun Si-miao sagte, dass der Arzt zuerst die Krankheitsentstehung verstehen muss und sie dann durch eine entsprechende Diät behandeln sollte;
Tang-Dynastie (618–907 n. Chr.)	Kräuter sollten nur eingesetzt werden, wenn die Diät nicht greift.
Song-Dynastie (960–1279 n. Chr.)	Zan Yin verfasste die „Diätlehre", die 13 Abschnitte über Innere Medizin, Gynäkologie und Alterskrankheiten umfasste.
Jin-Dynastie (1115–1234 n. Chr.) und Yuan-Dynastie (1271–1368 n. Chr.)	Die Gelehrten am kaiserlichen Hof von Song brachten ein Buch mit 320 Rezepten heraus. Darin wird Milch beispielsweise bei Diabetes verordnet, und Ödeme werden mit Karpfenbrei und Sirup aus schwarzen Bohnen behandelt.
Ming-Dynastie (1368–1644 n. Chr.) und Qing-Dynastie (1644–1911 n. Chr.)	Bei den jeweiligen Verordnungen/Rezepten spielten nun die tierischen Fette und Eiweiße eine bedeutende Rolle, d. h. der Nahrungs-Nährwert wurde besonders beachtet.
	Verschiedene Ansichten wurden vertreten, so zum Beispiel dass die Nahrungsmittel nach dem Nährwert oder nach der therapeutischen

Grundwirkung klassifiziert werden sollten.

Li Shi-zhen teilte Wasser als erste Medizin ein: „Wasser ist der Ursprung von allen Dingen dieser Welt – Trinken kommt vom Wasser, und Essen kommt von der Erde; Essen und Trinken sind lebensnotwendig für das menschliche Leben."

Zwischen 1900 und 2000 fanden auf der ganzen Welt große Veränderungen statt. Auch China war von radikalen politischen und sozialen Umwälzungen betroffen. Alte Traditionen wurden im Verlauf der kommunistischen Kulturrevolution bekämpft. Die durch den Westen angeregte Hinwendung zum Materialismus führte auch in China zu einer Entfernung der spirituellen und geistigen Anteile der TCM. Die Wissenschaft forderte das Herz dieses uralten Medizinsystems als Tribut. Im modernen China wird dem Modell der Zang Fu (die inneren Organe) und der Ba Gang (die acht Leitkriterien zur Diagnostik) ohne die psychoemotionalen Anteile des Fünf-Elemente-Systems der Vorzug gegeben. Die berühmtesten TCM-Ärzte und -Meister sind als Folge dieser Entwicklung aus China geflohen, um der Todesstrafe zu entgehen. Deshalb finden wir heute die Träger der alten Medizintradition eher in Indonesien, Taiwan, San Francisco, Vancouver, Paris und London. An diesen Orten gibt es auch die besten Ausbildungsmöglichkeiten.

Die Geschichte der Menschheit dreht oft merkwürdige Schleifen. Es liegt heute an uns, das uralte Wissen in die moderne Zeit zu retten und zu integrieren ...

3. Die TCM und der Westen

Die Traditionelle Chinesische Medizin (TCM), die auf alter chinesischer Volksweisheit gründet, hat sich seit über 3000 Jahren zu einer hochentwickelten, professionellen medizinischen Wissenschaft verfeinert. Das theoretische und praktische Wissen der

TCM wurde von hochangesehenen und berühmten chinesischen Medizinern erforscht und aufgezeichnet. Am Anfang dieses Jahrhunderts existierten bereits etwa 30000 Bände medizinischer Literatur, und seitdem sind Tausende dazugekommen.

Moderne Literatur und Fachzeitschriften berichten über Studien, die sich mit der Wirksamkeit der TCM befassen. Inzwischen ist die TCM in vielen Aspekten nach westlichen Standards wissenschaftlich untermauert. Die TCM wirkt so gut und ist meist so kostengünstig, dass die WHO (Welt-Gesundheits-Organisation) empfohlen hat, sie im 21. Jahrhundert auf der ganzen Welt zu verbreiten.

China ist ein riesiges Land, etwa so groß wie die USA. Es erstreckt sich von den tropischen Gefilden des Südens bis zur subarktischen kalten Tundra im Norden, von der feuchten Meeresküste im Osten bis zu den trockenen Hochwüsten des Himalaja. Über 200 Menschenrassen mit unterschiedlichen Arbeits-, Ess- und Lebensgewohnheiten leben in China, insgesamt ein Viertel der Weltbevölkerung. Die TCM hat sich gerade durch diese große Vielfalt zu einem sehr anpassungsfähigen, komplexen System entwickelt, welches über Jahrtausende seine Wirksamkeit bewiesen hat.

Die chinesische Medizin hat sich von ihrem Ursprungsland in die Nachbarländer wie Japan, Korea, Vietnam und Tibet ausgebreitet. Daraus entstanden für das jeweilige Land typische lokale Ausprägungen. Auch hier in der westlichen Welt hat sich ihre Wirksamkeit bestätigt, weil sie sich an die hiesigen Lebensbedingungen anpassen konnte. Die TCM ist sozusagen momentan der aufsteigende Stern am Himmel der Komplementärmedizin.

Die TCM basiert auf dem allgemeinen Prinzip des Ausgleichs. Daher befasst sich das chinesische Denken weit mehr mit Funktionskreisen und Zusammenhängen als im Westen, wo Strukturen und messbare Fakten mehr Bedeutung haben. Beide Systeme haben Vorzüge:

Während bei uns im Westen tote Körper seziert wurden, um Wissen über Krankheit und somit Macht über den Tod zu gewinnen, hat man im Osten lebende Organismen untersucht, um Macht über das Leben zu bekommen. Das ist wohl auch der

Grund, warum die Schulmedizin am effektivsten bei der Notfall- und der Akuttherapie ist, während sich die traditionellen Heilverfahren vornehmlich mit der Verbesserung der Lebensqualität, bei krankheitsvorbeugenden Maßnahmen und bei der Behandlung von chronischen Erkrankungen bewährt haben.

Im Konzept der Lebensenergie, des Qi, liegt wohl der größte Unterschied zwischen der TCM und der Schulmedizin. Die Lebenskraft lässt sich wissenschaftlich nicht direkt nachweisen und wird daher in der modernen westlichen Medizin nicht berücksichtigt. Wenn sich ein Patient beispielsweise krank fühlt, aber keine organischen Krankheitsveränderungen festzustellen sind, wird er oft nicht ernst genommen und ohne Therapie wieder nach Hause geschickt. Bei „echten Erkrankungen", also nachweisbaren Befunden, und in Notfällen können Medikamente oder eine Operation das Leben retten. Das ist sehr gut, doch die eigentliche Ursache der gesundheitlichen Störung bleibt so meist noch bestehen.

Wo liegen die eigentlichen Krankheitsursachen? Die alten Chinesen haben diese eher in der Betrachtung des ganzen Menschen mit all seinen Facetten gesucht. Warum ist der Mensch aus seinem Lebenszusammenhang gefallen? Wie fühlt sich der Mensch und warum? Wo befindet sich zuwenig, wo zuviel Energie?

Die TCM basiert eben auf dem Konzept des Qi, der Lebensenergie bzw. der Lebenskraft. Qi ist das, was uns von einem Steak unterscheidet! Die Lebenskraft belebt unseren Körper. Alle medizinischen Traditionen der Erde haben einen Begriff dafür. Die Altgriechen nennen es „Odem", die indischen Ayurveden „Prana", die Japaner „Ki" und die Chinesen Qi oder Chi.

Das chinesische Schriftzeichen für Qi besteht aus den Zeichen für „Dampf" und für „ungekochten Reis". Das deutet darauf hin, dass Qi zugleich beweglich (Dampf) als auch die Grundlage von allem ist (ungekochter Reis, ungeformte Materie). Qi ist Energie, die zu Masse (Materie) werden kann, wie bei Einsteins Relativitätstheorie!

Qi fließt wie das Blut durch den Körper, sowohl an der Körperoberfläche als auch im Körperinnern, damit alle Organe miteinander verbunden werden und die Lebenskraft überall hingetragen werden kann. Fließt das Qi innerhalb seiner unsichtbaren Kanäle, der sogenannten Meridiane, ausreichend und regelmäßig, dann sind die Organe in Harmonie, und der Mensch ist gesund. Ist dies nicht der Fall, ist also zuviel oder zuwenig Qi vorhanden oder fließt das Qi in die falsche Richtung, dann wird der Mensch krank. Um seine Gesundheit wieder herzustellen, wird das Qi derart beeinflusst, dass es wieder „richtig" und gleichmäßig fließt. Dies kann durch die Beeinflussung der Meridiane direkt (z.B. mit Akupunktur, Massagen, Dehnübungen) oder indirekt mit Kräutertees oder ausgewählten Nahrungsmitteln geschehen.

Durch den Fortschritt entfernt sich der westliche Mensch immer weiter von der Natur und damit auch von seiner eigenen Lebensquelle. Hier kann die ganzheitliche Betrachtungsweise der TCM eine Hilfestellung bieten: Körper, Seele, Geist und Natur bilden eine Einheit. Der Mensch ist der Vermittler zwischen Himmel (Yang) und Erde (Yin). Die Elemente und deren Benennung stammen aus der Naturbetrachtung. Alles im Universum besteht durch das Zusammenspiel dieser fünf Elemente: Holz, Feuer, Erde, Metall und Wasser. So werden auch beim Menschen die inneren Organe, die Sinne und Emotionen den fünf Elementen zugeordnet ebenso alle anderen Bereiche aus der Natur wie etwa die Nahrungsmittel. Die Wechselwirkung der Elemente steht im Vordergrund bei Diagnostik und Therapie. Sind Yin und Yang im Gleichgewicht? Besteht Harmonie zwischen den fünf Elementen?

Das wichtigste Ziel der TCM liegt in der Krankheitsvorbeugung. Im alten China wurde der Familienarzt nur bezahlt, solange die Familienmitglieder gesund blieben. Dass sein Interesse vor allem an der Gesunderhaltung lag, ist nicht verwunderlich. Das Prinzip der Krankheitsvorbeugung basiert auf der ausgeglichenen Lebensweise und Ernährung, dem „goldenen Mittelweg". Sind die Kräfte von Yin und Yang ausgewogen, ist der Mensch gesund. Sobald eine Person erkrankte, wurden zuerst Veränderungen in ihren Ernährungs- und Lebensgewohnheiten verordnet. Brachten diese keine Besserung, wurde anschließend Akupunktur und Kräutertherapie angewandt.

Die verschiedenen Behandlungsmethoden der TCM basieren

alle auf dem Ausgleich von Yin und Yang. Diese Heilverfahren ergänzen und unterstützen sich gegenseitig und können einzeln oder gemeinsam angewandt werden: Ernährungstherapie, Kräuterheilkunde, Akupunktur, Massagetherapie, Qi Gong, Tai Chi, Meditation.

In der TCM ist die Einbeziehung des Patienten bei der Erhaltung der Gesundheit oder im Genesungsprozess sehr wichtig und wird besonders deutlich bei der diätetischen Behandlung: Jeder kann sich gesund essen!

Kapitel II
Die Grundlagen der Traditionellen Chinesischen Medizin (TCM)

Nach den Lehren der Traditionellen Chinesischen Medizin sind langes Leben und Gesundheit abhängig von unserer Vitalität, unserer ererbten individuellen Konstitution und unserem Verhältnis zum Universum in jedem Augenblick unserer Existenz. Das Universum, Himmel und Erde, verändert sich in bestimmten Mustern. Je harmonischer wir mit diesen Veränderungen umgehen, desto gesünder sind wir. Die Prinzipien des Wandels, nach den Beobachtungen der Weisen, wurden in der TCM auf das menschliche Leben bezogen, um uns mit dem Lebensfluss in Einklang zu bringen:

- Die 1: das Tao, die innewohnende Einheit aller Dinge
- Die 2: Yin und Yang, das Gesetz der Dualität
- Die 3: der Mensch zwischen Himmel und Erde
- Die 4: die vier Jahreszeiten
- Die 5: die fünf Elemente

Diese Prinzipien bilden sowohl die Grundlage der Traditionellen Chinesischen Medizin als auch die der Ernährung nach den fünf Elementen.

1. Von der Verwandtschaft aller Dinge – Das Tao

„Das Tao ist wie eine leere Schale,
die, indem sie gebraucht wird, niemals vollgefüllt werden kann.
Bodenlos scheint es die Quelle
aller Dinge zu sein.

Es stumpft ab alle scharfen Kanten,
es entknotet alle Knäuel,
es bringt in Einklang alles Licht,
es vereint die Welt zu einem Ganzen.
Verborgen in den Tiefen
scheint es doch ewig zu existieren.
Ich weiß nicht, wessen Kind es ist;
es scheint der gemeinsame Verwandte von
allen zu sein, der Vater aller Dinge."
(Laotse, Tao -Te-King)

Der Ursprung der altchinesischen Medizin liegt in einer mystisch-spirituellen Weltanschauung: der Einheit allen Seins, Tao. Dies wird mit dem Symbol des Kreises ausgedrückt, dem „Wu Qi". Der Kreis stellt die Einheit aller Dinge dar, das eine Universum, das göttliche Prinzip. Das Tao ist ein Seinszustand, also eine Erfahrung, *die* Erfahrung der alten Weisen, vergleichbar auch mit dem Zustand im Paradies. Sobald der Mensch sich vom Ganzen getrennt erlebt, sich also außerhalb der Einheit erfährt, begibt er sich in die Welt der Dualität, unsere Alltagswelt. Dies wird in unserer Tradition symbolisiert durch den Biss in den Apfel im Garten Eden, also die Erkenntnis von Gut und Böse. Aus dem Tao, der Einheit, entsteht Yin und Yang, die Dualität. Die innewohnende Natur aller Dinge, das Tao, kann sich in der äußeren Welt nur in Gegensätzen, in sich widerstrebenden Kräften zeigen. Alles in der Natur ist im Wandel und verläuft in Zyklen. Nach dem Tag folgt die Nacht, das Große bedingt das Kleine usw. Das Gesetz der Polarität ist universell. Bei uns sagt man: Jede Münze hat zwei Seiten.

„Das Tao erzeugt das Eine,
das Eine erzeugt die Zwei,
die Zwei erzeugt die Drei,
die Drei erzeugt die abertausend Wesen.
Die abertausend Wesen,
das ruhende Yin, es trägt sie,
das bewegte Yang umfasst sie.

Die allumfassende Lebenskraft
bewirkt den harmonischen Einklang."
(Laotse, Tao-Te-King)

2. Das Gesetz der Polarität – Yin und Yang

„Yin ruht, Yang ist aktiv.
Yang erzeugt Leben, Yin lässt es wachsen …
Yang wird zu Qi gewandelt, Yin wird zum materiellen Leben transformiert."
(Aus dem „Gelben Kaiser")

Yin und Yang werden in China traditionell dargestellt mit dem Bild eines Berges, der von einer Seite von der Sonne beschienen wird und mit der anderen Seite im Schatten liegt. Die Sonnenseite des Berges stellt das Yang dar, welches mit den drei Haupteigenschaften Helligkeit, Wärme und aufsteigende, sich ausbreitende Energie charakterisiert wird. Die andere Seite des Berges, das Yin, liegt im Schatten, ist dunkel, kalt und hat eine absteigende, sich zusammenziehende Energie.

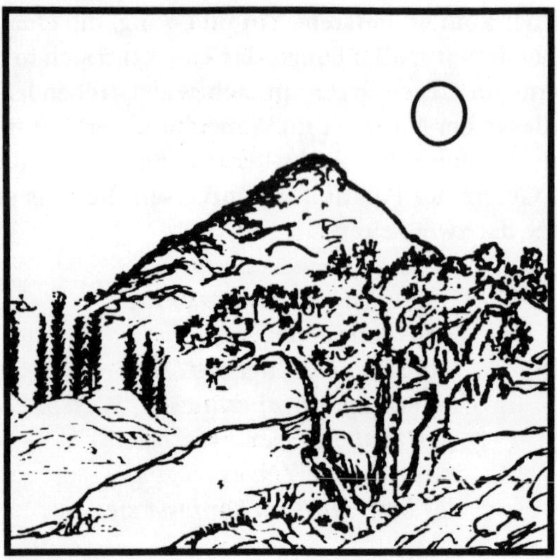

Sonnenseite eines Berges

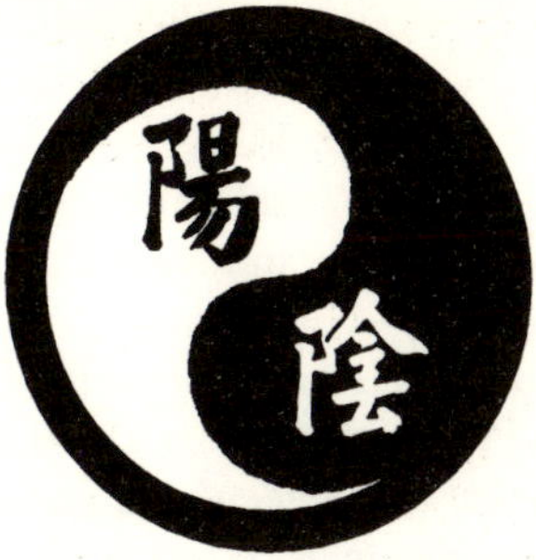

Schattenseite eines Berges

Das Prinzip von Yin und Yang finden wir in der gesamten Natur: Himmel und Erde, Sommer und Winter, Tag und Nacht, heiß und kalt, hart und weich, Feuer und Wasser, hoch und tief, Männliches und Weibliches u.v.m. Die Gegensätze Yin und Yang ergänzen, bedingen und erzeugen einander. Alles in der Welt basiert auf dem Gesetz der Relativität und Polarität, auf dem Zyklus von Entstehen und Vergehen.

<u>Yin- und Yang-Aspekte in der Natur</u>

Yin	*Yang*
Bergschattenseite	Bergsonnenseite
Ruhe	Bewegung
Kälte	Wärme
Dunkelheit	Helligkeit
Zusammenziehung	Ausbreitung
Materie	Energie
Körper	Geist
Substanz	Funktion
Ernährend	erzeugend
Erde	Himmel
Mond	Sonne
Herbst/Winter	Frühjahr/Sommer
Zentrum	Peripherie
Innen	außen
Unten	oben
Rechts	links
Wasser	Feuer

Feuchtigkeit	Trockenheit
Weich	hart
Trüb	klar
Langsam	schnell
gerade Zahlen	ungerade Zahlen

„Wenn das Yang seinen höchsten Punkt erreicht hat, beginnt das Yin aufzusteigen, und wenn der Mond sich zu seiner ganzen Fülle ausgedehnt hat, beginnt er wieder abzunehmen. Das ist das unveränderliche Tao des Himmels. Wenn Kräfte ihren Höhepunkt erreicht haben, beginnen sie schwach zu werden, und wenn natürliche Dinge sich vollständig zusammengeballt haben, beginnen sie wieder auseinander zu streben. Auf des Jahres Fülle folgt Vergänglichkeit, auf die größte Traurigkeit folgt Freude. Das ist ebenso die unveränderliche Bedingung des Menschen."

(Lieh-Tzu)

Die Wechselbeziehung zwischen Yin und Yang lässt sich in vier Aspekte aufteilen:

1. Die Gegensätzlichkeit wie Tag und Nacht, Licht und Dunkelheit
2. Die gegenseitige Abhängigkeit. Die Aktivitäten des Tages lassen sich nur dank der Ruhe der Nacht entfalten.
3. Der gegenseitige Verbrauch. Yin und Yang begrenzen einander und bringen einander hervor. Ist das Yang zu stark, wird das Yin zu schwach und umgekehrt. Feuer verdampft Wasser oder Wasser löscht Feuer.
4. Die Umwandlung. Hat ein Pol seinen höchsten Punkt erreicht, wandelt es sich in den anderen Pol, etwa bei Winter- oder Sommersonnenwende.

Das gesamte System der TCM basiert auf Yin und Yang. Gesundheit bedeutet, dass sich Yin und Yang in einem dynamischen Gleichgewicht befinden. Der menschliche Organismus in seiner Gesamtheit von Körper, Seele und Geist lässt sich in Yin und Yang einteilen. Auch Krankheitsprozesse und Symptome können in Yin oder Yang eingeteilt werden. Durch die Kenntnis dieser Zuordnung lässt sich eine grundlegende Diagnose stellen.

Yin und Yang beim Menschen

Yin	**Yang**
Weiblich	männlich
rechts	links
Bauch	Rücken
Vorderseite des Körpers	Hinterseite des Körpers
Innenseite des Körpers	Außenseite des Körpers
obere Körperhälfte	untere Körperhälfte
Körperinneres/innere Organe	Körperoberfläche/Haut/ Muskeln
Speicher-Yin-Organe	Hohl-Yang-Organe
Blut	Qi
Organstruktur	Organfunktion

Symptome und Krankheitszeichen

Yin	***Yang***
Mangel	Fülle/Überschuss
innere Erkrankung	äußere Erkrankung
chronische Erkrankung	akute Erkrankung
schleichender Beginn	plötzlicher Beginn
absteigende Symptome	aufsteigende Symptome
Krankheitsursachen: Kälte/Feuchtigkeit	Krankheitsursachen: Hitze/Wind
Kältegefühl	Hitzegefühl
Wärme bessert Symptome	Kälte bessert Symptome
blasses Gesicht	gerötetes Gesicht
Schläfrigkeit	Unruhe, Schlaflosigkeit
leise Stimme	laute Stimme
Patient mag nicht sprechen	Patient redet viel
viel heller Urin	wenig und konzentrierter Urin
weicher Stuhlgang	Verstopfung
blasse Zunge	rote Zunge mit gelbem Belag

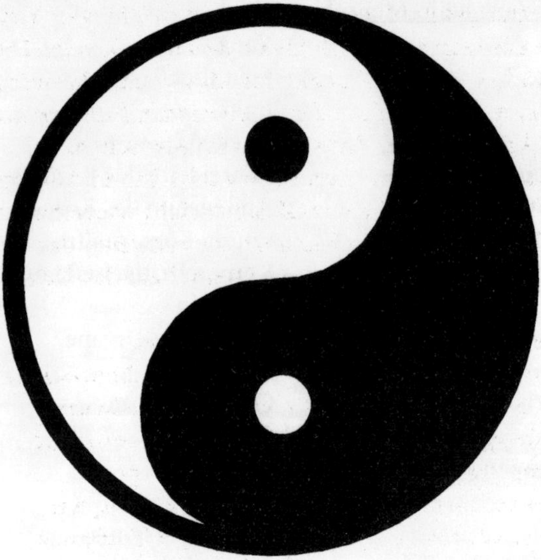

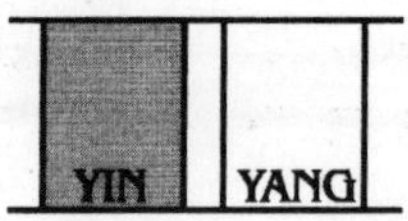

Yin und Yang in Harmonie

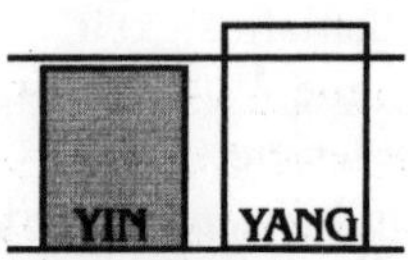

Yang-Fülle

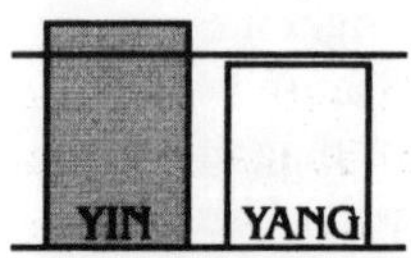

Yin-Fülle

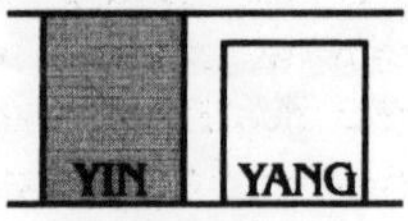

Relative Yin-Fülle

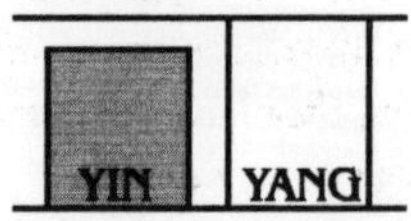

Relative Yang-Fülle

Auch Nahrungsmittel werden allgemein in Yin oder Yang eingeteilt. Die kühlenden, befeuchtenden oder absenkenden Nahrungsmittel stärken den Yin-Aspekt im Menschen. Die wärmenden, trocknenden, erhebenden oder erquickenden Nahrungsmittel tonisieren (kräftigen) den Yang-Aspekt im Menschen.

Bei einer Störung ist jeweils Yang oder Yin im Übermaß oder zuwenig vorhanden. Um das Gleichgewicht wiederherzustellen, werden Maßnahmen durchgeführt, die entweder das Yang oder das Yin stärken bzw. schwächen. Hierin liegt das Geheimnis.

Therapie bei Yang-Mangel-Erkrankungen
wärmende Maßnahmen
Aufbautherapie
langwierige Therapie
tonisierende Akupunktur
folgende erwärmende Nahrungsmittel sind günstig: scharfe Gewürze, Möhren, Walnüsse, Lammfleisch …
aufbauende, erwärmende Speisen wie Suppen, Eintöpfe, Gebackenes

Therapie bei Yang-Überschuss-Erkrankungen
kühlende Maßnahmen
Überschuss vermindern
kurze Therapie
sedierende Akupunktur
folgende erfrischende Nahrungsmittel sind günstig: Blattsalat, Gurken, Wassermelone, Pfefferminztee …
erfrischende Speisen wie Rohkost, Salate, Obst

3. Der Mensch zwischen Himmel und Erde

Der Mensch ist der Mittler zwischen Himmel und Erde. Hierbei stellt Yin die Erde dar und Yang den Himmel. Der Mensch ist eingebettet in irdische und kosmische Zusammenhänge. Dieses Prinzip spiegelt sich auch im menschlichen Organismus wider. Der Körper wird in einen unteren, mittleren und oberen Bereich eingeteilt, den „Dreifachen Erwärmer" (San Jiao). Sind diese drei Körperbereiche im Gleichgewicht, so funktioniert der Gesamtstoffwechsel des Organismus. Das System des Dreifachen Erwärmers zu begreifen ist wichtig, um den Verdauungsvorgang und die Ernährungstherapie nachzuvollziehen. Mehr dazu gibt es auf Seite 47ff.

4. Die vier Jahreszeiten

Wir kennen die vier Elemente der griechischen Antike. Hier wurden andere Begriffe und Einteilungen als in China verwendet. Beide Modelle haben jedoch einiges gemeinsam. Um Verwirrung zu vermeiden, möchte ich hier bei dem altchinesischen Modell bleiben. Yin und Yang werden dabei in die vier Jahreszeiten weiter unterteilt:

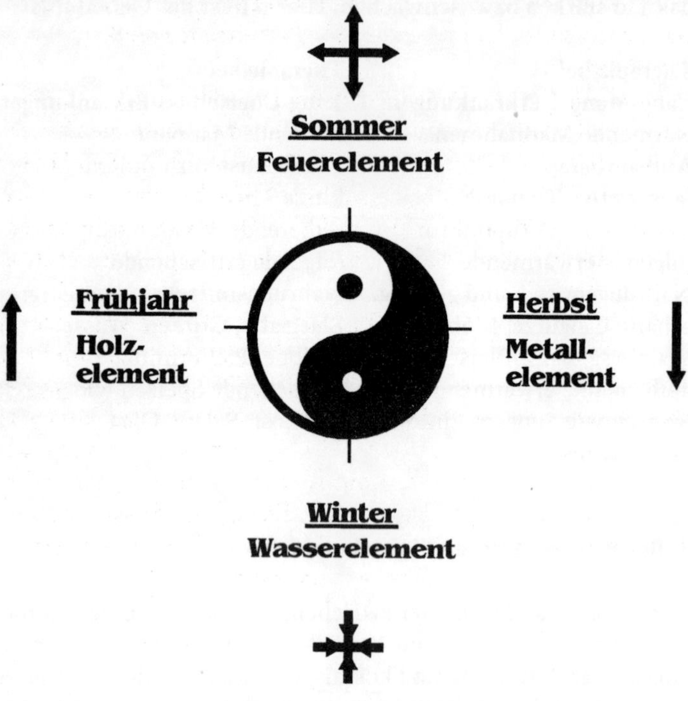

* Frühling, Osten, das kleine, wachsende Yang
* Sommer, Süden, das große Yang
* Herbst, Westen, das kleine, wachsende Yin
* Winter, Norden, das große Yin

Die vier Jahreszeiten haben jeweils typische Erscheinungen und Energiebewegungen. Jede Jahreszeit wurde mit einem Symbol versehen, um diese Prozesse zu verdeutlichen: Holz im Frühjahr, Feuer im Sommer, Metall im Herbst und Wasser im Winter.

Holz entspricht der im *Frühjahr* keimenden, auftreibenden Kraft. Die Natur wächst kraftvoll mit grünen Pflanzen (Holz). Alles entfaltet und bewegt sich.

Die Sonne als Ausdruck des *Feuers* erreicht im *Sommer* ihre größte Kraft. Die heißen Tage laden ein zum Feiern und Grillen. Das Leben spielt sich im Freien ab. Es herrscht Freude und rege Kommunikation.

Im *Herbst* zieht sich die Lebenskraft wieder zurück. Die Säfte sinken in die Wurzeln und die Blätter fallen ab. Es ist die Zeit des Abschiedes. Altes wird losgelassen. *Metall* wurde als Symbol für diese Jahreszeit aus mehreren Gründen gewählt. Bäume werden mit der Axt oder mit der Säge gefällt. Im Herbst werden die Steuern notfalls mit dem Schwert eingefordert. Metall stellt sozusagen eine harte Grenze dar.

Im kalten *Winter* sind die Tage kurz und dunkel. Die Lebenskraft liegt als Keim geheimnisvoll verborgen und verdichtet tief in der Erde und wartet auf den Frühling. Die ganze Information eines Baumes ist im Samenkorn versteckt. *Wasser* birgt das Geheimnis des Lebens und der Wiedergeburt. Wasser wurde als Symbol für den Winter verwendet, weil es in drei Zuständen existiert: fest und verdichtet als Eis, flüssig als Wasser und gasförmig als Dampf. Das Wasserelement kann Qi in den festen, flüssigen und flüchtigen Zustand transformieren.

Das fünfte Element, die Erde

Zwischen den vier Jahreszeiten gibt es die sogenannten Übergangszeiten, die vier Zwischenjahreszeiten, die durch den Begriff Erde symbolisiert werden. Die Erde trägt und versorgt alles Leben und ist deshalb immer gegenwärtig. Die Erde befindet sich in der Mitte zwischen Ausdehnung (Frühjahr und Sommer) und Zusammenziehung (Herbst und Winter). Aus diesem Grund wird das Erdelement in vielen Darstellungen in der Mitte abgebildet.

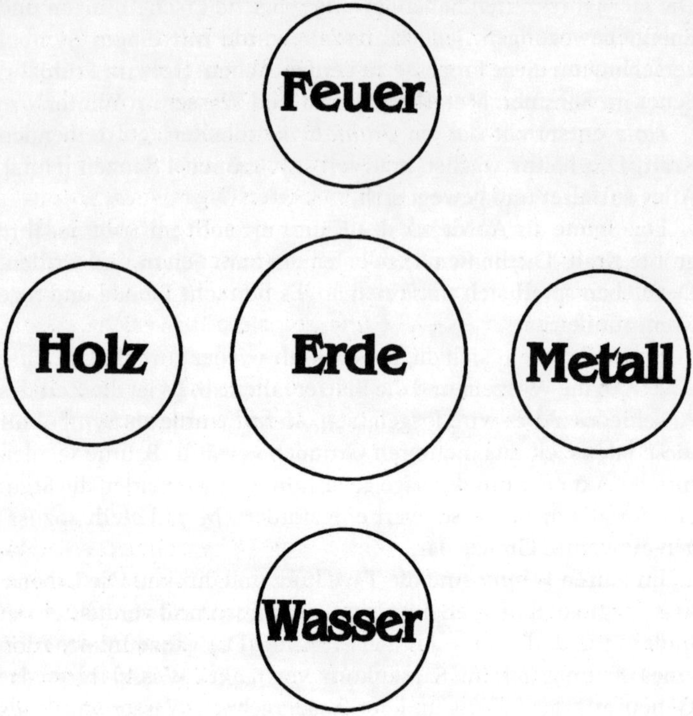

Der wichtigste Zeitpunkt für die Erde ist der Spätsommer, weil die Erntezeit die Erdeigenschaft des Versorgens am besten darstellt. Deshalb wird das Erdelement meist im Spätsommer zwischen dem Element Feuer und dem Element Metall angeordnet.

Wichtig für die Ernährung nach den fünf Elementen ist es, nach den Jahreszeiten zu leben. Der Wechsel der Jahreszeiten spiegelt die Wandlung und die Qi-Bewegung innerhalb des Körpers wider. Jede Jahreszeit und jede Gegend bieten ihre speziellen Feld- und Baumfrüchte. Die Natur bietet uns also genau das, was wir für unseren Organismus jeweils benötigen. Im Frühling und Sommer sollten mehr Nahrungsmittel mit reinigender und erfrischender Wirkung verzehrt werden. Im Herbst und Winter sollte die Nahrung eher erwärmend, gekocht und gebacken sein (siehe auch Seite 188).
Auch das menschliche Leben hat seine Jahreszeiten. Für jede Lebensphase gibt es sinnvolle Ernährungsempfehlungen (siehe Seite 80ff.).

Der jeweilige Beginn der westlichen Jahreszeiten entspricht nicht den Gegebenheiten der Natur. Die Chinesen sehen im hiesigen offiziellen Beginn der Jahreszeiten ihren Höhepunkt. So ist am 21. März, der bei uns den Frühlingsanfang darstellt, der Frühling für die Chinesen bereits in vollem Gang. Ihr Frühling begann 36 Tage vorher. Diese andere Anschauung ist wichtig für die Ernährung nach den fünf Elementen, weil unser Speiseplan sich den jahreszeitlichen Veränderungen anpasst.

Jede Jahreszeit hat 72 Tage. Die vier Sonnenereignisse des Jahres und die dazugehörigen offiziellen Anfangstermine für die Jahreszeit befinden sich in der Mitte einer Jahreszeit:

Tagundnachtgleiche am 21./22. März
Mittsommertag am 21. Juni
Tagundnachtgleiche am 21./22. September
Mittwintertag am 21. Dezember

Jede Jahreszeit beginnt 36 Tage vor den obigen Daten. Im Jahr 2005 sind die Jahreszeiten folgendermaßen verteilt:
Frühling vom 13. Februar bis 25. April
Sommer vom 16. Mai bis 27. Juli

Herbst vom 17. August bis 28. Oktober
Winter vom 15. November bis 27. Januar

Zwischen den Jahreszeiten liegen etwa 18 Tage, die sogenannten Zwischenjahreszeiten. In dieser Zeit, die zum Erdelement gezählt wird, stellt die Natur sich von einer Jahreszeit auf die nächste um. Die wichtigste ist der sogenannte Altweibersommer zwischen Sommer und Herbst, aber auch die Umstellungszeit von Winter auf Frühling ist besonders bedeutsam und wird häufig bei uns für das Frühjahrsfasten verwendet. Diese Erdzeiten sind für Reinigungs- und Ernährungskuren besonders geeignet. In dieser Zeit sollten „neutrale Erdnahrungsmittel" den Hauptteil der Nahrung ausmachen.

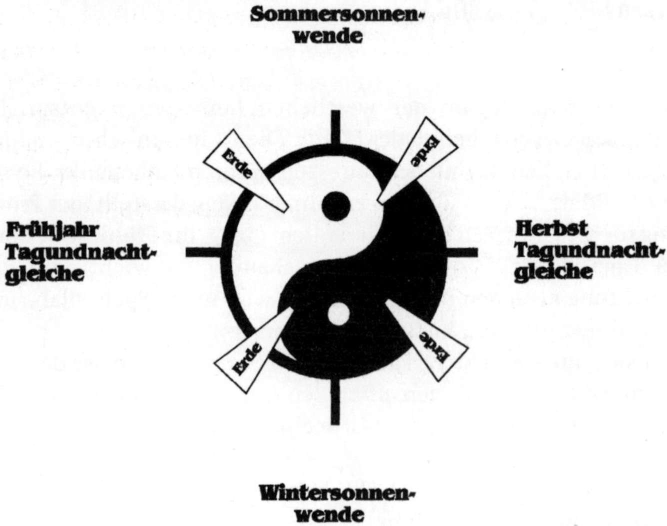

5. Die vier Vitalsubstanzen

Der Mensch besteht aus vier „Vitalsubstanzen" oder „Lebenssubstanzen". Diese befinden sich bei Gesundheit im Gleichgewicht. Geraten sie ins Ungleichgewicht, entsteht Krankheit:

* Das Bewusstsein, der Geist (Shen), unterscheidet den Menschen vom Tier.
* Die Lebenskraft (Qi) belebt alles und ist sehr beweglich.
* Das Blut und die Säfte (Xue und Jin-Ye) ernähren, befeuchten und kühlen den Körper.
* Die Essenz (Jing) gibt dem Körper seine physische Struktur und entspricht in etwa dem Erbgut.

6. Die fünf Elemente (Wu Xing)

Durch Beobachtung konnten die alten Chinesen die Gesetze der Natur erkennen. Diese gelten für das Universum außerhalb und innerhalb des Menschen, für den Mikrokosmos und für den Makrokosmos. So kommt es, dass die Beschreibung von Vorgängen im Körper in einer bildhaften Sprache verfasst ist und die Begriffe aus der Natur stammen. Das Fünf-Elemente-System (Wu Xing) ist ein Modell der Welt, das den Zweck verfolgt, die Vorgänge in der Natur zu verstehen, um sie positiv nutzen zu können.

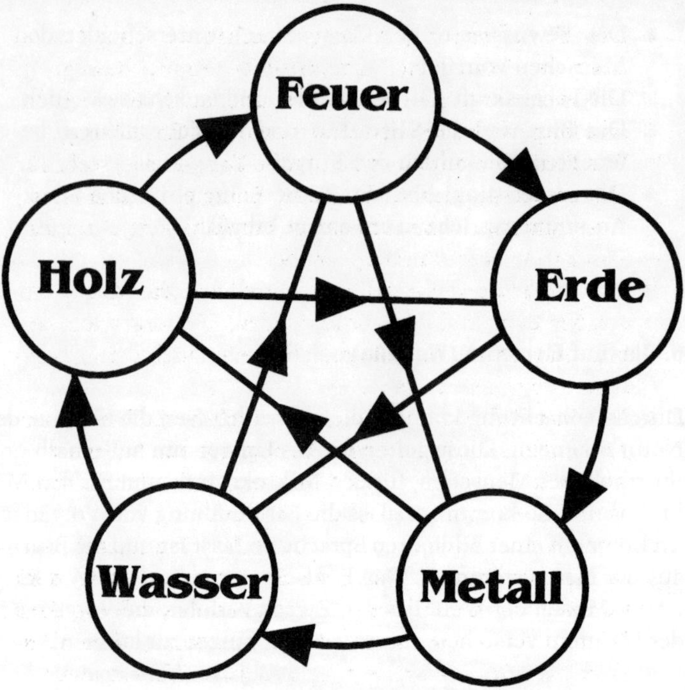

Es werden die Elemente Holz, Feuer, Erde, Metall und Wasser unterschieden. Die fünf Elemente werden auch die fünf Wandlungsphasen genannt, um ihre dynamischen Aspekte zu betonen. Jede Phase geht in die nächste Phase über. Alle Wandlungsphasen stehen in einer Wechselbeziehung zueinander, und jede Veränderung eines Elements wird das ganze System beeinflussen. Mit den fünf Elementen und den entsprechenden Zyklen können wir zu einem tiefen Verständnis des menschlichen Lebens gelangen.

Man kann die gesamte Natur in das Entprechungssystem der fünf Elemente einordnen. Die fünf Wandlungsphasen sind die Grundpfeiler der TCM. Der Schlüssel zum Verständnis der fünf Elemente sind die Prozesse, die diese Elemente darstellen.

* Das Holzelement (Frühling, wachsende Yang-Phase) steht für Wachstum, aufstrebende Kraft, Bewegung, Wahrnehmung, für die Kindheit, aber auch für seelische und körperliche Freiheit, Harmonie und Entfaltung.
* Das Feuerelement (Sommer, große Yang-Phase) steht für Hitzeprozesse, sich ausbreitende Energie, für den Geist, Ausstrahlung, Kommunikation, Lernfähigkeit, Studium, Inspiration, Begeisterung, Freude.
* Das Erdelement (Spätsommer, Erntezeit, die Mitte) entspricht dem Stabilen, Ernährenden, Versorgenden, der ruhenden Mitte, dem Berufsleben oder auch dem gesundem Menschenverstand.
* Das Metallelement (Herbst, die zunehmende Yin-Phase) entspricht der absinkenden Bewegung der Lebensenergie, dem Ruhestand, der Fähigkeit, sich abzugrenzen, dem Gerechtigkeitssinn, der Ordnung.
* Das Wasserelement (Winter, große Yin-Phase) entspricht der Kristallisation, der Zusammenziehung, dem Ganz-nach-innen-Gehen und Geheimnisvollem, dem Willen, der Konstitution, der Kraftreserve, dem Charisma, der Sexualität, dem Tod oder der Wiedergeburt.

Jedem der fünf Elemente sind weitere Eigenschaften zugeordnet:

Aspekte	**Holz**	**Feuer**	**Erde**	**Metall**	**Wasser**
Yin / Yang	kleines Yang	großes Yang	Mitte	kleines Yin	großes Yin
Himmelsrichtung	Osten	Süden	Mitte	Westen	Norden
Natürliches Element	Bäume, Gras	Feuer	Erde, Kompost	Metall	Wasser
Jahreszeit	Frühling	Sommer	Übergang	Herbst	Winter
Klimafaktor	Wind	Hitze, Feuer	Feuchtigkeit	Trockenheit	Kälte
Energiebewegung	aufsteigend	expandierend	mittig/stabil	absinkend	zusammenziehend, speichernd
Physikalische Dimension	Energie, Bewegung	Zeit, Hitze	Schwerkraft	Raum, Druck, Kondensation	Form, Materie, Verdichtung
Lebensphase beim Menschen	Geburt, Wachstum	Lernen, Studium	Berufsleben, Stabilität	Rente, Loslassen	Tod und Wiedergeburt
Chinesischer „Seelenaspekt“	Hun	Shen	Yi	Po	Zhi
Geistige Entsprechung	„Seele“, Unterbewusstsein, Emotionen	Allgeist, Bewusstsein	gesunder Menschenverstand, Logik	animalischer Überlebens-instinkt	Willenskraft, persönliche Kraft
Tugend	Freundlichkeit, Großzügigkeit	geistige Klarheit, Liebe, Frieden	Fürsorglichkeit, Aufrichtigkeit	Gerechtigkeitssinn, Disziplin	Furchtlosigkeit
Positive Eigenschaften	Toleranz, Kreativität, Vitalität	Optimismus, Begeisterung, Freude, Kommunikation	Achtsamkeit, Logik, praktische Veranlagung	Zuverlässigkeit, Gefühl für ange-messene Grenzen	Charisma, Weisheit, Durchhaltevermögen

Negative Yang-Emotion	Wut, Zorn, Gereiztheit	Begierde	Fanatismus	Egoismus	Herrschsucht, Tyrannei
Negative Yin-Emotion	Frustration, Enttäuschung	Schock, fehlende Freude	Grübeln, Sorgen	Traurigkeit, Zukunftssorgen	Angst, Mutlosigkeit
Yin-(Speicher-)Organ	Leber	Herz/Kreislauf	Milz	Lunge	Niere
Yang-(Hohl-)Organ	Gallenblase	Dünndarm, Dreifacher Erwärmer	Magen	Dickdarm	Harnblase
Sinnesorgan	Auge	Zunge	Mund	Nase	Ohr
Sinnesfunktion	Sehen	Sprechen	Schmecken	Riechen	Hören
Laut	Schreien	Lachen	Singen	Weinen	Stöhnen
Gewebe bzw. Funktion	Sehnen, Bänder, Nägel, Muskeltonus	Blut, Blutgefäße Gesichtsfarbe	Muskeln, Fett- und Bindegewebe	Haut, Körperhaar	Knochen, Zähne, Nerven, Kopfhaar, Füße
Farbe	grün, blau	rot	gelb	weiß, silbern	schwarz
Geruch	säuerlich	verbrannt	süßlich, duftend	penetrant	faulig
Geschmack	sauer	bitter	süß	scharf	salzig
Getreide, Hülsenfrüchte	Weizen	Mais	Roggen	Reis	Bohnen
Tier	Huhn	Ziege	Rind	Pferd	Schwein
Kochstelle	Holzfeuer	Sonnenwärme, Gasherd	Kohleofen, Backofen	Elektroherd	Wasserbad
Kochtechnik	Rohkost, kurzes Dämpfen	Grillen, Braten	Schmoren, Dünsten	Backen, Garen im Druckkochtopf	Wasserbad, Blanchieren
Konservierung	Fermentieren	Räuchern	Einkochen, Einlegen in Öl, Kandieren	Trocknen, Einlegen in Alkohol	Pökeln, Einfrieren

Die Elemente stehen in Wechselbeziehungen zueinander. Die zwei wichtigsten Zyklen, der Entstehungszyklus und der Kontrollzyklus, werden beim Menschen sowohl zur Darstellung der Funktionszusammenhänge in Gesundheit und Krankheit als auch zur Diagnostik und Therapie angewandt.

Entstehungszyklus (Mutter-Kind-Gesetz, Shen-Zyklus):

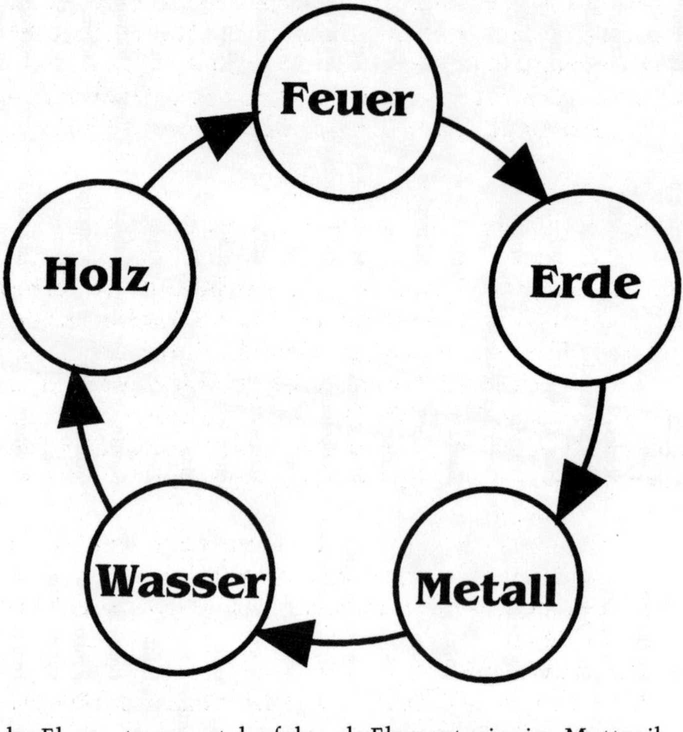

Jedes Element versorgt das folgende Element wie eine Mutter ihr Kind: Holz ⇒ Feuer ⇒ Erde ⇒ Metall ⇒ Wasser ⇒ Holz ⇒ Feuer ⇒ Erde ...

So braucht Holz genügend Wasser zum Wachsen, Feuer braucht genügend Holz zum Brennen, aus dem Feuer entsteht Asche (Erde), in der Erde befinden sich Mineralien (Metall), Wasser kondensiert auf Metall, Wasser gießt Holz usw. Ist die „Mutter" voller Kraft, wird auch ihr „Kind" stark sein. Ist die „Mutter" schwach, wird auch ihr „Kind" energielos sein.

Einige Beispiele beim gesunden und beim kranken Menschen:

* Leber (Holz) speichert Blut, das vom Herzen (Feuer) verteilt wird.
* Ist die Verdauungskraft (Milz ⇒ Erde) gut, wird die Abwehrkraft (Lunge/Haut ⇒ Metall) auch stark sein.
* Der übermäßige Konsum von Süßigkeiten und Milchprodukten (süß ⇒ Erde) kann zu Schnupfen und Nasennebenhöhlenentzündung führen (⇒ Lunge ⇒ Metall).
* Bei einer Schlafstörung (Schlaf ⇒ Herz ⇒ Feuer) muss man oft die Leber mitbehandeln (Anspannung ⇒ Leber ⇒ Holz).

Kontrollzyklus (Großvater-Enkel-Gesetz, Ke-Zyklus):

Um ein Gleichgewicht zum Entstehungszyklus aufrechtzuerhalten, kontrolliert ein Element das übernächste Element: Metall ⇒ Holz ⇒ Erde ⇒ Wasser ⇒ Feuer ⇒ Metall ⇒ Holz ...

So verhindert dieser Kontrollzyklus überschießende Reaktionen: Metall schneidet Holz, Holz befestigt Erde mit Wurzeln, Erde hält Wasser (z. B. in einem See), Wasser löscht Feuer, Feuer schmilzt Metall. Einige Beispiele beim Menschen:

* Körperfunktion:
  1. Das Lungen-Qi (Lunge ⇒ Metall) sinkt und verhindert das Überschießen des steigenden Leber-Qi (Leber ⇒ Holz).
  2. Bewegung (⇒ Holz) strafft das Bindegewebe (⇒ Erde) z. B. bei Cellulitis,
* Krankheitsbeispiele:
  3. Frustration und Stress (⇒ Holz) können zu Magenbeschwerden (⇒ Erde) führen.
  4. Angst (⇒ Wasser) kann zu Herzklopfen führen und die Liebe aus dem Herzen verjagen (Herz ⇒ Feuer).
  5. Der übermäßige Konsum von Alkohol und scharfen Speisen (scharf ⇒ Metall) kann die Leber schädigen (Leber ⇒ Holz).

∗ Therapiebeispiele:

6. Thymian und Salbei schmecken bitter (bitter ⇒ Feuer) und werden zur Behandlung der Lunge (Lunge ⇒ Metall) verwendet.

Die fünf Elemente sind ein gutes Beispiel für ein sich selbst regulierendes System (auch kybernetisches System genannt). Alle Elemente fördern sich mit dem Entstehungszyklus und mäßigen sich gleichzeitig mit dem Kontrollzyklus. Sind die Wechselbeziehungen zwischen den Elementen gestört, kann es zu krankhaften Erscheinungen kommen. Diese beiden Zyklen sind die Grundlage der Fünf-Elemente-Theorie und kommen bei Diagnostik und Therapie zur Anwendung. Die Beschäftigung mit diesen wechselseitigen Zusammenhängen wird Ihnen die Möglichkeit geben, ein neues Verständnis für die Ernährung und für allgemeine Lebensprozesse zu bekommen.

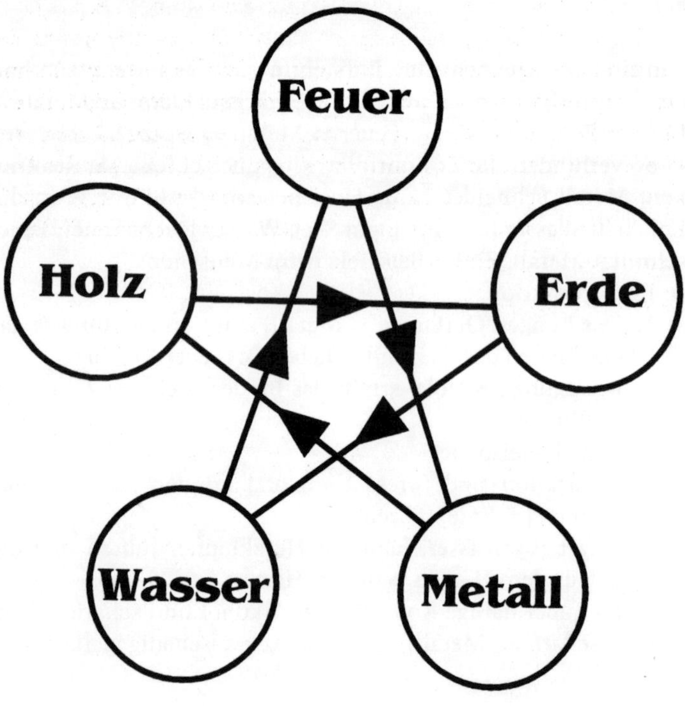

Energie, das Qi, schenkt uns Leben. Fließt das Qi innerhalb seiner unsichtbaren Kanäle, der sogenannten Meridiane, ausreichend und regelmäßig, dann sind die Organe gut mit Qi versorgt, es herrschen Harmonie und Gesundheit. Es gibt sechs Arm-Bein-Meridian-Kupplungen, die bei uns als 12 Hauptmeridiane bekannt sind. Diese Energiebahnen verlaufen nahe der Körperoberfläche, wo sie auch an besonderen Punkten, den Akupunkturpunkten, beeinflusst werden können. Dies kann mittels Fingerdruck (Akupressur und Massage), Nadelung (Akupunktur) oder durch Erwärmung (Moxa, Abbrennen von Beifußkraut) geschehen. Jeder der zwölf Meridiane steht mit einem inneren Organ in direkter Verbindung. Die Meridiane bilden auch untereinander einen Energiekreislauf, um die Versorgung der Organe zu gewährleisten.

So wie das Meer dem Mond mit Ebbe und Flut folgt, gibt es auch in den Meridianen eine Wellenbewegung der Energie. Jeder Meridian und damit auch jedes Organ hat an einem Tag eine bestimmte Zeit der Energiezunahme und -abnahme. An zwei Stunden innerhalb von 24 Stunden befindet sich jedes Organ in der Maximalzeit und 12 Stunden später in der energieschwachen Phase. Dies hat sowohl für die Diagnostik als auch für die Therapie große Bedeutung. Wachen Sie beispielsweise regelmäßig um 2 Uhr nachts auf, kann eine Leberstörung vorliegen (die Leberzeit ist zwischen 1 und 3 Uhr nachts).

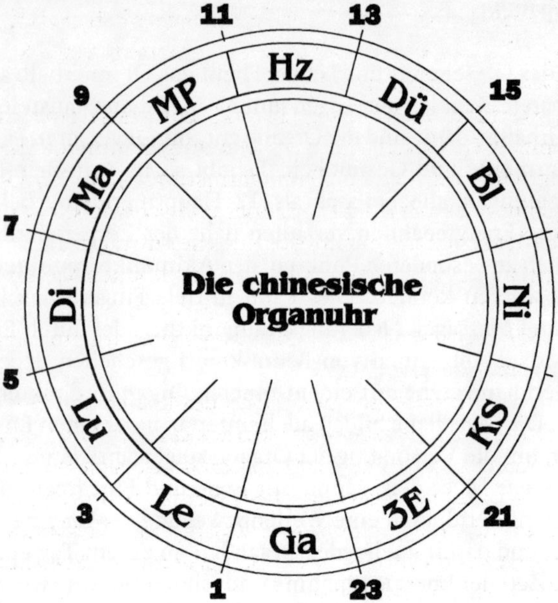

Abkürzungen:

Lu	= Lunge	Bl	= Blase
Di	= Dickdarm	Ni	= Niere
Ma	= Magen	Ks	= Kreislauf
MP	= Milz/Pankreas	3 E	= Dreifacher Erwärmer
Hz	= Herz	Ga	= Galle
Dü	= Dünndarm	Le	= Leber

Die alten Weisen haben Empfehlungen bezüglich der Ernährungs- und Lebensgewohnheiten gegeben, basierend auf der Organuhr:

* Beginnen Sie Ihren Tag in der Dickdarmzeit, also zwischen 5 und 7 Uhr, der besten Zeit für Ausscheidung, Reinigung und geistige Disziplinen.
* Ihr Verdauungsapparat hat zur Magenstunde zwischen 7 und 9 Uhr morgens am meisten Energie, um aus einem nährstoffreichen Frühstück Kraft für den ganzen Tag zu gewinnen.

* Während die Milz ihre Transformationsarbeit zwischen 9 und 11 Uhr leistet, können Sie Arbeiten verrichten, die Konzentration erfordern.
* Die Herzzeit über Mittag (11 – 13 Uhr) lässt eine gute Mahlzeit in Gesellschaft zu. Die aufgenommene Nahrung wird während der Dünndarmstunde (13 – 15 Uhr) verdaut. Diese Zeit ist für Kinder und schwache oder ältere Menschen die günstigste für eine Mittagsruhe.
* Während der Blasenzeit (15 – 17 Uhr) können Sie einen Tee trinken!
* Die Nierenstunde (17 – 19 Uhr) ist geeignet für ein kleine Abendmahlzeit.
* Nach 19 Uhr, nämlich in der Zeit des Kreislaufs (19 – 21 Uhr) und des Dreifachen Erwärmers (21 – 23 Uhr), sollte man möglichst keine Nahrung mehr zu sich nehmen, weil das Verdauungsfeuer schwächer ist, wodurch die in dieser Zeit aufgenommene Nahrung im Verdauungstrakt liegen bleibt und sogar zu vermehrter „Schleim"-Problematik führen kann.
* Je früher man abends zu Bett kommt, insbesondere in der Zeit vor Mitternacht, desto eher erholt sich unser Yin. Denn am Tag, während der Yang-Zeit, wird Yin verbraucht, welches sich nachts wieder aufbaut.
* Um Mitternacht, also zur Gallezeit (23 – 1 Uhr), während man normalerweise schläft, bräuchte man besonders viel Mut (Mut wird der Gallenblase zugeschrieben).
* In der Leberstunde (1 – 3 Uhr nachts) erholt sich das Blut (Leber speichert Blut), und danach folgt die Lungenstunde (3 – 5 Uhr) in der sich der Körper und das Qi auf den neuen Tag vorbereiten.
* Mit der Dickdarmstunde (5 – 7 Uhr) beginnt die Aktivität erneut.

8. Die zwölf Organe des Menschen (Zang Fu)

Die fünf Elemente spiegeln sich beim Menschen in Funktionskreisen wider. Jeder Funktionskreis beinhaltet in seinem Einflussbereich sowohl geistig-spirituelle Anteile als auch Körper- und Organstrukturen und reagiert als Ganzes. Ist beispielsweise vom Herzen die Rede, wird sowohl das Organ selbst als auch der ganze Funktionskreis angesprochen, also der Bewusstseinszustand, der Schlaf, die Zunge usw. Hier können leicht Verwechslungen geschehen. Beachten Sie deshalb bitte, dass wir uns im Westen mit diesen Organbegriffen allgemein auf die physischen Organe beziehen, während in diesem Buch der gleiche Name für die Funktionskreise mit verwendet wird. Zusätzlich besteht eine rege Wechselbeziehung innerhalb der Funktionskreise bzw. Organe.

Die Organe kommen paarweise vor und werden jeweils einem Element zugeordnet. Jedes Organpaar beinhaltet ein Yin- bzw. Speicher-Organ (Zang) und ein Yang- bzw. Hohl-Organ (Fu). Die Speicherorgane (Yin) haben die Aufgabe, die Vitalsubstanzen zu speichern (Bewusstsein, Qi, Blut, Säfte und Substanz), während die Hohlorgane (Yang) für Bewegung, Transformation und Schutz zuständig sind. Jedes Yin-Yang-Organpaar ist eng miteinander verbunden. Diese Verbindung wird auch Bruder-Schwester-Verknüpfung genannt. Nachfolgend werden die chinesischen Organe und ihre Funktionen aufgezählt. Die Beschreibung der Yin-Organe ist aufgrund ihrer „wichtigen" Speicherfunktion wesentlich ausführlicher als die der Yang-Organe. Ist in der Lebensmitteltabelle ab Seite 113 bei einem Nahrungsmittel oder bei einem Rezept die Rede von seiner Organ- oder Meridianwirkung, so dient die nachfolgende Auflistung als Referenz.

Es gibt folgende Organe bzw. Funktionskreise:

Speicherorgane (Zang-Organe):	**Yin**
Hohlorgane (Fu-Organe):	**Yang**

Holzelement Yin-Organ:	Leber
Holzelement Yang-Organ:	Gallenblase
Feuerelement Yin-Organ:	Herz
Feuerelement Yang-Organ:	Dünndarm

Feuerelement Yin-Funktion:	Kreislauf (auch genannt Herzumlauf oder Perikard)
Feuerelement Yang-Funktion:	Dreifacher Erwärmer
Erdelement Yin-Organ:	Milz und Bauchspeicheldrüse
Erdelement Yang-Organ:	Magen
Metallelement Yin-Organ:	Lunge
Metallelement Yang-Organ:	Dickdarm
Wasserelement Yin-Organ:	Niere
Wasserelement Yang-Organ:	Blase

Beachten Sie, dass das Feuerelement sowohl ein Yin-Yang-Organpaar hat als auch zwei Yin-Yang-gekoppelte Funktionskreise, die selbst kein Organ besitzen, sondern einen Funktionszusammenhang bilden.

Herz – Feuerelement, Yin-Organ

Das Herz gilt als Kaiserorgan und entspricht im Feudalstaat der Position des Herrschers, der mit tiefem Verständnis und Weisheit regiert. So beherbergt das Herz den menschlichen und den göttlichen Geist und lenkt den gesamten Organismus mit allen Organen. Deshalb werden alle psychischen, intellektuellen und spirituellen Fähigkeiten und Aktivitäten, die die unverwechselbare Persönlichkeit eines Menschen ausmachen, dem Herzen zugeordnet.

Funktionen des Herzens:

- Das Herz beherbergt den Geist (Shen), ist also Sitz des Bewusstseins. Es beeinflusst die mentalen, emotionalen sowie spirituellen Aktivitäten des Menschen. Um den Geist beherbergen zu können, benötigt das Herz ausreichend Blut und Substanz. Hierunter wird bei uns das sogenannte Nervenkostüm verstanden. Wenn das Herz kräftig und Blut ausreichend vorhanden ist, bestehen normale geistige Aktivität, klares Bewusstsein, ein gutes Gedächtnis sowie ausgeglichener Wechsel zwischen Schlafen und Wachen. Bei Störungen des Herzens ist der „Geist" nicht mehr „zu Hause"; daraus entwickeln sich Konzentrations- und Gedächtnisstörungen sowie Unruhe, Schlaflosigkeit oder übermäßiges Träumen. Auch Verwirrung und psychische Krankheiten können auftreten.

- Freude, Liebe, Frieden und Humor sind positive Qualitäten des Geistes und Ausdruck einer Ausgeglichenheit im Herzen. Es spiegeln sich jedoch alle Emotionen auf der Leinwand des Herzens. Besonders Übererregung, Begierde, Schockerlebnisse, Trauer und Stress können den Frieden rauben und das Herz schädigen. Das führt zu Schlaflosigkeit, Unruhezuständen und Herzbeschwerden.
- Das Herz färbt das Blut rot, regiert über das Blut und die Blutgefäße und ermöglicht so die Durchblutung des Körpers.
- Die Schweißproduktion wird vom Herzen und von der Lunge geregelt. Störungen wie Nacht- und Spontanschweiß können Ausdruck einer Herzstörung sein.
- Die gesunde Funktion des Herzens zeigt sich in strahlenden Augen, rosiger Gesichtsfarbe, frei beweglicher und normal roter Zunge (vor allem an der Zungenspitze), in gewandter Sprachfähigkeit, gutem Geschmackssinn sowie in einem gleichmäßigen Blutfluss durch den Körper. Ist das Herz gestört, sind diese Merkmale verändert.
- Hitze ist der Klimafaktor, der eine Affinität zum Feuerelement hat. Auch die Emotionen Übererregung und Begierde führen zur Hitze, vor allem im Herzen, mit Unruhezuständen usw.
- Die Farbe des Feuers sind alle Rottöne. Nahrungsmittel mit roter Farbe wirken auch auf das Herz oder erzeugen Hitze. Personen mit rotem Gesicht haben meist eine Hitzeproblematik.
- Verbrannte oder gegrillte Nahrungsmittel (Feuer) bekommen einen bitteren Geschmack. Bittere Nahrungsmittel wirken tendenziell auf das Herz.

Typische Lebensmittel, die das Herz beeinflussen: Anregend wirkt Kaffee (bitter), beruhigend wirken Weizen und Melissentee.

Dünndarm – Feuerelement, Yang-Organ

Der Dünndarm, innerlich und äußerlich gekoppelt mit dem Herzen, bringt das „Feuer des Himmels" in den Verdauungsprozess ein. So kann er die Trennung zwischen „Reinem" und „Unreinem" des im Magen vorverdauten Nahrungsbreis vollbringen. Auch im mentalen Bereich kann ein gut funktionierender Dünndarm unterscheiden zwischen dem, was gut für einen ist und was nicht. Die Urteilskraft und die Fähigkeit, sich mit jemandem oder mit etwas zu identifizieren, werden dem Dünndarm zugeordnet. Funktionsstörungen des Dünndarms zeigen sich körperlich in einer schwachen Verdauung und geistig als Sammlertrieb oder sogar mit Verwirrungszuständen. Dünndarmstörungen werden meistens über die Funktionskreise Herz oder Milz (Verdauungsprozess) behandelt.

Kreislauf – Feuerelement, Yin-Funktion

Der Kreislauf, auch Perikard oder Herzumlauf genannt, schützt das Herz und ist damit der Leibwächter und Botschafter des Kaisers. Er wird auch als Minister der Freude bezeichnet. Die Funktion des Kreislaufs ist praktisch identisch mit der des Herzens selbst.

Dreifacher Erwärmer – Feuerelement, Yang-Funktion

Der Dreifache Erwärmer (*San Jiao*) hat keine physische Organentsprechung, sondern ist die Bezeichnung für einen Funktionszusammenhang, der die anderen Organe mit einbezieht. Dieser Dreifache Erwärmer entspricht in der westlichen Vorstellung in etwa dem Stoffwechsel. Der Dreifache Erwärmer reguliert die Wärmeverteilung im gesamten Organismus, wodurch die Bewegung der Körperflüssigkeiten und des Qi koordiniert werden. Durch die Verteilung der „drei Feuer" im Körper werden Flüssigkeiten transportiert, transformiert und Abfälle ausgeschieden.

Der Dreifache Erwärmer unterteilt den Körper und seine Funktionen in drei Bereiche: oben, Mitte und unten:

- Der **obere Erwärmer** umfasst Herz und Lunge und liegt oberhalb des Zwerchfells. Er ermöglicht die Atmung und die Durchblutung und verteilt Flüssigkeiten „in Form von feinem Dampf", um den Körper zu befeuchten und zu beschützen (Immunität).
- Zum **mittleren Erwärmer,** der zwischen Zwerchfell und Bauchnabel liegt, gehören Magen und Milz. Der mittlere Erwärmer entspricht der Verdauungsfunktion, bei der die Nahrung aufgenommen und als Nahrungsessenz im gesamten Körper verteilt wird.
- Der **untere Erwärmer** liegt unterhalb des Bauchnabels. Dieser Funktionszusammenhang bildet die Kläranlage des Körpers und trennt „klar" von „unklar", „Nützliches" von „Unnützem". Das kostbare Jing, die „Essenz" wird in der Niere gespeichert und Abfälle werden über Blase und Dickdarm ausgeschieden.

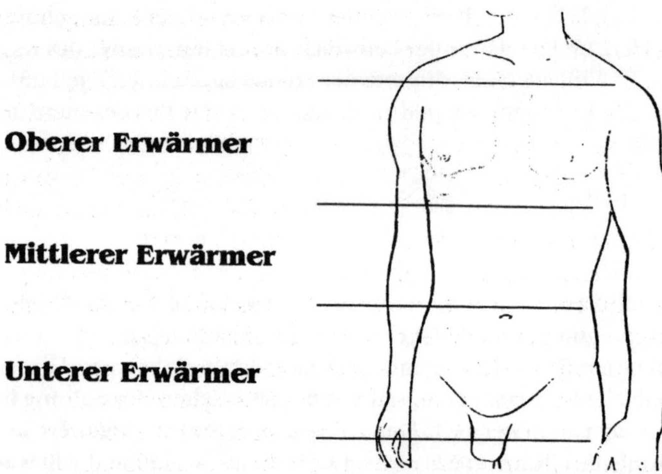

Die Lunge entspricht im Feudalstaat der Position des Außen- und Verteidigungsministers und ist zuständig für Abgrenzung, Schutz, Kontakt und den Austausch mit der Außenwelt. Die Lunge ist nach traditioneller Vorstellung innig mit der Haut verbunden. Beide Organe stellen die Grenze des Körpers zum umgebenden Raum dar. Die Lunge ist zuständig für die Aufnahme von „Himmelsenergie" und Sauerstoff aus der Luft sowie für die Immunabwehr. Die Immunkraft, die also von der Lunge stammt, wird im ganzen Körper und besonders in der Haut verteilt und schützt vor schädigenden Einflüssen. Ist die Lungenkraft stark, bekommt man selten Erkältungen und ist allgemein robust. Gefahren werden instinktiv erahnt. So wie Tiere bedrohende Situationen wittern können, hilft die sogenannte animalisch-instinktive Seele (*Po*), die in der Lunge wohnt, uns am Leben zu erhalten (= geistige Immunität).

Funktionen der Lunge:

- Sie beherbergt die animalische Körperseele (*Po*), also den Überlebensinstinkt und Überlebenswillen. Die Lunge, die eine Zukunftsvision braucht, wird durch Trauer und bei Trennung von geliebten Menschen geschwächt.
- Sie kontrolliert die Atmung und nimmt das Qi der Atemluft auf. Sie verbindet das Nahrungs-Qi der Verdauung (Milz) mit dem Qi der Luft. Das hieraus resultierende Qi steht dem gesamten Körper zur Verfügung. Deshalb wird die Lunge auch „Meister des Qi" genannt.
- Sie verteilt das Qi (vor allem das Abwehr-Qi, auch Wei-Qi genannt) im ganzen Körper, ist also zuständig für die Immunität. Die Körperabwehr wirkt auch über die Haut.
- Sie verteilt alle Körperflüssigkeiten als „Nebel" im ganzen Körper. Überschüssige und „unreine" Flüssigkeiten werden von der Lunge hinab zur Niere geleitet und über die Blase ausgeschieden. Ist diese Funktion gestört, kann es zu Flüssigkeitsansammlungen im Gewebe und zu Atemproblemen kommen.
- Sie bringt die Energie des oberen Körpers nach unten (herabführende Funktion). Liegt hier eine Störung vor, kann Atemnot und Asthma auftreten.

- Sie ist eng mit der Haut, den Schweißdrüsen und -poren sowie mit der Körperbehaarung verbunden. Ist das Lungen-Qi in Harmonie, so ist die Haut rosig, glatt, widerstandsfähig und weist eine gesunde Spannung auf. Hauterkrankungen werden oft über den Funktionskreis Metall behandelt.
- Die Lunge „öffnet" sich in die Nase, insbesondere in die Nasenflügel. Auch die oberen Luftwege mit Nebenhöhlen, Kehlkopf und deren Sekrete geben Auskunft über den Zustand der Lunge. Beschwerden wie Schnupfen, Halsentzündungen, Nasennebenhöhlenentzündungen usw. werden der Lunge zugeordnet und als „Lungenstörung" behandelt.
- Ein guter Geruchssinn und eine klare Stimme sind Zeichen für eine starke Lunge. Bei Lungen-Schwäche ist die Stimme leise, man hat keine Lust zu sprechen.
- Trockenheit ist der Klimafaktor, der eine Affinität zum Metallelement hat. Trockenheit entsteht beispielsweise durch Klimaanlagen oder Computerbildschirmarbeit. Aber auch Kälte, Wind und Hitze können die empfindliche Lunge schädigen.
- Die Farbe des Metalls ist Silber, Grau, Weiß oder es ist durchsichtig. Hat eine Person ein blasses Gesicht, liegt eine Schwäche der Lunge und des Qi vor.

Typische Lebensmittel, die die Lunge beeinflussen: Scharfe Nahrungsmittel wie Chilis „öffnen die Poren" mit Schweißausbrüchen und machen die Lunge „durchgängig". Mandeln oder Birnen helfen bei trockenem Husten. Frischer Ingwer und Kardamom wirken feuchtem Husten (feuchter Kälte) entgegen.

Dickdarm – Metallelement, Yang-Organ

Der Dickdarm empfängt die flüssigen und festen Bestandteile des „Trüben", scheidet sie als Stuhlgang aus und ist daher zuständig dafür, Altes loszulassen, auch seelischen Ballast. Der Dickdarm steht mit der Lunge in einer direkten Verbindung (innerliche/äußerliche Koppelung). Beide sind wichtige Ausscheidungsorgane. Das absteigende Lungen-Qi unterstützt den Dickdarm bei der Stuhlentleerung. Störungen in diesem System können zu Verstopfung und Atemproblemen führen.

Typische Lebensmittel, die den Dickdarm beeinflussen: Bei Verstopfung durch Trockenheit im Dickdarm haben sich Pflaumen bewährt.

Milz – Erdelement, Yin-Organ

Die Milz entspricht im Feudalstaat dem Minister für Wirtschaft und Ernährung und ist verantwortlich für den Verdauungsprozess. Durch die Aufnahme, Aufbereitung und Verteilung von festen und flüssigen Speisen bildet sie die materielle Basis des Körpers und des Qi. Daher ist die Milz das wichtigste Organ für die Ernährungstherapie.

Immer wenn wir von der Milz sprechen, ist auch die Bauchspeicheldrüse und eigentlich der gesamte Verdauungsprozess gemeint. Die Milz ist jedoch nicht nur zuständig für die Verarbeitung von „körperlichen" Speisen, sondern auch für die Verdauung von „seelisch-geistigen" Eindrücken. Der gesunde Menschenverstand, das Denken und die Konzentration haben ihren Sitz in der Milz.

Funktionen der Milz:

- Sie beherrscht den Verstand (*Yi*), das Denken, vor allem analytisches Denken, ebenso Konzentration, Aufmerksamkeit und die Fähigkeit, Erlebnisse richtig einzusortieren. Grübeln, Sorgen und übermäßiges Denken schädigen die Milz.
- Sie sorgt für die Umwandlung der Nahrung: Nachdem die festen und flüssigen Speisen im Magen „gereift" sind, extrahiert die Milz die Essenz aus der Nahrung. Die Milz trennt das Nützliche vom Unnützen, nimmt das Nützliche als Nahrungsessenz auf und leitet das Unnütze weiter an den Darm. Die Nahrungsessenz bildet die Quelle von (nachgeburtlichem) Qi, von Blut, Körperflüssigkeiten und Körpersubstanz. Bei einer Milzschwäche kommt es zu Mangel an Qi und Blut.
- Sie ist zuständig für die Körpermasse. Durch Extraktion der Nahrungsessenz bestimmt die Milz die Menge an Körpergewebe: Muskulatur, Fettgewebe und Bindegewebe. Wenn die Milz gesund ist, sind Beine und Arme kräftig. Ist die Milz

schwach, kann das sowohl zu Untergewicht als auch zu Übergewicht führen. Darüber hinaus kann sich unsichtbarer Schleim bilden, der die Meridiane und Blutgefäße verstopft und in der Folge viele weitere Störungen verursachen kann.

- Als verbindendes Element für den Zustand des Bindegewebes zuständig, hält sie die Organe an ihrem Platz und das Blut in den Gefäßen. Bei Störung kommt es zu schwachem Bindegewebe, Organvorfällen, Blutungen und schlechter Wundheilung.
- Die Milz „öffnet" sich in Mund und Lippen, da die Nahrung so in den Körper gelangt. Der Zustand der Lippen gibt bei der Gesichtsdiagnostik Auskunft über das Erdelement.
- Sie ist zuständig für den Geschmackssinn. Bei einer gesunden Milz- und Herzfunktion besteht ein ausgeprägter Geschmackssinn. Der Geschmack eines Nahrungsmittels ist sozusagen die himmlische Botschaft, die die Milz aufzunehmen vermag. Bei Milzschwäche kann Appetitlosigkeit und fehlender Geschmackssinn die Folge sein.
- Der Tastsinn ist ebenfalls abhängig von der Milzfunktion.
- Die Milz steuert die Speichelsekretion sowie die Konsistenz, die Menge und den Zeitpunkt der Produktion von Verdauungssäften.
- Die Verdauungsfunktion der Milz braucht Verdauungsfeuer. Dieses Feuer, das sie vor allem von der Niere erhält, ist sehr empfindlich. Die Milz ist besonders anfällig für Feuchtigkeits-, aber auch für Kälteproblematik. Die Pflege der Milz und des Verdauungsfeuers bilden die Grundlage der Ernährungstherapie.
- Feuchtigkeit ist der Klimafaktor mit einer Affinität zum Erdelement. Funktionsstörungen der Milz können zu Ödemen, Übelkeit, weichen Stühlen, Durchfall, Schleimansammlungen und Müdigkeit führen.

Typische Lebensmittel, die die Milz beeinflussen: Stärkung erfährt die Milz durch Süßholz, Möhren, Kartoffeln. Alle gelben Nahrungsmittel gehören durch diese Signatur zum Erdelement und stärken im allgemeinen die „Mitte". Hat eine Person ein gelbliches Gesicht, liegt eine Feuchtigkeitsproblematik oder eine Erdstörung vor.

Magen – Erdelement, Yang-Organ

Der Magen – zusammen mit der Milz – entspricht einem großen Kochtopf. Hier reifen, gären und kochen die aufgenommenen Nahrungsmittel, und hier findet mit Hilfe der Milzfunktion ihre Transformation statt. Die schwereren Bestandteile der Nahrung werden zum Darm weiter- und heruntergeleitet. Damit der Magen nicht überhitzt, braucht er viel Flüssigkeit und reagiert daher empfindlich auf Trockenheit. Die Funktionen des Magens und der Milz sind eng miteinander verbunden und manchmal kaum voneinander zu trennen (innerliche/äußerliche Koppelung), jedoch sind sie Yin-Yang-polarisiert. Die Milz ist Yin, ihr Qi steigt auf, sie neigt zu Yang-Mangel und zu Kältesymptomen, sie liebt Trockenheit und leidet unter Feuchtigkeit. Der Magen hingegen ist Yang, sein Qi steigt ab, er neigt zu Yin-Mangel und zu Hitzesymptomen, er liebt Feuchtigkeit und leidet unter Trockenheit. Deshalb sind neutrale Nahrungsmittel zur Behandlung der „Mitte" besonders geeignet.

Niere – Wasserelement, Yin-Organ

Die Niere entspricht im Feudalstaat dem Schatzmeister, der das Erbe und die Steuern verwaltet. Die Niere beinhaltet die geheimen Kräfte des Lebens, so wie ein Brunnen, dessen Grund man nicht sehen kann. Hier sind die Kräfte der Sexualität, der Reproduktion, der Lebenszyklen, des Alterns und des Todes verborgen.

Aus der Sexualität unserer Eltern entsteht unser Leben. Vom Vater bekommen wir unsere Yang-Kraft, von der Mutter unsere Yin-Kraft. Die Vereinigung dieser gegensätzlichen Kräfte von Yin und Yang bringt die Ur-Lebensessenz Jing hervor, die in den Nieren gespeichert wird. Daher gilt die Niere als die Wurzel des Lebens, das Fundament von Yin und Yang, die Quelle von Feuer und Wasser im ganzen Körper. Diese Ur-Lebensessenz Jing entspricht in etwa dem Erbgut.

Die Niere hat einen Yin- und einen Yang-Aspekt: das Lebensfeuer und die Lebensquelle, Feuer und Wasser. Das Lebensfeuer (Yang) wird von der Lebensessenz (jing) gespeist und erzeugt dadurch unsere Körpersubstanz bzw. Körperstruktur (Yin). Mit dem Yin, der Körpersubstanz, sind die Nieren und Knochen sowie die Organe, die als Sonderorgane bezeichnet werden, gemeint. Die Sonderorgane sind die Fortpflanzungsorgane und der „See des Marks" (Knochenmark und Gehirn). Durch das Zusammenwirken von Nieren-Feuer und Nieren-Wasser, also von Yang und Yin, entsteht die Form und die Funktion unseres Körpers, entsteht das Leben. Trennen sich Yin und Yang, bedeutet das Tod.

Feuer und Wasser sind zwei gegensätzliche Kräfte, die sich löschen bzw. verdampfen würden ohne ein rechtes Gleichgewicht. Die Niere kann diese Kräfte mit Hilfe des Nieren-Qi im Gleichgewicht zusammenhalten und binden.

Das Nieren-Feuer gibt der Milz die Wärme für ihre Umwandlungs-Verdauungs-Funktion. Aus der Nahrung wird Lebenskraft gewonnen, welche dann zum Aufbau und für Funktionen des Körpers zur Verfügung steht. So wird diese Energie im täglichen Leben ständig verbraucht. Verbleibt nach den Tagesaktivitäten ein Überschuss an Qi, wird es als Nierenessenz (Nieren-Jing) in der Niere gespeichert. Die Nierenessenz dient dann wiederum als Treibstoff für das Nieren-Feuer – ein Kreislauf, der erst zum Lebensende erlischt. Die Menge an Nierenessenz bestimmt über die Lebensdauer. Es ist vergleichbar mit einer Kerze. Eine große Kerze mit einem gut gepflegtem Docht und einer ruhigen Flamme schenkt lange Licht. Die Wachsmenge entspricht der Nierenessenz, der Docht der Verdauungskraft und die Flamme dem Geist, dem Bewusstsein.

Die individuelle körperliche Konstitution ergibt sich also aus dem Zustand der Niere. Diese ist vor allem von der Befindlichkeit der Eltern bei der Zeugung und während der Schwangerschaft abhängig. Ein ausgeglichenes Leben, gute Ernährung und meditative Übungen gelten als günstig für ein starkes und ausgeglichenes Kind. Umgekehrt gilt: Eine schwache Konstitution der Eltern, Alkohol-, Nikotin- und Drogenkonsum während Zeugung und Schwangerschaft sind für das zukünftige Kind denkbar ungünstig.

Die Nierenessenz lenkt die Entwicklungs- und Wachstumszyklen im Leben wie Schwangerschaft, Geburt, Kindheit, Pubertät, Altern und Tod. Ist die Nierenessenz verbraucht, tritt der

Tod ein, und Yin und Yang kehren zu ihrem Ursprung zurück: Yin (die Materie) zur Erde und Yang (das Bewusstsein) zum Himmel. Wird die Niere durch ein gutes Leben gepflegt, so leben wir lange, zufrieden und gesund.

Aus diesem Grund ist die Aufrechterhaltung der Nierenkraft für ein gesundes und erfülltes Leben so wichtig. Jede Therapie, auch die Ernährungstherapie, basiert auf dieser Grundlage.

Funktionen der Niere:

- Sie regiert die Willenskraft (*Zhi*), das Durchhaltevermögen, die Libido und das Selbstbewusstsein. Angst ist die Emotion, die die Niere am meisten schädigt. Angst gibt es in verschiedenen Ausprägungen: Panik, Minderwertigkeitsgefühl, Neurosen, Herrschsucht ...
- Sie speichert die Nierenessenz (*Jing*), lenkt Entwicklung, Reproduktion und Altern. Die Nierenessenz ist die Grundlage der Entstehung und Reifung von Eizellen bzw. Spermien. Bei einer Nierenschwäche kommt es zu Störungen bei der Regelblutung, Sterilität, Impotenz und Schwangerschaftsproblemen. Zuviel sexuelle Verausgabung, häufige Schwangerschaften, langwierige Erkrankungen und der Altersprozess führen wiederum zu einer Nierenschwäche. Auch chronische Überarbeitung kann eine Nierenschädigung nach sich ziehen, wobei physische Überarbeitung eher das Nieren-Yang, geistige Überarbeitung eher das Nieren-Yin schwächt.
- Sie regiert das Nieren-Feuer (*Ming Men*), also die allgemeine Körperwärme, aber auch die Libido. Das Nieren-Yang ist die Quelle vom gesamten Yang im Körper und kann bei einer Schwäche beispielsweise kalte Füße als Folge haben.
- Sie lenkt die gesamte Produktion und Bewegung der Körperflüssigkeiten und funktioniert wie ein Drainagesystem im unteren Körperbereich. Die „klaren" Flüssigkeiten werden verdampft und zur Lunge hinauf geleitet, die „trüben" und überschüssigen Flüssigkeiten werden an die Blase zur Ausscheidung weitergeleitet.
- Sie empfängt das Qi der Lunge und ist daher auch an der Atembewegung beteiligt. Wenn die Niere das Lungen-Qi nicht halten kann, kommt es zu Atembeschwerden.

- Folgende Körpergewebe sind mit den Nieren verbunden: Knochen, Knochenmark, Zähne, Kopfhaar, Gehirn und Geschlechtsorgane. Erkrankungen in diesen Organen sind auch Zeichen einer Nierenstörung.
- Die Nieren „öffnen sich" in die Ohren mit dem Hörsinn. Gehörprobleme, Ohrgeräusche und Gleichgewichtsstörungen können über die Nieren behandelt werden.
- Die Nieren kontrollieren die unteren Körperöffnungen und regulieren die Blasen- und Darmentleerung sowie den Samenerguss beim Mann.
- Die Nieren produzieren Urin: Menge, Farbe, Geruch und Häufigkeit des Wasserlassens geben Aufschluss über die Funktion der Nieren.
- Kälte ist der Klimafaktor, der eine Affinität zum Wasserelement hat und vor allem die Nierenfunktion stören kann.
- Die Niere reguliert den Salz- und Wasserhaushalt. Salzige Nahrungsmittel wirken insbesondere auf die Niere.
- Die Farben Schwarz und Blau gehören zum Wasserelement. Schwarze Ringe unter den Augen deuten beispielsweise auf eine Nierenschwäche, etwa durch Schlafmangel, hin.

Typische Lebensmittel, die die Niere beeinflussen: Walnüsse und scharfe Gewürze wirken heilsam bei Rückenschmerzen aufgrund Nieren-Yang-Schwäche. Sesam und schwarze Bohnen sind angezeigt bei Schwerhörigkeit durch eine Nieren-Yin-Schwäche.

Harnblase – Wasserelement, Yang-Organ

Die Blase nimmt die „trüben" Flüssigkeiten auf, scheidet sie als Urin aus und hält die unteren Wasserwege frei. Die Funktion der Blase ist abhängig von der Unterstützung durch das Nieren-Feuer. Die Blase steht mit der Niere in einer Yin/Yang-Verbindung (Bruder/Schwester Koppelung).

Typische Lebensmittel, die die Blase beeinflussen: Birkenblätter kühlen eine Harnblasenentzündung und fördern die Diurese.

Die Leber entspricht in einem Feudalstaat dem Innen- und Verkehrsminister. Außerdem gilt die Leber als oberster Heerführer und zeichnet sich durch strategische Planung aus. Die Leber ist zuständig für einen harmonischen Qi-Fluss im Körper. Durch die gleichmäßige Verteilung der Lebensenergie können alle Organe ihre Aufgaben vollbringen.

Die Leber beherbergt die sogenannte Wanderseele (das chinesische Schriftzeichen Hun bedeutet „Geist" und „Wolke") oder – anders ausgedrückt – das Unterbewusste oder die persönliche Seele, die den Tod überlebt. Dieser Astralleib beherrscht die Emotionen und die Träume. Die Leber erhält die Ur-Lebensenergie von der Niere und kanalisiert diese durch den Filter der persönlichen Emotionen, Wünsche und Abneigungen. Hieraus folgen, bei einer gesunden Leber, emotionale Ausgewogenheit, Durchsetzungskraft und die Fähigkeit, unser Leben zu planen.

Funktionen der Leber:

- Sie beherbergt die Emotionen oder die Seele (*Hun*). Die Seele möchte sich entfalten und ihre persönlichen Wünsche erfüllen. Wenn dies nicht möglich ist, entstehen Zorn und Frustration. Vor allem Wut und Ärger, aber auch andere extreme Emotionen führen zu einer Beschleunigung der Lebensenergie und zu Hitzeproblemen wie Bluthochdruck. Wenn diese Emotionen unterdrückt werden, breiten sich Frustration und Enttäuschung aus und die Lebensenergie kann nicht richtig fließen. Dies führt zu Stauungszeichen auf körperlicher und seelischer Ebene. Der „unausgeglichene" Umgang mit den Emotionen ist eine sehr häufige Ursache für Krankheit. Man sagt dann, dass das Leber-Qi gestaut ist.
- Sie reguliert den freien Fluss der Lebenskraft im ganzen Körper: Durch den aufsteigenden und ausbreitenden Qi-Fluss der Leber koordiniert und kontrolliert sie den Qi-Fluss der anderen Organe. Bei einer Disharmonie der Leber kann es daher zu Stauungen kommen.
- Sehnen, Bänder und die allgemeine Muskelspannung werden vom Qi-Fluss reguliert. Leberstörungen können zu einer Ver-

spannung der Muskulatur, aber auch zu Muskelkrämpfen, Bänder- und Sehnenverletzungen führen.

- Die Leber speichert Blut. Die Venen und das zirkulierende Blutvolumen werden von der Leber reguliert. Bei körperlicher Ruhe fließt das Blut zurück in die Leber, wo es sich regenerieren kann. Bei Bedarf verlässt das Blut die Leber und sorgt für eine gute Spannung in den Armen und Beinen.
- Der Zustand von Finger- und Fußnägeln gibt Auskunft über den Zustand der Leber und der Sehnen. Nägel sollen fest, glänzend und gleichmäßig wachsend sein.
- Die Leber „öffnet sich" in die Augen als Tor der Seele mit der Fähigkeit des Sehens. Der Zustand der Augen und die Sehkraft geben Auskunft über den Zustand der Leber. Augenprobleme werden meist über die Leber behandelt. Zusätzlich „speichert" die Leber alle Sinneseindrücke. Deshalb können Sinneseindrücke so leicht Emotionen wachrufen.
- Tränen, eine „Leberflüssigkeit", sind ein Zeichen dafür, dass sich die Leber entspannt und Emotionen freigesetzt werden.
- Der Klimafaktor Wind hat eine besondere Affinität zum Holzelement und kann vor allem die Leber „beunruhigen".

Typische Lebensmittel, die die Leber beeinflussen: Leberblutaufbauend wirken gekochte Möhren, Eigelb und Hühner-(Leber-) Suppe. Grüne, frische und saure Nahrungsmittel gehören zum Holzelement und wirken erfrischend auf die Leber.

Gallenblase – Holzelement, Yin-Organ

Im Feudalstaat entspricht die Gallenblase dem General, der die Pläne der Leber ausführt. Während die Leber persönliche Wünsche und Bedürfnisse hat und Pläne schmiedet, führt die Gallenblase diese mit Mut und Initiative aus. Die Gallenblase ist der „Beamte, der Entscheidungen fällt". Bei einer Schwäche der Gallenblase läßt sich der Mensch leicht entmutigen und frustrieren.

Auf körperlicher Ebene speichert die Gallenblase Galle und sondert diese zur Unterstützung der Verdauung ab. Ist die Funktion gestört, kommt es zu Übelkeit, Aufstoßen und Blähungen.

Da Leber und Gallenblase derart verbunden sind, werden sie meist gemeinsam behandelt.

Typische Lebensmittel, die die Gallenblase beeinflussen: Maishaar- bzw. Maisgriffel- und Löwenzahntee sind günstig bei Gallensteinen (feuchte Hitze).

Außerordentliche Hohlorgane, Sonderorgane:

- Es gibt einige weitere Organe, die in der chinesischen Medizin als außerordentliche Hohlorgane oder als Sonderorgane bezeichnet werden. Das liegt daran, dass diese sowohl eine aktive Yang-Funktion als auch eine essenzspeichernde Yin-Funktion innehaben. Im Allgemeinen werden diese der Niere zugeordnet: Knochen, See des Marks (das Gehirn, das Rücken- und das Knochenmark), Gebärmutter, Gallenblase. Blutgefäße, auch ein Sonderorgan, werden dem Herzen zugeordnet.

9. Wie entsteht Krankheit? Die sechs Himmelskräfte und die fünf Geistesgifte

„Es ist wichtig zu verstehen, dass Krankmachendes immer dort ansetzt,
wo Mangel herrscht."
(aus „Der Gelbe Kaiser")

Krankheit entsteht nur dann, wenn Yin und Yang sowie die fünf Elemente sich in Disharmonie befinden. In diesem Zustand des Ungleichgewichtes werden die Vitalsubstanzen in ihrer Funktion gestört. Ist die Abwehrkraft in der Folge schwächer als eine Krankheitsursache, kommt es zur Erkrankung. In der altchinesischen Tradition werden zwischen inneren, äußeren und sonstigen Krankheitsursachen unterschieden:

Krankheitsursachen:	
Einwirkungen von außen:	Wind, Hitze (und Sommerhitze), Feuchtigkeit, Trockenheit, Kälte
Einwirkungen von innen:	Grübeln, Sorge, Begierde, Übererregbarkeit, Zorn, Wut, Trauer, Angst, Schock
Andere Einwirkungen:	schlechte Ernährung, schwache Konstitution, Stress, zu viel Sex, Unfälle, Verletzungen, bestimmte Krankheitserreger, Gifte, negative Umwelteinflüsse

Abwehr-Qi gegen den Rest der Welt! – Die sechs Himmelskräfte

Haben Sie sich schon einmal „durch den Wind" gefühlt? Waren Sie auch schon zu lange in der heißen Sonne? Hielten Sie sich längere Zeit in sehr feuchten Räumen auf? Kennen Sie die Beeinflussung von Föhnwetter? Dann wissen Sie auch, dass klimatische Einflüsse Krankheiten hervorrufen können. Diese Einflüsse können uns jedoch nur dann schaden, wenn wir abwehrschwach sind.

Äußere Einflüsse wie Wind, Hitze, Feuchtigkeit, Trockenheit und Kälte, die unsere Abwehrkraft überwunden haben, verursachen im Organismus typische Anzeichen:

Wind	wechselhafte Beschwerden, Windempfindlichkeit
Hitze und Feuer	Hitzegefühl, Rötung, schneller Puls
Feuchtigkeit	Schwellung, Schleimbildung, Mattheitsgefühl
Trockenheit	Trockenheits- und Hitzegefühl, trockene Schleimhäute
Kälte	Frieren, blasse Haut, Schmerzen (durch Energiestau)

Die äußeren krankmachenden Einflüsse haben eine Affinität zu den fünf Elementen, führen also häufig zu Störungen der entsprechenden Organe:

Wind	Holz, Leber	Krämpfe, Zittern, Juckreiz
Hitze	Feuer, Herz	Entzündung, Fieber, Unruhe
Feuchtigkeit	Erde, Milz	vermehrte Sekretbildung, Schwellung
Trockenheit	Metall, Lunge	trockene Haut, Husten
Kälte	Wasser, Niere	Frieren, vermehrtes Wasserlassen

Sind die inneren Organe gestört, kann es auch umgekehrt zu innerem Wind, innerer Hitze usw. mit entsprechenden Symptomen kommen.

Schädliche Einflüsse von innen – Die fünf Geistesgifte

Für die Schulmedizin noch nicht alltäglich, jedoch von unserer täglichen Erfahrung bestätigt: Heftige Gefühle können krankmachen.

Ärger, Stress, Sorgen, Trauer und Angst führen nicht nur zu einer Minderung der Lebensqualität, sondern unter Umständen sogar zu Organfunktionsstörungen. Gleichzeitig können Organstörungen zu vermehrtem Auftreten dieser „Gefühlsgifte" führen.

Leber	Zorn, Wut, Ärger, Frustration
Herz	Begierde, Übererregbarkeit, Unzufriedenheit, Stress
Milz	Sorgen, Grübeln, Nachdenken
Lunge	Trauer, Verlust eines geliebten Menschen, Zukunftssorgen
Niere	Angst, Minderwertigkeitsgefühle, Herrschsucht, Pessimismus

10. Welche Diagnosemethoden gibt es in der TCM?

Die Chinesen haben festgestellt, dass die Lebensenergie oft lange bevor eine Erkrankung auftritt, gestört ist. Das lässt sich subjektiv auch nachvollziehen: die Störung der Lebensenergie können wir als Betroffene selbst fühlen, nämlich als Unwohlsein, Müdigkeit, Schmerzen, Kälte- oder Hitzegefühl usw. Kennen Sie das?

Auch von „außen" kann der TCM-Therapeut alleine durch seine geschulten fünf Sinne die Situation unserer Lebensenergie *durch unsere Lebensäußerungen* feststellen. Durch Befragen, Betrachten, Hören, Riechen und Betasten des Kranken lässt sich meist schon eine fundierte TCM-Diagnose stellen:

- **Befragen**. So erfährt man mehr über die Gemütsverfassung, Art der Beschwerden, Umstände, die im Zusammenhang mit den Beschwerden stehen, evtl. Schmerzen, Fieber und Frösteln, Schwitzen, Ernährungs- und Trinkgewohnheiten mit Vorlieben und Abneigungen, Schlaf, Durst, Urin, Stuhlgang, Frieren oder Hitzegefühl usw.

- **Betrachten**: allgemeine Vitalität, Körperhaltung, das Verhalten, Konsistenz und Farbveränderung von Gesicht, Zunge, Mund, Augen, Ohren, Nase, Armen und Beinen
- **Hören und Riechen**: Klang der Stimme, Atmung, Atem- und Körpergeruch, Darmgeräusche, Stuhlgang und Urin
- **Betasten**: Puls, Haut, Akupunkturpunkte

11. Therapiemöglichkeiten für den TCM-Therapeuten

„Die Prinzipien der Behandlung lauten: Wärme, um Kälte zu vertreiben; kühle, um Hitze zu mäßigen; zerstreue, um einen Stau aufzulösen; reinige, um Ansammlungen zu eliminieren; führe ab, um Wasser abzuleiten; mache geschmeidig, um Trockenheit zu befeuchten; stärke, um einen Mangel auszugleichen; verlangsame, um einen akuten Verlauf zu stoppen; belebe, um einen Fluß zu beschleunigen; führe Erbrechen herbei, um Nahrung oder Schleim abzusondern; beruhige, um Angst zu verjagen und erweiche, um Ansammlungen aufzulösen."

(aus „Der Gelbe Kaiser")

Ein TCM-Therapeut wird sich viel Zeit nehmen, um zu einer sorgfältig erstellten „energetischen" TCM-Diagnose zu kommen. Ist dies erfolgt, stellt der Therapeut eine Behandlungsstrategie auf und wählt dann aus der Vielfalt des TCM-Spektrums die Therapiemethode oder -methoden aus, die am schnellsten und günstigsten zum Erfolg führen kann/können. Hierbei wird die Konstitution des Patienten berücksichtigt.

- Diätetik (Ernährungstherapie und Empfehlungen zur Lebensweise)
- Pharmakologie (Kräutertherapie)
- Akupunktur (Beeinflussung bestimmter Körperpunkte mit Nadeln)
- Moxatherapie (Abbrennen von Beifußkraut an Aku-Punkten)
- Akupressur (Beeinflussung bestimmter Aku-Punkte mit Druck)
- Massagetherapie (Beeinflussung des Qi-Flusses im Körper)
- Qi-Gong und Tai Qi (Atem- und Bewegungstechniken)
- Meditation (Entspannungs- und Visualisationsübungen)

Bei der Behandlung ist das Vertrauensverhältnis und das unterstützende Gespräch zwischen dem TCM-Therapeuten und dem Patienten sehr wichtig. Außerdem spielt die Ernährung bei der Entstehung und Vorbeugung von Krankheiten und für die Therapie eine zentrale Rolle. Der TCM-Therapeut wird bei der Behandlung den Patienten auf falsche Ernährungsgewohnheiten aufmerksam machen, die zur Entstehung der Krankheitssituation mit beigetragen haben, und Empfehlungen geben, wie er mit einer Ernährungsumstellung zu seiner Gesundung beitragen kann. Auch die Ernährungsberatung bei noch Gesunden ist ein wichtiger Baustein zur Krankheitsvorbeugung. Nicht zuletzt bei bestimmten Erkrankungen oder Patienten (z. B. bei Kindern) ist eine ausschließliche Ernährungstherapie sehr erfolgversprechend und darüber hinaus die kostengünstigste Therapiemethode.

Die Empfehlungen in diesem Buch sind daher sowohl für den medizinischen Laien als auch für den professionellen Akupunkteur als wertvolle Anregungen gedacht.

Essen Sie sich gesund!

Kapitel III
Sie sind einzigartig! Die Konstitutionslehre der TCM

1. Allgemeine Empfehlungen

Das Leben, *ihr* Leben, ist ein Geschenk, in dem jeder Augenblick zählt. Ihr Körper, *Ihre Konstitution*, Ihre Gefühle, Ihre Ansichten und Ihre persönlichen Lebensaufgaben sind einzigartig! Das ist der Grund dafür, warum Diätpläne niemals auf *alle* Menschen zutreffen können und deswegen oft nicht wirken.

Es gibt jedoch eine Ernährungs- und Lebensform, die genau auf Sie zugeschnitten ist – als Einzelwesen, als Individuum – ähnlich wie ein maßgeschneiderter Anzug. Ihr persönlicher Ernährungsplan passt sich Ihrer jeweiligen Lebenssituation an. Das steht jedoch nicht in Büchern oder auf Kalorientabellen, sondern Sie können es instinktiv wahrnehmen. Leider ist in der modernen Zeit der instinktive Zugang zu unseren echten Bedürfnissen etwas verschüttet. Um diesen Zugang wieder zu finden, kann die altchinesische Tradition mit ihren sinnvollen Richtlinien sehr hilfreich sein. Das liegt daran, dass Sie selbst (der „Patient", die „Patientin") der entscheidendste Faktor bei einer Ernährungstherapie sind. Hier ein Beispiel, um dies zu verdeutlichen: Es gibt oft Aussagen wie: „Reis ist für alle gesund", oder: „Trinken Sie den schlankmachenden Pu-Er-Tee" oder: „Die XY–Diät heilt alles". Diese Behauptungen können nicht wahr sein, denn es gibt kein einziges Allheilmittel. Derart werden neue Diäten oder ein neues Mittel vor allem aus marktwirtschaftlichen Interessen propagiert. Reis, Pu-Er-Tee oder bestimmte Diäten sind für bestimmte Menschen für eine bestimmte Zeit sehr günstig, für andere Menschen oder zu anderen Zeiten nicht. In meiner Praxis habe ich oft Patienten beraten, die eifrige Verfechter von Rohkost, Makrobiotik, extremem Vegetarismus oder von anderen Ernährungssystemen waren. Eine übertrieben oder einseitig durchgeführte Diätempfehlung oder Lebensweise, welche die Eigenarten des Menschen nicht miteinbeziehen, führen häufig zu Krankheit.

Um wirklich gesund und aktiv bleiben zu können, sollten wir unsere körperliche Konstitution, unseren Beruf, unser Alter, das Klima, die Umgebung und die Jahreszeit bei unserer Ernährung berücksichtigen. Hierzu gibt die TCM praxisbezogene Anleitungen und viele brauchbare Tipps.

Was ist aber mit der individuellen Konstitution gemeint? Es ist uns allen klar, dass ein Pioniergeist als Beamter unglücklich wäre und in der Folge krank werden würde. Oder dass ein Bauarbeiter, der sich wie ein Künstler ernährt, bald zu schwach wäre, um seine Arbeit zu verrichten. Es gibt wiederum Menschen, die von Geburt an schwächlich sind oder schon viele (Kinder-)Erkrankungen hinter sich haben. Diese werden nie athletische Höchstleistungen vollbringen können, aber mit einer guten Ernährung ist ein gesundes Leben doch möglich.

Mit der Konstitution ist die Gesamtsumme der körperlichen und seelisch-geistigen Kraft gemeint. Diese äußert sich als Abwehrkraft, Ausdauer, Rückhalt, Substanz. Haben wir eine starke Konstitution, werden wir nicht so leicht krank wie jemand unter gleicher Belastung, doch mit einer schwächeren Konstitution. Unsere Konstitution verdanken wir unseren Vorfahren und insbesondere unseren Eltern. Dabei unterscheiden wir die *körperliche* und die *seelisch-geistige* Konstitution. Die körperliche Konstitution wird laut traditioneller Vorstellung der TCM in der Niere gespeichert und bestimmt unsere Widerstandskraft und Ausdauer. Die seelisch-geistige Konstitution prägt unsere Interessen, unsere Neigungen und unsere Talente und entspricht unserem Temperament. Meistens stimmt die körperliche mit der seelisch-geistigen Konstitution überein.

Unsere Konstitution ist für unser Leben entscheidend – für unsere Berufswahl, für unsere Ernährung, für unsere Gesundheit. Deshalb ist es auch gut, sich mit den eigenen Neigungen, Stärken und Schwächen zu beschäftigen. Der weise Umgang mit diesem Wissen wird uns ein langes, glückliches und ausgeglichenes Leben bescheren und uns helfen, den richtigen Platz im Leben zu finden. Die Einteilung in fünf grundlegende Konstitutionstypen soll uns bei diesem Prozess helfen.

Bevor die fünf Elemente-Typen beschrieben werden, ist die grundsätzliche Einteilung nach Yin und Yang sinnvoll:

Sind Sie ein Yin- oder ein Yangtyp?

Um gesund, vital und leistungsfähig zu sein, kommt es darauf an, dass wir ausgeglichen sind. Yin und Yang sollten sich in unserem Organismus in einem dynamischen Gleichgewicht befinden. Wenn Sie immer in Bewegung (aktiv) sind und sich nie eine Ruhepause oder Entspannungsphase gönnen, werden Sie sich „ausbrennen". Oder umgekehrt: Essen Sie zuviel und bewegen Sie sich wenig, werden Sie lethargisch bis hin zu depressiv. Beides braucht einen Ausgleich.
Stellen Sie anhand von folgender Tabelle fest, ob Sie eher ein Yin- oder ein Yangtyp sind.

Yin-Typ	**Yang-Typ**
blasses Gesicht	gerötetes Gesicht
Kältegefühl, friert häufig	Hitzegefühl, ist oft zu heiß
leise Stimme	laute Stimme
mag nicht sprechen	redet viel
Verhalten: introvertiert, langsam, bedacht, entspannt, gelassen, ausdauernd, unsicher, unauffällig	Verhalten: extrovertiert, schnell, ungeduldig, nervös, aufgeregt, selbstsicher, auffällig
hat anhaltende und nach innen gerichtete Emotionen: Trauer, Angst, Depression, Melancholie, Grübeln, Unsicherheitsgefühl	hat heftige, explosive Emotionen: Begierde, Zorn, Eifersucht, Hysterie
hat einen dünnen, weichen Körperbau mit schmalen Schultern und flachem Brustkorb; ist eher gelenkig	hat einen kräftigen, straffen Körperbau mit breiten Schultern und breitem Brustkorb; ist eher steif und ungelenkig
schwaches Bindegewebe	festes Bindegewebe
weiche Haut	straffe Haut
kleine, schmale Ohren	große, fleischige Ohren

dünne Augenbrauen	dichte Augenbrauen
hat wenig Appetit	hat viel Appetit
hat häufig Blähungen, eine träge Verdauung und eventuell weiche Stühle oder Durchfall	hat Mundgeruch, bitteren Mundgeschmack, Zahnfleischbluten, Völlegefühl, übelriechender harter Stuhl und neigt zu Hämorrhoiden
hat wenig Durst, trinkt gerne warme Flüssigkeiten	hat viel Durst auf kalte Flüssigkeiten
viel heller Urin, häufiger Harndrang, auch nachts	wenig dunkler Urin, Urin riecht penetrant, evtl. brennend
oft müde, schläft viel, macht gerne einen Mittagsschlaf	unruhig, schläft wenig, kann Schlaflosigkeit haben, schwitzt evtl. nachts
schwitzt bei Anstrengung, evtl. kalter Schweiß	schwitzt viel oder nach dem Essen, Schweiß riecht stark
Menstruation: langer Zyklus, kurze Blutung mit wenig hellem Blut; neigt zur Wassereinlagerung	Menstruation: kurzer Zyklus, heftige Blutung mit dunklem Blut; hat oft Schmerzen bei der Regel
Schmerzen werden mit Druck-, Wärmeanwendungen und Ruhe gebessert und verschlechtern sich bei Bewegung	Schmerzen werden durch Bewegung verbessert und durch Druck, Wärme und Ruhe verschlechtert
Körperabsonderungen wie Nasensekret oder Ausfluss sind durchsichtig oder weißlich	Körperabsonderungen wie Nasensekret oder Ausfluss sind gelblich oder übelriechend
blasse oder geschwollene Zunge mit weißlichem Belag	rote oder rissige Zunge mit gelbem Belag
Puls langsam, leer oder tief	Puls schnell, voll oder oberflächlich
hat Abneigung gegen Kälte oder Stress; Wärme bessert Symptome	hat Abneigung gegen Hitze oder zuviel Ruhe; Kälte bessert Symptome
hat besondere Vorliebe für Salate, Rohkost, Milchprodukte, Kräutertees und allgemein vegetarische Ernährung	hat besondere Vorliebe für scharf gewürzte Fleischspeisen und Gebratenes sowie für Alkohol

anfällig für Kälte- und Feuchtigkeitsproblematik (TCM)	anfällig für Hitze- und Windproblematik (TCM)
neigt zu chronischen oder Schwächeerkrankungen wie, Blutarmut, Blutniederdruck, Rheuma, Herzschwäche; bekommt selten Fieber	neigt zu plötzlichen oder entzündlichen Erkrankungen wie Bluthochdruck, Hirnschlag, Herzinfarkt; fiebert schnell.
Maßnahmen, die für Yin-Typen ausgleichend wirken	**Maßnahmen, die für Yang-Typen ausgleichend wirken**
wärmende und kräftigende Maßnahmen	kühlende und entspannende Maßnahmen
Aufbautherapie	überschüssige Energie vermindern
tonisierende Akupunktur	sedierende Akupunktur
Folgende erwärmende Nahrungs-mittel sind allgemein günstig: scharfe Gewürze, Möhren, Walnüsse, Lammfleisch …	Folgende erfrischende Nahrungs-mittel sind allgemein günstig: Blattsalat, Gurken, Wassermelonen, Pfefferminztee …
mehr aufbauende, erwärmende Speisen wie Suppen, Eintöpfe, Gebackenes	mehr erfrischende Speisen wie Rohkost, Salate, Obst

(Siehe auch Seite 22 ff.)

2. Die Konstitutionslehre und Konstitutionstherapie

In diesem Kapitel stelle ich die fünf Hauptkonstitutionstypen vor. Diese Darstellung basiert vor allem auf die verschiedenen Charaktereigenschaften und inneren Tendenzen der fünf Elementtypen. Beachten Sie aber bitte, dass eine Ernährung, welche auf diesen Zuordnungen basiert, immer im Einzelfall geprüft werden sollte. Konsultieren Sie einen erfahrenen Ernährungstherapeuten, der mit der Traditionellen Chinesischen Ernährungslehre vertraut ist, wenn Sie sich unsicher fühlen.
Entsprechend den fünf Elementen gibt es fünf Konstitutionstypen:

Der Holztyp	Der Abenteurer	Dynamik, Bewegung
Der Feuertyp	Der Ästhet	Brillanz, Leuchten, Freude
Der Erdtyp	Der Versorger	Ernährung, Vermittlung
Der Metalltyp	Der Gerechte	Disziplin, Grenzen, Ordnung
Der Wassertyp	Der Spieler Der Politiker	Intuition, Macht, Charisma, Potential

Obwohl die Charaktereigenschaften aller Elemente in uns wohnen, tritt meist ein Element in den Vordergrund. Wir haben also ein vorherrschendes konstitutionelles Element und gleichzeitig einige Tendenzen aus den anderen Elementen. Selten gibt es die „reinen" Typen. Zusätzlich hat jedes dieser fünf Typen eine Yang- oder eine Yin-Prägung. Kommt es im Verlauf des Lebens zu einem ausgeprägteren Ungleichgewichtszustand mit einem Mangel oder einem Überschuss an Energie, können entsprechende Erkrankungen entstehen. *Bitte beachten Sie, dass die Beschreibung der Typen zugunsten des Leseflusses männlich gehalten ist, obwohl Frauen selbstverständlich ebenfalls gemeint sind.*

Wie sich unsere Konstitution zeigt, hängt davon ab, ob wir uns im Gleichgewicht befinden oder ob wir zu viel oder zu wenig Energie haben. Dies kann sich auch durch Lebensumstände und Entwicklung verändern. (Für weitergehende Ernährungsempfehlungen: vergleichen Sie mit den TCM-Diagnosen in Kapitel VIII.)

Der Holztyp – der Abenteurer, der Aktive, der Sportler

Merkmale: aktiv, dynamisch, kraftvoll, immer in Bewegung, spontan, kreativ, risikofreudig, selbstbewusst, sportlich, flexibel, geduldig, anpassungsfähig, mutig, freiheitsliebend, emotional geprägt, hegt Wünsche und Träume, arbeitsam, leidenschaftlich, entscheidungsfreudig, unternehmungslustig, hat Durchsetzungskraft, zeigt Initiative, lässt sich von Gefühlen mitreißen, hat hohe Erwartungen

Körpermerkmale: drahtig und zäh, breite Schultern, oft etwas verspannt, unruhig, längliche Kopfform, evtl. roter Kopf; häufig bei südländischen Typen

Typische Berufe und Arbeitsbereiche: Selbständige, Unternehmer, Freiberufler, Sportler

Der Holztyp, der Abenteurer, das Bewegungsnaturell, hat viel überschüssige Energie und Kreativität und liebt die Herausforderung. Der dünne Körperbau ist oft drahtig und zäh und ist hohen Daueranforderungen gewachsen. Dieser Typ ist ständig in Bewegung und braucht seelische und körperliche Freiheit, um sich entfalten zu können. Er ist erfüllt von einer aufstrebenden Kraft und möchte sein Ziel erreichen. Ist ein Ziel erreicht, hält er sogleich Ausschau nach einem neuen Gipfel. Wachstum erträgt keinen Stillstand.

Die Zielorientierung lässt ihn sehr kreativ und flexibel werden, so wie junge Triebe die Erdkrume durchbrechen und auch mal Umwege wachsen, um zum Licht zu kommen.

Wenn er nicht das bekommt, was er will, wird er zornig. Je nachdem wie viel Energie ihm zur Verfügung steht, richtet sich dieser Zorn nach außen in die „Welt", oder nach innen als „Frust". In dieser Situation ist er leicht reizbar und ungeduldig.

Der Holz-Yang-Typ mit zuviel Energie

Merkmale: reizbar, ungeduldig, zornig, aggressiv, cholerisch, gehetzt, getrieben, streitsüchtig, eifersüchtig, provozierend, laut, verletzend; Seufzen, Schluckauf, Emotionsausbrüche

Krankheitsneigung: rote Augen, Bluthochdruck, Arteriosklerose, Schwindel, Hirnschlag, Kopfschmerzen, Migräne, Muskelverspannung, Hüftgelenksprobleme, Leber-, Gallen- und Magenprobleme, Verstopfung, Hämorrhoiden, Schilddrüsenüberfunktion, Prostata- und Hodenbeschwerden, Menstruationsbeschwerden

TCM-Diagnosen: Leber-Feuer und aufsteigendes Leber-Yang (häufig durch Leber-Qi-Stau ausgelöst), Leber-Wind, Leber greift den Magen an, feuchte Hitze in Leber und Gallenblase

Empfehlungen: Hilfreich bei zuviel Energie (Hitze im Holzelement) sind mehr Rohkost, Salate und kühlende, saure oder bittere Speisen oder grüner Tee – und weniger erhitzende scharfe Speisen wie Wein oder Schnaps, Lammfleisch, Zwiebel, Lauch, Knoblauch und scharfe Gewürze (siehe auch Seite 193). Auch genügend Entspannungsphasen, körperliche Bewegung und Atemübungen tun gut.

Der Holz-Yin-Typ mit zu wenig Energie oder mit Leber-Blut-Mangel

Merkmale: frustriert, ungeduldig, unentschieden, reizbar, entmutigt, planlos, launenhaft, feige, intolerant, schmollend, hinterhältig, untätig, depressiv, leicht überzeugbar, seufzt, Gefühl von Kloß im Hals

Krankheitsneigung: Blutarmut, Blutniederdruck, Sehschwäche, Depression, Kopfschmerzen, Menstruationsstörungen, PMS, Zysten, Myome, Brustknoten, Allergien

TCM-Diagnosen: Leber-Blut-Mangel, Leber-Qi-Stau, Kälte im Leber-Meridian

Empfehlungen: Mangel an Energie kann aus einer Erschöpfung der Leber oder auch aufgrund eines Energiestaus entstehen. Hilfreich bei zu wenig Energie im Holzelement sind etwas mehr blutaufbauende, die Mitte stärkende, leicht verdauliche Speisen wie Weizen, Kartoffel, Kürbis, Möhren, Spinat, Eigelb, Rind- und Hühnerfleisch und weniger Rohkost und kalte Speisen (siehe auch Seite 195). Auch leichtes körperliches Aufbautraining, Massagen oder eine Kur tun gut. Das Stecken neuer Ziele hilft auch, frische Energie zu bekommen.

Ist die Ursache des Energiemangels eigentlich ein Energiestau, der dazu führt, dass die Energie nicht richtig verteilt werden kann, liegt das meist an enttäuschten Erwartungen und Frustration. In diesem Fall sollten zusätzlich zu den obigen Empfehlungen vor allem zerstreuende, scharfe und eventuell auch kühlende Nahrungsmittel zu sich genommen werden, etwa Sellerie oder Pfefferminztee. Des weiteren helfen Bewegung, Tanz und kreativer Ausdruck, den emotionalen Stau zu lösen.

Der Feuer-Typ – der Ästhet, der Idealist, der Künstler

Merkmale: begeisterungsfähig, mitfühlend, kommunikativ, einfühlsam, optimistisch, inspiriert, revolutionär, visionär, klar, charismatisch, leuchtend, geistreich, spielerisch, sprachgewandt; Liebe, Lachen, Freude, Spiritualität, starke Ausstrahlung, Esprit, Humor, Sehnsucht, Ausdruck, Zauber des Augenblicks, Visionär, Träume, Anteilnahme, guter Geschmackssinn, Auflösung bzw. Ausdehnung von Grenzen, Menschenfreund, Selbstverwirklichung, Wissensdurst, großes Auffassungsvermögen

Körpermerkmale: roter spitzer Kopf, spitzes Kinn und Nase, leuchtende Augen, evtl. Glatze oder krauses Haar, kleine Hände, evtl. gut genährt, sehr aktiv, schnelle Bewegungen

Typische Berufe und Arbeitsbereiche: Künstler, Musiker, Schriftsteller, Journalist, Heilberuf, Lehrer, Student

Der Feuertyp, der Visionär, verfolgt voller Begeisterung ein Ideal. Alle Formen der Kommunikation dienen der Verbreitung dieser Vision. Deshalb versteht er es meisterhaft, ein Publikum mit Sprache, Tanz, Musik oder Kunst zu inspirieren. In ihm brennt das Feuer der Sehnsucht nach Liebe, Freude, Frieden und Schönheit, wodurch er sich um materiellen Reichtum weniger kümmert. Alles, was er tut, umgibt eine besondere Aura, ein Glanz, der ansteckend wirkt. Durch seine feine Einfühlsamkeit kann er oft die Gedanken und Gefühle anderer erspüren. Dies kann jedoch für ihn auch zu einer Last werden.

Der Feuer-Yang-Typ mit zuviel Energie bzw. zuviel Hitze

Merkmale: überdreht, gierig, überschwänglich, redselig, stolz, hysterisch, leicht erregbar, leidenschaftlich, verdreht, theatralisch, verwirrt, manisch, unruhig, fahrig, unkonzentriert, hypersensibel, zynisch, unkontrolliertes Lachen, übermäßiges Träumen, Neigung sich auszubrennen

Krankheitsneigung: Hitzesensationen, Angstzustände, Herzerkrankungen, Blasenentzündungen, Einschlafschwierigkeiten, Magenprobleme, Neigung zu psychischen Krankheiten

TCM-Diagnosen: Herz-Feuer, Herz-Feuer mit Schleim, Herz-Yin-Mangel, Blut-Stagnation im Herzen, Hitze im Dünndarm

Empfehlungen: Hilfreich bei zuviel Energie oder Hitze im Feuerelement sind mehr Rohkost und kühlende oder bittere Speisen wie Endivie, Eisbergsalat, Radicchio, Weizen, Wassermelone sowie grüner oder Melissentee – und weniger erhitzende, scharfe und austrocknende Speisen und Getränke wie Lammfleisch, Zwiebel, Lauch, Knoblauch, Schnaps, Kaffee und scharfe Gewürze (siehe auch Seite 198).

Der Feuer-Yin-Typ mit zu wenig Energie

Merkmale: empfindlich, übersensibel, unruhig, lieblos, gefühllos; schwaches Nervenkostüm, Müdigkeit, Mattigkeit, Schreckhaftigkeit, Mitläufer, schwaches Gedächtnis, Verständnisschwierigkeiten, Mangel an Lebensfreude, häufig Nachtarbeiter, ruhelos durch Schockerlebnisse, Trauer und Stress

Krankheitsneigung: Herzbeschwerden, Schlaflosigkeit, Sprachstörungen, Wasseransammlungen, Schwindel

TCM-Diagnosen: Herz-Qi-Mangel, Herz-Blut-Mangel

Empfehlungen: Hilfreich bei zu wenig Energie im Feuerelement sind mehr Milz-Qi-stärkende, Herz-Qi-anregende sowie Herz-Blut-nährende Speisen wie Weizen, Hafer, Kirsche, Fasan, Datteln, Milch, kleine Mengen Kaffee und weniger extrem erhitzende oder abkühlende Speisen (siehe auch Seite 201).

Der Erdtyp – der Versorger, der Vermittler, die „Mutter"

Merkmale: nett, freundlich, erdverbunden, unterstützend, stabil, gesellig, sozial, loyal, großzügig, taktvoll, diplomatisch, selbstlos, dankbar, beschützend, aufmerksam, ausgleichend, nährend, praktisch veranlagt, häuslich, kann gut denken, konzentriert, ehrlich, fruchtbar, aufrichtig, warmherzig, anpassungsfähig, sympathisch, gewissenhaft, gütig, pragmatisch, naturverbunden, bodenständig, dient anderen gerne, liebt soziale Harmonie, Familie und Tradition, isst sehr gerne; Genießer, Gourmet, Fels in der Brandung, mit gesundem Menschenverstand gesegnet

Körpermerkmale: rundlich mit einer Neigung zum Übergewicht, viel Körpergewebe, großer Kopf mit rundlichen Wangen, großer Mund mit vollen Lippen, bewegt sich ungern, schleift beim Gehen die Füße am Boden entlang, ist gemütlich, nicht sehr ehrgeizig

Typische Berufe und Arbeitsbereiche: Mutter, Hauswirtschafterin, Hotel-/Gaststättenangestellte, Koch, Kindergärtnerin; sozialer Beruf, Beruf mit überschaubaren Aufgaben

Der Erde-Typ entspricht dem Ernährungsnaturell, der erst dann zufrieden ist, wenn alle gut versorgt und wohl genährt sind nach dem Prinzip: Liebe geht durch den Magen. Die Mutter, die das Zentrum der Gemeinschaft bildet, ist der Inbegriff von erdverbundener Stabilität, die ruhende Mitte, und hat immer ein Ohr für die Sorgen und Wehwehchen der Familienmitglieder. Weil der Erdtyp so gerne andere mit Nahrhaftem versorgt und sich auch selber gerne etwas in den Mund schiebt, ist er/sie oft rundlich gebaut. Dieser Typ fühlt sich erst so richtig wohl mit etwas Gewicht und Abnehmversuche sind oft aussichtslos. Besucht man einen ausgeprägten Erdtypen, gibt es Kuchen, Gebäck oder etwas anderes Leckeres, und er/sie ist beleidigt, wenn man sich verabschiedet, ohne etwas probiert zu haben. Erdtypen brauchen stets viel Lob für ihre Fürsorglichkeit.

Der Erde-Yang-Typ mit zu viel Energie oder Hitze

Merkmale: besitzergreifende Liebe, Übermutter, Fanatismus, Grübeln, Besessenheitsdenken, machen aus einer Mücke einen Elefanten, fehlende Offenheit

Krankheitsneigung: Esssucht, Genusssucht, Unter-/Übergewicht, übermäßiger Appetit, Völlegefühl, saures Aufstoßen,

Blähungen, Hitzegefühl in der Magengegend, Verdauungsprobleme, Magenschleimhautentzündung

TCM-Diagnosen: Magen-Feuer, evtl. mit Feuchtigkeit; Magen-Yin-Mangel; Nahrungsstau in Magen und Milz; Blut-Stagnation im Magen, trüber Schleim blockiert den Kopf

Empfehlungen: Hilfreich bei zuviel Energie im Erdelement sind mehr Rohkost, Salate und kühlende oder bittere Speisen wie Chinakohl, Spinat und Tofu – und weniger erhitzende scharfe Speisen/Getränke wie Schnaps, Lammfleisch, Zwiebel, Lauch, Knoblauch und scharfe Gewürze (siehe auch Seite 203).

Der Erde-Yin-Typ mit zu wenig Energie oder mit Feuchtigkeitsproblematik

Merkmale: Appetitlosigkeit oder zuviel Appetit, Frieren, Schwäche, Müdigkeit, Schwere, dumpfes Gefühl, Konzentrationsschwäche, Grübeln, Sorgen, Zerstreutheit, fehlender Geschmackssinn

Krankheitsneigung: Über- oder Untergewicht, Übelkeit, schwaches Bindegewebe, Organsenkung, schlechte Wundheilung, weicher Stuhl oder Durchfall, Wasser- bzw. Schleimansammlungen, Schnupfen, Nebenhöhlenentzündungen, Husten, Wasseransammlungen, Krampfadern

TCM-Diagnosen: Milz-Qi-Mangel, Milz-Yang-Mangel, Milz-Qi-Mangel mit Feuchtigkeit bzw. Schleim, Magen-Kälte

Empfehlungen: Hilfreich bei zuwenig Energie im Erdelement sind mehr gekochte, aufbauende Speisen wie Hirse, Mais, Möhren, gebackene Kartoffeln, Suppen – und weniger industriell verarbeitete Nahrungsmittel sowie abkühlende Speisen wie Eiscreme (siehe auch Seite 206).

Der Metall-Typ – der Gerechte

Merkmale: ordentlich, präzise, korrekt, systematisch, wissenschaftlich, formell, gesittet, konsequent, tadellos, einfach, sauber, diszipliniert, strukturiert, ordnungsliebend, kann Grenzen gut erspüren und sich selbst abgrenzen, kann Gefahren erspüren; Gerechtigkeitssinn, Immunität, Standhaftigkeit, Beherrschung, Überlebenswillen

Körpermerkmale: sportlich, eher dünn, etwas steif; kantig; hervorstehende Jochbeine als ausgeprägte Gesichtsmerkmale, leicht vorgebeugte Schultern, langer schmaler Brustkorb

Typische Berufe und Arbeitsbereiche: Ingenieur, Rechtsanwalt, Bankier, Richter, Beamter, Büroangestellter; Computerarbeit

Der Metall-Typ ist sehr diszipliniert und ordentlich. Er kann das (beispielsweise vom Holz- oder Feuertyp) Erschaffene in dauerhafte Strukturen bringen. Er ist ein Organisationstalent, das sehr genau, präzise und gerecht arbeitet. Er stellt gerne Regeln und Gesetze auf. Auf sein Wort kann man sich verlassen. Er hat oft eine aufrechte, manchmal etwas steife Körperhaltung und ist eher schlank und muskulös gebaut. Er ist meist penibel sauber gekleidet.

Der Metall-Yang-Typ mit zuviel Energie

Merkmale: rücksichtslos, pedantisch, egoistisch, „i-Tüpfeles-Scheißer", Neigung zum Hamstern, übermäßige Ordnungsliebe und Gesetzestreue, Festhalten an alten Traditionen, kann nicht loslassen, Angst um die Rente, Angst um die Position

Krankheitsneigungen: Lungen- und Hautprobleme, Verdauungsschwäche, Verspannungen

TCM-Diagnosen: Hitze in der Lunge, Schleim-Hitze in der Lunge, feuchte Hitze im Dickdarm

Empfehlungen: Hilfreich bei zuviel Energie im Metallelement sind mehr kühlende und befeuchtende Speisen/Getränke wie Spargel, Birnen und Mandeln – und weniger erhitzende oder trocknende Speisen (siehe auch Seite 210).

Der Metall-Yin-Typ mit zu wenig Energie

Merkmale: große Trauer bei Trennung von geliebten Menschen, Schwäche, leise Stimme, Müdigkeit, Verlust von Heimat, Zukunftssorgen, Unfallneigung

Krankheitsneigungen: schwaches Immunsystem, Erkältungsanfälligkeit, Atemprobleme, Nasennebenhöhlenentzündungen, Schnupfen, Halsentzündungen

TCM-Diagnosen: Lungen-Qi-Mangel, Schleim-Kälte in der Lunge, Wind-Kälte-Angriff oder Wind-Hitze-Angriff auf die Lunge, Dickdarm-Qi-Schwäche und -Kälte

Empfehlungen: Hilfreich bei zu wenig Energie im Metallelement sind mehr Qi-stärkende und entfeuchtende Speisen wie Reis, Karpfen, Ingwer – und weniger befeuchtende und abkühlende Speisen wie Milchprodukte und Süßigkeiten sowie Nikotinkonsum (siehe auch Seite 212).

Der Wasser-Typ – der Spieler/der Politiker

Merkmale: willensstark, ruhig, gelassen, eigen, geheimnisvoll, introvertiert, charismatisch, anziehend, humorvoll, weise, vorsichtig, philosophisch, wahrheitssuchend; Sexualität hat besondere Bedeutung

Körpermerkmale: undefinierbar, eher rundlich, große Ohren, deutliche Kinnpartie

Typische Berufe und Arbeitsbereiche: Heilberufe, Politiker, Priester, Versicherungsmakler, Bankangestellter

Der Wasser-Typ ist geheimnisvoll und irgendwie undurchschaubar. So wie ein typischer Asiat wahrt er sein Gesicht. Daher erkennt man von außen oft nicht, was sich in ihm regt. Dieser Wahrheitssucher geht den Dingen gerne auf dem Grund. Er spürt intuitiv die geheimen Motive und Wünsche seiner Mitmenschen. Er hat oft einen sehr starken Willen und ein ausgeprägtes Selbstbewusstsein. Durch sein Durchhaltevermögen, seine Kraftreserven, seine dominante Ausstrahlung und seine Fähigkeit, die geheimen Kräfte des Lebens zu erspüren, erlangt er oft machtvolle Positionen, und andere Menschen haben häufig Respekt oder sogar Angst vor ihm. Außerdem liebt er Geld, Titel und Auszeichnungen. Sexualität ist ihm sehr wichtig. Entwickelt er sich in eine positive Richtung, wird er weise mit charismatischer Ausstrahlung, sonst wird er machtgierig.

Er hat tiefe Gefühle und denkt oft intensiv nach. Der Tod ist für ihn faszinierend.

Der Wasser-Yang-Typ mit zuviel Energie

Merkmale: machthungrig, dominant, tyrannisch, übertrieben willensstark, misstrauisch, paranoid, exzentrisch, herrschsüchtig; Gedächtnisschwäche, übersteigerte Libido

Krankheitsneigungen: Nieren- und Genitalleiden, Nachtschweiß, Rückenschmerzen, Rheuma, Ohrensausen, sexuelle Problematik, Bluthochdruck

TCM-Diagnosen: Nieren-Yin-Mangel, Nieren-Yin-Mangel mit Hitze, feuchte Hitze in der Blase

Empfehlungen: Hilfreich bei zuviel Energie im Wasserelement sind mehr substanzaufbauende und kühlende Speisen wie Sesam, Bohnen, Entenfleisch, und weniger erhitzende und austrocknende Speisen wie Zwiebelgewächse, Lammfleisch, scharfe Gewürze und Schnäpse (siehe auch Seite 218).

Der Wasser-Yin-Typ mit zu wenig Energie

Merkmale: ängstlich, scheu, müde, wortkarg, verloren, düster, willensschwach, pessimistisch, depressiv; Minderwertigkeitsgefühle, Neurosen, Angst, Panik, kalte Füße, Frieren

Krankheitsneigungen: häufiges Wasserlassen, Rückenschmerzen, Ohrensausen, sexuelle Verausgabung, schwache Libido, Frigidität, Sterilität, Impotenz, fehlende Regelblutung, Gehörprobleme, Ohrgeräusche, Gleichgewichtsstörungen, Nieren- und Genitalleiden

TCM-Diagnosen: Nieren-Qi-Mangel, Nieren-Yang-Mangel, Wasserüberschuss, Nieren-Jing-Mangel

Empfehlungen: Hilfreich bei zu wenig Energie im Wasserelement sind mehr scharfe, erwärmende Speisen wie Chili, Pfeffer, Walnuss, Zwiebelgewächse, Lammfleisch – und weniger abkühlende Speisen wie Rohkost (siehe auch Seite 220).

3. Weitere konstitutionelle Faktoren

So wie jede Jahreszeit ihre eigene Qualität hat und für jede eine eigene Ernährungsempfehlung gilt, so hat auch jedes Alter seine spezielle Farbe. Der Grundsatz des goldenen Mittelweges mit der Stärkung der Milz- und Magenenergie wird daher nicht verlassen, sondern leicht gewandelt und angepasst.

Jedes Leben beginnt mit der Zeugung. Bereitet sich ein Liebespaar auf die Empfängnis vor, gilt es die Niere und damit die Fortpflanzungsorgane zu stärken (siehe Therapie zur Kräftigung der Nieren S. 218). Nach der Geburt sollte sich die Frau, die viel Blut und Substanz (Jing) verloren hat, mit einer entsprechenden Kost, die Blut und Yin aufbaut, ernähren. So kann sie beispielsweise der Wochenbettdepression vorbeugen und dafür sorgen, dass sich genügend Milch bildet. Besonders empfehlenswert ist in dieser Phase eine Kraftsuppe mit Huhn (siehe Seite 163 f.).

Um dem Säugling Blähungen und Bauchkrämpfe zu ersparen, sollte die Mutter darauf achten, schwer verdauliche, blähende und befeuchtende Speisen, die das Milz-Qi belasten, zu vermeiden und wiederum die Mitte zu stärken (siehe Milz-Qi-Mangel Seite 206).

Beginnt das Kleinkind selbst zu essen, eignen sich besonders Reis- oder Mischgetreide-Congees (Seite 154 ff.). Nach einiger Zeit können dann festere Getreidespeisen, die die Mitte stärken, gefüttert werden, ergänzt mit etwas gekochtem Gemüse wie Möhren, Kürbis usw. Die Erfahrung hat gezeigt, dass Kinder beispielsweise Polenta und Hirsebrei sehr gerne mögen. Als Ergänzung eignet sich auch gedünstetes Obst wie Äpfel und Birnen.

Säuglinge und Kleinkinder befinden sich noch in der Entwicklung, und ihre Organe, insbesondere der Verdauungstrakt, sind meist schwach. Daher neigen sie schnell zu einer Feuchtigkeitsproblematik mit Blähungen, Durchfall, Schnupfen, Husten, Halsentzündungen, Ohreninfektionen. Der viel zu oft verabreichte Bananenbrei, aber auch Milchprodukte, Süßigkeiten oder Obstsäfte verschlimmern diese Problematik und sollten eher gemieden werden. Bei schwächlichen Kleinkindern können auch Kraftsuppen mit Fleisch oder Fisch den Aufbau unterstützen.

Regelmäßige Mahlzeiten stärken die Mitte und verhindern bei den Kleinen übermäßige Gelüste auf Süßigkeiten, wenn diese auch – in Maßen – nicht schädlich sind.

Die Umstellung und Gewöhnung an ein warmes Frühstück im Kindergarten- und spätestens im Schulalter ist sehr empfehlenswert (Hirsebrei, Polenta usw.).

Kinderkrankheiten bedeuten für den kindlichen Organismus eine Reinigung. Dieser Prozess sollte entsprechend unterstützt werden, beispielsweise mit Pfefferminz- oder Kamillentee. Bei Entzündungen der oberen Atemwege sollten Sie Milchprodukte unbedingt meiden.

Die meisten Kinder nehmen eine Ernährung nach der TCM sehr gerne an, im Gegensatz beispielsweise zur Kräutertherapie, einem weiteren Zweig der TCM. Die Ernährung nach den fünf Elementen kann so gerade bei Kindern mit ihren verschiedenen alltäglichen Unpässlichkeiten und leichteren Erkrankungen gute Dienste leisten.

In der Pubertät und Jugend steigt das Nieren-Yang, und die Leber-Energie nimmt zu. Zusätzlich zur grundlegenden Stärkung bzw. Tonisierung der Milz sollte die Ernährung die Nieren- und Leberkraft etwas zügeln mit Hilfe von vermehrt leicht kühlenden oder sauren Speisen. Bei Hautproblemen (Pickel, Akne – siehe auch Seite 231) ist auf eine entfeuchtende Ernährung zu achten. Süße Limonaden, Pommes frites und Süßigkeiten wie Schokolade sollten beträchtlich eingeschränkt werden.

Während der Lernphasen und im Studium muss das Herz vor Überhitzung bewahrt werden, und zwar mit Hilfe von kühlender oder leicht bitterer Kost wie Salate, Weizen, Melissentee, Grüner Tee. Wird viel Sport getrieben, sollte auf eine die Säfte aufbauende Kost (süß oder sauer) geachtet werden (z. B. Obst, süßliche Getreide wie Weizen, Gemüse).

Im Erwachsenenalter bestimmen die berufliche Tätigkeit und der Lebenswandel den Ernährungsbedarf. Menschen, die schwer körperlich arbeiten, sollten deftig-nahrhaft-aufbauende Mahlzeiten essen. Hier sind auch Fleisch- und Fischspeisen geeignet. Personen, die eine sitzende Tätigkeit ausüben, sollten auf eine leichte und leichtverdauliche Ernährung achten (mehr Getreide und Gemüse) und zusätzlich Qi-bewegende Kräuter und Küchengewürze verwenden, um eine Stagnation im Verdauungstrakt mit anschließender Feuchtigkeitsproblematik zu vermeiden, z. B. Kümmel, Kreuzkümmel, Mandarinenschale, Fenchel, Oregano, Basilikum usw. (siehe Nahrungsstau in Milz und Magen, Seite 204).

Menschen, die zusätzlich viel am Computerbildschirm arbeiten, sollten insbesondere Blutaufbauendes zu sich nehmen (siehe Leber-Blut-Mangel und Herz-Blut-Mangel, ab Seite 195 bzw. 201).

Menschen, die beruflich unter hoher Anspannung stehen (Stress), sollten diese mit einer kühlenden Ernährung ausgleichen (siehe Leber-Qi-Stau oder Leber-Herz- oder Magen-Feuer).

Menschen, die bereits unter dem Burnout-Syndrom leiden, sollten ihre Niere aufbauen und sich Zeit für eine Erholungskur nehmen (Nieren-Yin-Mangel, Leber-Yin-Mangel, Herz-Yin-Mangel, TCM-Diagnosen ab Seite 193).

Es gibt weiterhin spezielle Berufsgruppen, für die besondere Ernährungsempfehlungen gelten – z. B. SängerInnen und Redner, die insbesondere die Lunge befeuchten sollten (z. B. mit Birnenkompott, siehe Lungen-Trockenheit S. 214).

Models, die besonders auf die schlanke Linie achten müssen, sollten vor allem die entfeuchtenden Getreide- und Gemüsespeisen zu sich nehmen (siehe Milz-Qi-Mangel S. 206).

Menschen, die viel unterwegs sind, an Jetlag leiden oder die Schichtarbeit leisten, sollten ihre Mitte besonders stabil halten. NachtarbeiterInnen sollten *zusätzlich* ihre Nieren stärken (Nieren-Yin-Mangel S. 218).

Etwa ab dem 40. Lebensjahr wird die Milz (die Verdauungskraft) von Natur aus schwächer. Deshalb nehmen viele Menschen in diesem Alter zu, obwohl sie nicht mehr essen als gewohnt. In diesem Alter erscheint auch der berüchtigte „Bierbauch“. Deshalb ist vor allem auf eine Milz-Qi-tonisierende Ernährung zu achten (S. 206). Übergewicht kann auf diese Weise reduziert werden, ohne hungern zu müssen.

Bei Frauen beginnen die Wechseljahre meist mit 45 bis 50 Jahren, wobei die Östrogen-Hormon-Produktion sowie das Nieren-Yin abnehmen und die Frauen beispielsweise unter Hitzewallungen und Osteoporose (Knochenschwund) leiden. Nieren-Yin aufbauende Nahrungsmittel (siehe Seite 218) sowie kühlende Nahrungsmittel sind hier besonders günstig.

Im Alter werden das Nieren-Yin sowie das Nieren-Jing schwächer, und es tritt häufig Trockenheitsproblematik wie etwa Verstopfung oder trockene, faltige Haut auf. Auch leiden viele betagte Menschen unter chronischen Erkrankungen und Abnutzungserscheinungen.

Ernährungsempfehlung wären hier: Nieren-Yin, -Yang und -Jing aufbauende und die Säfte tonisierende Nahrungsmittel (beispielsweise Schwarze-Bohnen-Suppe mit Hähnchen und Ginseng, Seite 176 plus Ginseng).

Kapitel IV
Die energetische Wirkung der Nahrung

„Das Yin wird von den fünf Geschmäckern erzeugt und in den fünf Speicherorganen aufbewahrt."
(aus „Der Gelbe Kaiser")

Wir im Westen sind daran gewöhnt, das zu essen, was uns schmeckt – oder einfach das, was auf den Tisch kommt. Wir machen uns meistens erst dann Gedanken über unsere Essgewohnheiten, wenn wir übergewichtig oder krank sind. Ein Arzt oder Ernährungsberater wird uns dann auf Kalorientabellen, Vitamine und Spurenelemente aufmerksam machen. Darum werden Sie jetzt vielleicht überrascht sein, wenn ich in diesem Buch darauf nicht eingehe, sondern auf eine organbezogene, thermische und geschmackliche Wirkung von Lebensmitteln und Speisen zu sprechen komme. Im alten China hat man über Jahrtausende eben diese Wirkung beobachtet, beschrieben und therapeutisch eingesetzt.

energetische Temperaturwirkung:	kalt, kühl, neutral, warm,heiß
Geschmack:	süß, scharf, salzig, sauer, bitter, (neutral)
Farbe:	gelb, weiß, schwarz/blau, grün, rot
Organwirkung:	Milz, Magen, Lunge, Dickdarm, Niere, Blase, Leber, Gallenblase, Herz, Dünndarm
Wirkrichtung:	steigend, schwebend, sinkend, fallend

Es gibt vier Hauptkriterien für die Beschreibung der Wirkung von Nahrungsmitteln: das *energetische* Temperaturverhalten, der Geschmack, die Farbe und die Organwirkung (der Funktionskreisbezug). Ein weiteres Kriterium, nämlich die Wirkrichtung, ergibt sich meist aus dem Geschmack und der Thermik.

1. Die energetische Temperaturwirkung – Yin oder Yang?

Haben Sie sich im Winter schon einmal ausschließlich von Rohkost und Salat ernährt? Vermutlich haben Sie dabei ständig gefroren. Sicher bekamen Sie auch schon einmal von etwas sehr Scharfem einen Schweißausbruch?

Mit der thermischen Wirkung der Nahrungsmittel ist nicht die Esstemperatur gemeint, sondern die Wirkung auf den Organismus, auf unseren Stoffwechsel: Kalte und erfrischende Nahrungsmittel verlangsamen den Stoffwechsel und „kühlen" den Körper. Eine kühlende Wirkung auf den Organismus ist beispielsweise bei Fieber erwünscht. Heiße und erwärmende Nahrungsmittel beschleunigen den Stoffwechsel und „wärmen". Dies kann beispielsweise bei Kältegefühl oder während der kalten Jahreszeit erwünscht sein. Thermisch neutrale Nahrungsmittel haben eher eine ausgleichende und nährende Wirkung.

Im allgemeinen ist es günstig, überwiegend Nahrungsmittel aus dem neutralen Bereich zu sich zu nehmen. Diese können, je nach Jahreszeit und Konstitution, mit wärmenden (warmen) bzw. erfrischenden (kühlen) kombiniert werden. Nahrungsmittel und Gewürze aus den Bereichen „heiß" und „kalt" führen bei einseitiger Aufnahme zu starken Ungleichgewichtszuständen und sollten daher nur in Maßen genossen werden.

Das wichtigste Kriterium bei der Ernährung nach den fünf Elementen ist die Einteilung der Nahrungsmittel nach ihren kühlenden (Yin-) oder wärmenden (Yang-) Eigenschaften. Beachten Sie alleine diese einfache Regel, vermeiden Sie grundlegende Ernährungsfehler und bleiben gesund. Haben Sie jedoch bereits einen Ungleichgewichtszustand oder eine Erkrankung oder ist eines Ihrer Elemente geschwächt oder überstrapaziert, sind zur

Behandlung die Berücksichtigung weiterer Nahrungsmitteleigenschaften notwendig.

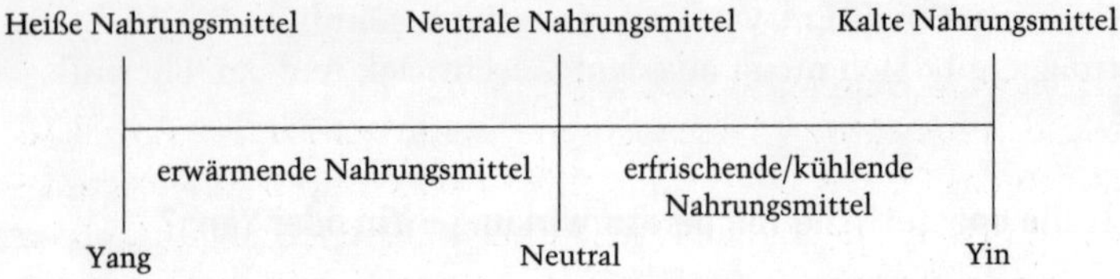

<u>Neutrale Nahrungsmittel</u>
Diese sollten den Hauptbestandteil unserer Speisen ausmachen und haben eine milde, ausgleichende und besonders nährende Wirkung, z.B. Dinkel, Kartoffeln, Möhren, Weintrauben. Alle Grundnahrungsmittel wie Getreide oder Hülsenfrüchte gehören generell in diese Gruppe.

<u>Warme und heiße Nahrungsmittel</u>
Diese stärken das Yang, heben und dynamisieren das Qi und werden zur Behandlung von Kälteerscheinungen verwendet. Warme Nahrungsmittel und Gewürze dienen zum Ausgleich bei kalten Speisen oder kalten Witterungsbedingungen und erhöhen die Bekömmlichkeit der Mahlzeiten durch die Stützung der Mitte. Heiße Nahrungsmittel wie sehr scharfe Gewürze sollten nur in Maßen genossen werden.

<u>Wirkung der warmen und heißen Nahrungsmittel:</u>
- Erwärmung der Mitte, Anregung der Verdauungskraft (die meisten Küchenkräuter und Gewürze wie etwa Rosmarin und Ingwer sowie viele Fleischsorten, z.B. Huhn)
- Stärkung der Körperwärme, des Yang (z.B. Rotwein, Schnaps, Lamm, Knoblauch)
- Zerstreuung von eingedrungener Kälte, etwa bei einer Erkältung durch Unterkühlung (z.B. frischer Ingwer, Zimt)

Zu viele heiße oder warme Nahrungsmittel führen zu Gereiztheit, innerer Unruhe, Schlafstörungen und weiteren Hitze- oder Yin-Mangel-Problemen.

Erfrischende und kalte Nahrungsmittel
Diese kühlen Hitze, bauen Yin auf, schützen bei Stress und bewegen das Qi sowie die Körperflüssigkeiten nach unten und innen. Erfrischende (kühle) Nahrungsmittel dienen zum Ausgleich bei zu erwärmenden Speisen oder heißen Witterungsbedingungen und bauen Körpersäfte auf. Hierzu gehören die meisten Gemüse, Salate, Früchte und Kräutertees. Bei kalten Nahrungsmitteln wie Tomaten, Gurken oder Eiscreme ist besonders in den Wintermonaten Zurückhaltung geboten.

Wirkung der kühlen und kalten Nahrungsmittel:
- Kühlen von Hitze (z. B. Spargel, Wassermelone, Pfefferminztee)
- Beruhigung (z. B. Weizen)
- Entgiftung (z. B. Mungbohnen, Tofu)

Zu viele kalte und erfrischende Nahrungsmittel führen zu Kältezuständen wie Erkältungsanfälligkeit, Verdauungsproblemen, Übergewicht, ständigem Frieren, depressiver Verstimmung usw.

2. Der Geschmack, die himmlische Botschaft der Nahrung

„Es heißt, dass für das Herz Bitteres förderlich ist, für die Lunge Scharfes, für die Milz Süßes, für die Leber Saures und für die Niere Salziges.
Aber das bedeutet nicht, dass man zuviel davon zu sich nehmen sollte."
(aus „Der Gelbe Kaiser")

„Die fünf Geschmäcker reisen zu den jeweiligen Organen"

Der Geschmack ist das zweit wichtigste Kriterium zur Einteilung der Nahrungsmittel nach der Temperaturwirkung und bestimmt maßgeblich ihre Wirkung auf den Organismus. Die fünf Geschmacksrichtungen: süß, bitter, salzig, sauer und neutral haben eine Affinität zu den fünf Elementen. So können die Funktionskreise direkt über die Nahrung angesprochen und behandelt werden. Es gibt Nahrungsmittel, die bis zu vier verschiedene Geschmacksrichtungen gleichzeitig haben und dadurch auf mehrere Elemente (Organe) gleichzeitig wirken. Diese Nahrungsmittel werden nach ihrer Hauptgeschmacksrichtung eingeteilt. Der Geschmack beeinflusst außerdem die Bewegungsrichtung der Lebensenergie (Qi) und die Flüssigkeitsmengen im Körper.

Sauer	–	Holzelement
Bitter	–	Feuerelement
Süß	–	Erdelement
Scharf	–	Metallelement
Salzig	–	Wasserelement

Probieren Sie selbst!

Nehmen Sie eine Probe der folgenden Nahrungsmittel:

- für das Holzelement -sauer- eine Zitronenscheibe
- für das Feuerelement -bitter- eine Prise Kaffeepulver oder einen Wermutzweig
- für das Erdelement -süß- einen Löffel Honig
- für das Metallelement -scharf- eine Scheibe Ingwer oder eine Prise Pfeffer
- für das Wasserelement -salzig- eine Prise Salz

Lassen Sie diese Proben eine Weile auf Ihrer Zunge zergehen und beobachten Sie sich selbst dabei: Wie fühlen Sie sich, was passiert in Ihrem Körper, wo gibt es eine Energiebewegung?

Die meisten der nachfolgend beschriebenen Wirkungen der Geschmäcker können wir durch eigene Versuche oder durch wissenschaftliche Untersuchungen nachvollziehen. Beispielsweise regt der süße Geschmack (z. B. von Zucker) die Produktion von Insulin in der Bauchspeicheldrüse an. Die Bauchspeicheldrüse wird traditionell mit der Milz zum Erdelement gezählt. Des weiteren regt der scharfe Geschmack (z. B. von Chili) die Schweißproduktion der Haut an. Die Haut gehört zum Element Metall. Der bittere Kaffee regt Herz und Kreislauf (Element Feuer) an. Salz wirkt auf den Wasserhaushalt (Wasserelement) usw.

Kleine Mengen des entsprechenden Geschmacks regen die Funktionen des Elementes an, während große Mengen diese hemmen und dadurch Ungleichgewicht erzeugen können. Die Geschmäcker können dann wiederum zur Harmonisierung eingesetzt werden.

Die Geschmäcker haben über die Verbindungen der Elemente untereinander (Entstehungszyklus, Kontrollzyklus, vgl. Seite 38) zusätzlich zu den oben beschriebenen Wirkungen ein weiteres Wirkspektrum. Über den Fütterungszyklus regt beispielsweise der bittere Geschmack (Feuer) auch den Magen an (z. B. Magenbitter oder Espresso), der süße Geschmack (Erde) befeuchtet die Lunge (z. B. Milch, Honig, Hustensaft), der scharf-warme Geschmack (Metall) stärkt das Nieren-Yang (z. B. Knoblauch, Pfeffer). Über den Kontrollzyklus führt zuviel Bitteres (Feuer) zu Trockenheit der Lunge und der Haut, zuviel Süßes (Erde) schwächt die Nieren (z. B. Karies), zuviel Scharf-Warmes führt zu Leber-Feuer (z. B. Bluthochdruck) usw.

Der süße und neutrale Geschmack – Erdelement

Süß: nährt, gibt Energie, harmonisiert, befeuchtet, beruhigt
Neutral: leitet Feuchtigkeit aus und wirkt leicht harntreibend

- Süß nährt, gibt Energie, baut Qi und Blut auf und ist der wichtigste Geschmack bei einer Mahlzeit. Auch die eher neutral oder fad schmeckenden Speisen werden dem Erdelement zugeordnet. Die vier anderen Geschmacksrichtungen dienen zur Ergänzung und Unterstützung bei der Verdauung. Folgende Nahrungsmittel werden allgemein dem Erdelement zugeordnet: Grundnahrungsmittel (alle Getreidesorten, Hülsenfrüchte), viele Gemüse-, Obst- und Fleischsorten.

- Süß stärkt die Verdauungskraft (Milz und Magen). Dies bezieht sich insbesondere auf süß-neutrale und süß-warme Nahrungsmittel. Ist die Verdauungsenergie kräftig, kann mehr aus der Nahrung gewonnen werden. Diese stärkende, tonisierende Wirkung ist besonders bei Mangelzuständen (Substanzmangel z. B. bei Abmagerung) wichtig. Dagegen kann der übermäßige Konsum von einem stark ausgeprägten und einseitig süßen Geschmack (hier sind vor allem Fabrikzuckerprodukte gemeint) in Verbindung mit thermisch kalten Nahrungsmitteln (z. B. Bananen, Yoghurt) die Verdauungsfunktion (das Milz-Qi) ersticken. Durch diese Milz-Qi-Schwäche entsteht paradoxerweise Lust auf Süßes: ein Teufelskreis beginnt.
- Süß harmonisiert. Extreme Eigenschaften anderer Nahrungsmittel werden abschwächt und der Verlauf von akuten Krankheiten kann gemildert werden (z. B. mit Süßholz, Honig, Mungbohnen).
- Süß befeuchtet. Nahrungsmittel mit säfteaufbauenden Eigenschaften sind angezeigt bei Trockenheitssymptomen oder bei Substanzmangel (Yin-Mangel), etwa trockene Augen, trockener Husten oder im Alter. Zucker, Milchprodukte, Bananen usw. sollten jedoch gemieden werden bei bereits bestehender Verdauungsschwäche (Milz-Qi-Schwäche) mit Feuchtigkeits- und/oder Schleimretention.
- Süß beruhigt und besänftigt den Geist (z. B. Weizen). Diese entspannende Wirkung wird oft bei Sorgen und Ärger genützt (Leber-Qi-Stagnation), führt aber bei Übertreibung zu Übergewicht.
- Der neutrale Geschmack wirkt ähnlich, aber milder als der süße Geschmack und wirkt zusätzlich leicht harntreibend.
- Süß kann zu jeder Jahreszeit verwendet werden. Besonders geeignet sind die sogenannten Zwischenjahreszeiten (siehe Seite 431).
- Werden Speisen in Honig zubereitet, wirken Sie besonders auf das Erdelement.
- Süß ist der Gegenpol zu bitter. Süß befeuchtet, Bitter entfeuchtet.

> Vorsicht: Der süße Geschmack führt – im Übermaß genossen oder bei Verwendung von Industriezucker, Milchprodukten, Bananen usw. – zur Überbefeuchtung des Organismus mit Lethargie, Übergewicht, Pilzerkrankungen, Schleim- und Wasseransammlungen, Schnupfen, Nasennebenhöhlenentzündung, Karies, Haarausfall und vielen weiteren Problemen als Folge!

Der scharfe Geschmack – Metallelement

Scharf: bewegt Qi, zerstreut Kälte/Stagnation, wirkt schweißtreibend

- Weil scharfe Nahrungsmittel und Gewürze (z. B. Zwiebel, Lauch, Pfeffer) meist auch wärmen, werden sie bei Kältezuständen eingesetzt, etwa bei schwacher Libido oder Rückenschmerzen durch Nieren-Kälte.
- Die zerstreuende, bewegende, durchblutungsfördernde und immunstimulierende Wirkung des scharfen Geschmacks (beispielsweise von Ingwer und Zimt) wird bei der Behandlung von Erkältungen und bei Schmerzen (durch sogenannte Qi-, Kälte- oder Blutstagnation) genutzt.
- Durch die Öffnung der Poren wirkt der scharfe Geschmack schweißtreibend (z. B. Ingwertee).
- Kleine Mengen Scharfes fördern die Verdauung (Milz-Qi).
- Scharf hebt das Qi. Dabei wird auch der Blutdruck erhöht.
- Vegetarier, die leicht frieren, sollten regelmäßig gut gewürzt essen.
- Werden Speisen mit Alkohol zubereitet, wirken sie zusätzlich zu ihrem Eigengeschmack erwärmend und zerstreuend.
- Scharf ist der Gegenpol zu sauer. Scharf vertreibt, Sauer sammelt.

Vorsicht: Übermäßiger Konsum von scharf-heiß wirkenden Nahrungsmitteln bzw. Gewürzen wie Peperoni oder Pfeffer kann zu Hitze-, Trockenheits- oder Yin-Schwäche-Problematik führen, die sich als Einschlafschwierigkeiten, Reizbarkeit, Unruhe, Zittern, Krämpfe, Bluthochdruck, Schilddrüsenüberfunktion, trockener Husten usw. äußern.

Der salzige Geschmack – Wasserelement

Salzig: weicht auf, löst Schleimansammlungen auf, senkt ab

- Tafelsalz, aber auch Meeresfrüchte, Fische, Algen, in Salz fermentierte Nahrungsmittel wie Miso oder Sojasoße, Mineralwasser und Hülsenfrüchte (Bohnen haben eine Nierenform und wirken auf die Niere, insbesondere wenn sie mit Algen gekocht werden) werden zum Wasserelement gezählt. Auch Mineralien wie Kalzium oder Magnesium (in Mineralstoffpräparaten) gehören dazu.
- Speisen bekommen durch mäßiges Salzen einen „guten" Geschmack. Salz wirkt wie ein Geschmacksverstärker, wobei der Eigengeschmack, das Potential eines Nahrungsmittels, deutlicher zur Geltung kommt. In unseren Breitengraden wird meistens zuviel Salz verwendet. Ein Übermaß an Salz sowie auch der Geschmacksverstärker Natrium-Glutamat sind in vielen Nahrungsmitteln versteckt, etwa in Brot, Käse, Wurst, Konserven, Fertiggerichten. Damit soll der eigentlich fade Geschmack dieser industriell verarbeiteten Nahrungsmittel übertüncht werden. Die bekömmliche Zubereitung der Speisen nach den fünf Elementen erhöht ganz natürlich den Genuss beim Essen, und das Bedürfnis nach mehr Salz oder nach einseitig süßen Speisen lässt nach. Auch Übergewicht mindert sich ohne übertriebene Diätmühen.
- Salz in Verbindung mit Wasser (in Mineralwasser, Suppen) wirkt auf Nieren und Blase und fördert die Harnausscheidung. Außerdem befeuchtet es.
- Salz pur genossen brennt auf der Zunge und regt den Magen an. Diese Wirkung kann kurz vor einer Mahlzeit erwünscht sein. Ein Zuviel, beispielsweise von Kartoffelchips, führt je-

doch zu Hitze und Durst. In der Folge kann es zu Bluthochdruck kommen, und das Bedürfnis nach befeuchtendem Süßen oder Alkohol nimmt zu. Eine Möglichkeit, Alkoholismus oder Übergewicht zu behandeln, ist, Salz aus dem Speiseplan zu streichen bzw. zu reduzieren!

- Der salzige Geschmack erweicht Verfestigungen und löst Stauungen sowie Schleimansammlungen auf (beispielsweise bei Schwellungen, Zysten oder Knoten).
- Salziges löst eine Yin-Bewegung nach unten und innen aus, beispielsweise Glaubersalz, das die Stuhlentleerung bei Verstopfung fördert.
- Der salzige Geschmack in Kombination mit Süßem stärkt das Yin der Niere (die Körpersubstanz). Diese Verbindung wird bei Fleisch- oder Getreidegerichten häufig genützt und ist besonders günstig im Winter (Wasserelement).
- Werden Speisen mit Salz eingelegt, bekommen sie eine zusätzliche Wirkung auf die Niere.
- Im Sommer oder bei Hitzeerkrankungen, etwa bei Fieber, ist das Trinken von kaltem Wasser günstig. Ansonsten wird zu Gunsten der Verdauungskraft (Milz-Qi) empfohlen, heißes, etwa fünf bis zehn Minuten lang gekochtes Wasser zu trinken. Heißes Wasser kann ohne Schaden als regelmäßiges Getränk statt Tee oder Kaffee getrunken werden. Sie werden überrascht sein, wie gut es schmeckt!

Vorsicht: Salz wird in unseren Breiten meistens übermäßig verwendet. Dies kann zu folgenden Problemen führen: trockene Haut, Bluthochdruck, Herzinfarkt, Hirnschlag, Alkoholismus, Osteoporose, Nieren-Yin-Schwäche usw.

Der saure Geschmack – Holzelement

Sauer: zieht zusammen, sammelt, bewahrt die Säfte, leitet nach unten

- Die meisten der sauren Nahrungsmittel haben auch eine erfrischende, kühlende Wirkung, beispielsweise viele Früchte, Tomaten, Sprossen oder gesäuerte Produkte wie Quark, Joghurt, Dickmilch und Sauerkraut. Man könnte auch sagen, dass saftiges Grün, Rohkost und gekeimte Sprossen aufgrund ihrer Frische allgemein zum Holzelement gezählt werden. Diese erfrischende Wirkung wirkt sich besonders günstig auf Leber- und Gallenblasenhitze aus, etwa bei Stress, Zorn, Ärger oder emotionale Schwankungen.
- Zusammenziehende Nahrungsmittel wie etwa Zitronen richten ihre Wirkung auf das Körperinnere. Sauer befestigt und bewahrt die Säfte, das Yin und das Essenz-Jing. Dies ist besonders wichtig bei Trockenheitssyndromen oder Flüssigkeitsverlust und wird angewandt bei Aufenthalt in trockenen Räumen (evtl. mit Klimaanlage), zuviel Arbeit am Computerbildschirm, übermäßiger Schweißsekretion im Sommer, Durchfall, spontaner Ejakulation etc. Diese zusammenziehende Wirkung ist jedoch ungünstig im Anfangsstadium von Erkältungskrankheiten, weil sauer die äußeren pathogenen Faktoren ins Körperinnere zieht. Diese Ansicht steht ganz im Gegensatz zur üblichen Meinung (Vitamin C und Orangen sind sauer!).
- Der saure Geschmack schließt die Poren der Haut und wird vor allem im heißen Sommer zur Bewahrung der Säfte angewandt, aber auch das Eindringen von Wind, besonders im Frühjahr, wird durch kleine Mengen Saures verhindert.
- Sauer ist der Gegenpol zu scharf. Sauer sammelt, Scharf vertreibt.
- Der saure Essig ist eine Besonderheit aufgrund seiner zusätzlich warmen, zerstreuenden, blutbewegenden Qualität. Essig wird zur Förderung der Verdauung, bei leichten Lebensmittelvergiftungen, bei Schmerzen und Schwellungen im Bauchbereich und bei Nasenbluten angewandt.

Vorsicht: Ein Zuviel an sauren und zusammenziehenden Nahrungsmitteln kann den Energiefluss behindern (Leber-Qi-Stau) und zu Hautproblemen, Schwäche und Muskelabbau führen (Holz kontrolliert Erde/Muskel- und Gewebsmasse). Saures wird im Anfangsstadium von Erkältungskrankheiten gemieden, weil es die äußeren pathogenen Faktoren ins Körperinnere zieht. Außerdem ist Saures bei Schleim- oder Feuchtigkeitsproblematik, etwa bei Übergewicht oder bei Wasseransammlung, kontraindiziert. Ungünstig ist es, saure Nahrungsmittel (z. B. Joghurt) kurz vor und nach dem Verzehr von medizinischen Tees einzunehmen!

Der bittere Geschmack – Feuerelement

Bitter: trocknet, wirkt entzündungshemmend, ausleitend, absenkend, entgiftend, in kleinen Mengen die Verdauung fördernd

- Bitter wirkt besonders auf Herz und Dünndarm (Feuerelement). Der bitter-kalte Geschmack (etwa Blattsalate) kühlt Hitze und beruhigt Aufregung (Herz-Feuer). Er leitet sozusagen die Hitze-Energie vom oberen Körper nach unten. Bitter-warm hingegen stärkt durch den trocknenden Effekt das Herz-Qi (z. B. Kaffee, Schwarztee), wodurch wir kurzfristig wacher werden. Langfristig führt dies jedoch zu einer Erschöpfung des Herzens mit Unruhe und Schlafstörungen.
- Bitter fördert die Harnausscheidung und trocknet somit den Organismus. Dies ist besonders günstig bei Feuchtigkeits- und Schleimansammlung wie etwa Übergewicht.
- Die absenkende Wirkung des bitteren Geschmacks fördert in kleinen Mengen den Gallenfluss, die (Fett-)Verdauung und den Stuhlgang. Deshalb sind viele Aperitifs, Bitterliköre und der Espresso nach dem Essen eben bitter.
- Der bitter-kalte Geschmack wird zur Fiebersenkung verwendet.
- Alles Verbrannte bekommt den bitteren Feuergeschmack. Deshalb wirkt Gegrilltes besonders erhitzend.
- Bitter ist der Gegenpol zu süß. Bitter entfeuchtet, Süß befeuchtet.

Vorsicht ist mit dem bitteren Geschmack geboten bei Trockenheit und Mangel an Körperflüssigkeiten, Yin oder Blut (etwa bei Blutarmut). Bei Verstopfung (durch Blut- oder Flüssigkeitsmangel) darf der bittere Geschmack nur kurzfristig eingesetzt werden, weil es bei längerfristiger Anwendung wiederum die Verstopfung verschlimmern kann (aufgrund der austrocknenden Wirkung). Bitter (z. B. Kaffee, Tee, Nikotin) führt bei übermäßiger Anwendung zu trockener Haut oder Lungenproblemen (⇒ Bitter/Feuerelement kontrolliert Haut/Lunge/Metallelement).

3. Die Farbe, die Signatur der Nahrung

Im Reich der Pflanzen kommen fünf Farben vor, und jede Farbe tritt in den verschiedensten Nuancen auf. Die Pflanzen produzieren fünf Geschmacksrichtungen. Sie sind zwar klar voneinander abgegrenzt, aber es gibt auch hier Variationen. Die fünf Farben und die fünf Aromen entsprechen den fünf Speicherorganen des Körpers und beeinflussen sie. Der Himmel liefert das Yang-Qi und versorgt den Menschen mit den fünf Farben, während die substanzhafte Yin-Erde die Menschen mit den fünf Aromen nährt ....
Wir können also sagen, dass die Farbe Weiß und das scharfe Aroma der Lunge entsprechen, rot und bitter entsprechen dem Herzen, grün und sauer der Leber, gelb und süß der Milz und schwarz und salzig der Niere. Außerdem wissen wir, dass Weiß der Haut, Rot den Gefäßen, Grün den Sehnen, Gelb dem Fleisch und Schwarz den Knochen entspricht."

(Aus „Der gelbe Kaiser")

Die Farben sind ein weiterer Hinweis zur Bestimmung der Elementezugehörigkeit der Nahrungsmittel, wobei die Farben eine gewisse energetische Verwandtschaft aufzeigen. Beispielsweise schmeckt Kirschsaft süß, sauer und etwas bitter (je nach Kirschsorte). Die rote Farbe der Kirsche zeigt jedoch an, das diese auf das Feuerelement eine deutliche Wirkung ausübt.

Grün / Türkis	–	Holzelement
Rot / Rottöne	–	Feuerelement
Gelb / Braun / Golden	–	Erdelement
Weiß / Grau / Silber	–	Metallelement
Schwarz / Blau	–	Wasserelement

4. Nahrungsmitteleinteilung nach Organbezug (Funktionskreisbezug)

Das Wissen um die organbezogene Wirkung der Lebensmittel wird erst bei der Behandlung von Erkrankungen wichtig.

Schon der Gelbe Kaiser hat die Wirkung bestimmter Nahrungsmittel auf die inneren Organe beobachtet, und dies ist über die Jahrtausende immer wieder bestätigt worden. Es gibt also einen inneren Bezug zwischen Nahrungsmittel und einzelnen Organen, der die oben beschriebene Wirkung des Geschmacks und der Temperatur des Nahrungsmittels direkt zu dem korrespondierenden Organ leitet.

Nehmen wir als Beispiel Husten (die Umkehrung des Lungen-Qi) und Nahrungsmittel, die insbesondere auf die Lunge wirken:

- bei leichtem Hüsteln mit schwacher Stimme, Kurzatmigkeit, Müdigkeit und Blässe (Schwäche des Lungen-Qi) helfen Nahrungsmittel, die auf die Lunge wirken, wie etwa Klebreis, Sesam, Walnuss, Weintraube, Karpfen oder sogar etwas Alkohol,
- bei trockenem Husten (Trockenheit und Yin-Mangel der Lunge) ist es günstig, etwas Befeuchtendes zu sich zu nehmen, welches insbesondere auf die Lunge wirkt, beispielsweise Birnen, Spargel, Mandeln, Milch oder Honig,
- Frühlingszwiebeln oder Ingwer wirken auf die Lunge bei erkältungsbedingtem Husten (Angriff von Wind-Kälte),
- Rettich, Chinakohl, Löwenzahn oder Pfefferminze helfen bei Husten mit Halsentzündung (Wind-Hitze Angriff auf die Lunge),

- Kardamom und Ingwer sind bei chronischem Husten mit weißlichem Auswurf und Kälteempfindlichkeit geeignet (Schleim-Kälte in der Lunge),
- grüner Tee, Sojamilch, Bambussprossen und Rettich sind günstig bei chronischem Husten mit zähem, gelblichem Schleim und Fieber (Schleim-Hitze in der Lunge).

5. Die Wirkart

Jedes Nahrungsmittel hat einen Yin- und einen Yang-Anteil. Der Yin-Aspekt gibt „Substanz", der Yang-Aspekt gibt „Energie". Substanzreiche Nahrungsmittel sind sehr nahrhaft, „schwer" und im Übermaß genossen sehr befeuchtend (wie etwa Öle, Fette, Nüsse, fettreiche Fleischsorten, allen voran Schweinefleisch, Eier oder Milchprodukte), während energiereiche Speisen „leicht" und auch leicht verdaubar sind und vor allem Energie schenken. Diese Wirkarten können wir selbst nachempfinden: Wie fühlt sich unser Bauch nach einer Mahlzeit an? Sind wir müde oder vital? Bei zu viel an Yin-Nahrungsmitteln fühlen wir uns erschwert. Ein Gleichgewicht beider Anteile sollte angestrebt werden. Normalerweise sollte unsere Ernährung vor allem aus einfachen, milden, leicht verdaulichen Speisen bestehen, denn diese belasten den Organismus weniger. Müssen wir schwer körperlich arbeiten, ist reichhaltigere Kost durchaus sinnvoll.

6. Wie die Zubereitung die Wirkung verändern kann

Es ist möglich, mit der Zubereitungsmethode die Wirkung der Speisen zu verändern. Soll eine Speise wärmender wirken, etwa im Winter, wird man es *yangisieren*, z. B. durch Grillen, Backen, lange Kochzeiten oder durch das Kombinieren mit erhitzenden Gewürzen. Sollen Speisen einen kühlenden Charakter bekommen, etwa im Sommer, wird man diese *yinisieren*, beispielsweise durch kurze Garzeiten oder durch das Kombinieren mit kühlenden Nahrungsmitteln. Mehr zu Zubereitungsmethoden in Kapitel VI, Seite 136.

7. Anmerkung zur Einteilung der Nahrungsmittel

Die Einteilung der Nahrungsmittel zu den jeweiligen Elementen, insbesondere auf den Nahrungsmitteltabellen, ist vor allem gedacht für den praktischen Gebrauch beim Kochen. Hier sollten Sie sich jedoch nicht versteifen. Bitte bedenken Sie, dass die Nahrungsmittel lebendig und vielschichtig sind mit einem breitem Wirkspektrum, die sich nicht alle in eine Liste hineinpressen lassen. Außerdem gibt es bei den einzelnen Lebensmitteln viele verschiedene Sorten, die in ihrem Geschmack und ihrer Wirkart leicht voneinander abweichen können. Auch spielen Wachstums- und Umweltbedingungen, Erntezeitpunkt, Lagerung und Verarbeitung eine große Rolle. Um dies zu verdeutlichen, hier einige Beispiele:

- Tomaten, die auf dem Acker oder im Garten wachsen, sind wesentlich fester in der Konsistenz und haben eine nicht so stark abkühlende Wirkung wie Gewächshaustomaten, die extrem schnell mit Kunstlicht und auf einem Nährsubstrat wachsen.
- Äpfel von hochgezüchteten Niederstammbäumen werden oft unreif geerntet, um länger gelagert werden zu können. Hierdurch bekommen sie mehr Säure und eine deutlich abkühlende Wirkung und werden schwerer verdaulich. Vergleichen Sie dazu Obst von den alten Hochstammbäumen.
- Bananen aus Großplantagen werden oft unreif geerntet, um besser transportiert werden zu können. Hierdurch bekommen sie eine deutlich abkühlendere und befeuchtendere Wirkung als die vor Ort gereiften Früchte. Verzehr von Bananen im Winter verzehrt führt zu Schleimproblematik wie Schnupfen oder Nasennebenhöhlenentzündungen (vor allem bei Kindern).
- Manche Gemüse- oder Obstsorten, die zu verschiedenen Jahreszeiten geerntet werden können wie Früh- und Spätkartoffeln oder Trauben, die nach dem ersten Frost geerntet werden oder junge, zarte oder große wässrige Zucchini usw. haben unterschiedliche Qualitäten.
- Eier von freilaufenden oder von Käfighühnern unterscheiden sich in Konsistenz und Geschmack. Auch vollwertiges Hühnerfutter erhöht die Bekömmlichkeit der Eier.

- Wildlebende Tiere, die sich reines natürliches Futter suchen, haben eher fettarmes und leichter verdaubares Fleisch als Masttiere, die selten ideales Futter bekommen, sich zu wenig bewegen und häufig mit Hormonen und Antibiotika behandelt werden.
- Milch von Stallkühen schmeckt ganz anders als Milch von Weidekühen und wirkt wesentlich verschleimender.

Die Nahrungsmitteleinteilung der TCM, die auf jahrtausendalter Erfahrung basiert, dient als Grundlage, um an die hiesigen Gegebenheiten angepasst zu werden. Wir werden dabei entdecken, dass althergebrachte Kochrezepte bereits sehr sinnvoll und bekömmlich sind. Häufig wurden (intuitiv) solche Zutaten und Zubereitungsverfahren verwendet, die die Bekömmlichkeit in der entsprechenden Jahreszeit gesteigert haben. Lassen Sie sich also inspirieren und versuchen Sie, das Beste aus den vorhandenen Möglichkeiten zu machen, ohne dabei fanatisch zu werden. Der wichtigste Grundsatz beim Kochen ist immer noch der, mit liebevollen Gedanken und einer ausgeglichenen reinen Kost die Mitte zu stärken, denn Liebe geht durch den Magen.

Kapitel V
Lebensmittel und ihre Wirkung

A. Lebensmittelgruppen

1. Getreide

Getreide gehört zu den ältesten Kulturspeisen der Menschheit und sollte den Hauptteil des Speiseplans ausmachen. Ein Getreidekorn enthält die gesamte Lebenskraft der Pflanze und ist daher sehr reich an Qi. Alle Getreidesorten sind von mildem, eher neutralem Geschmack, und da sie vorwiegend aus Stärke bzw. Kohlenhydraten bestehen, wirken sie nährend, harmonisierend und Qi-stärkend. Kaut man Getreidekörner, entfaltet sich bald der süßliche Geschmack, der wiederum ihre Wirkung auf das Erdelement anzeigt.

Getreide passt vorzüglich zu fast allen anderen Nahrungsmitteln. Alle Getreidearten wirken vor allem auf die Mitte ausgleichend. Dabei ist das nahrhafte und Qi-reiche Vollkorngetreide den Auszugsmehlprodukten vorzuziehen. Dennoch ist bei Menschen, die Vollkornprodukte nicht gewohnt sind oder die eine schwache Verdauung (Milz-Qi-Mangel), evtl. mit Feuchtigkeitsproblematik, haben, Vorsicht geboten. In solchen Fällen sollte der Organismus langsam an Vollkornprodukte gewöhnt werden. Hierzu ist es hilfreich, das Getreide vor dem Kochen kurz anzurösten, mit Gewürzen zuzubereiten (z. B. mit Kümmel) oder Vollkornbrot zu toasten.

Getreide eignet sich als Grundlage und Beigabe für unzählige Speisen: als ganzes Korn, gepresst als Flocken, grob geschrotet oder fein gemahlen in Suppen, Soßen oder deftigen Breispeisen, in Broten usw. Jede Getreideart hat ihren eigenen Charakter, ihre Geschmacksnote und thermische Wirkung. Diese werden nach Bedarf angewendet. Getreide mit einer kühlenden Tendenz wird bei Hitzeproblematik und Getreide mit leicht erwärmender Eigenschaft wird bei Kälte eingesetzt.

Ganze gekochte Getreidekörner schmecken besonders gut zu Gemüse, Hülsenfrüchten oder evtl. zu Fleisch und können täglich auf dem Speiseplan stehen. Hier bieten sich verschiedene Zubereitungsarten mit unterschiedlichen Wirkungen an: Körner, die vor dem Kochen über Nacht in Wasser eingeweicht werden, wirken eher befeuchtend, während Getreide, das in der Pfanne (ohne Öl) angeröstet wird, eine aromatische Geschmacksnote bekommt und erwärmend sowie trocknend wirkt. Zu dem angerösteten Getreide sollte anschließend nur *kochendes* Wasser gegeben werden. Auch gekochtes Getreide sollte gründlich gekaut werden. Das fördert die Bekömmlichkeit und lässt den natürlichen individuellen Sättigungspunkt rechtzeitig wahrnehmen.

Frisch zubereitete Getreidesuppen und -breis schenken ein langanhaltendes Sättigungsgefühl, ohne zu beschweren. Die ausgiebig gekochten Congees sind sehr leicht verdaulich und besonders gut geeignet in Regenerationszeiten (siehe Seite 154 zur Zubereitung der Congees).

Fertigprodukte aus gemahlenem Getreide wie Brot und Nudeln sind zwar sehr praktisch, wirken aber bei häufigem Genuss verschleimend, was verstärkt wird durch Brotaufstriche und Soßen. Reduzieren Sie deshalb Ihren Brotkonsum auf Picknicks, zu Suppen und evtl. für die kleine Zwischenmahlzeit. Zum Frühstück eignen sich eher Getreidebreis, die auch schnell zuzubereiten sind (siehe Seite 148).

Flocken (gequetschtes Getreide) und Mehl sollten möglichst frisch verwendet werden, da sonst ihr Qi verloren geht.

Gekeimt wirkt Getreide zusätzlich erfrischend und reinigend und eignet sich vor allem bei Hitzeproblematik im Frühjahr und Sommer. Aber auch andere Samen wie Alfalfa, Sonnenblumenkerne, Rettichsamen usw. sind zum Keimen geeignet. Im Winter können kleine Mengen gekeimte Samen etwas Frisches zur Ergänzung liefern.

Getreidekuren eignen sich sehr gut, um im Frühjahr den Organismus zu entgiften oder um abzunehmen. Dabei wird etwa eine Woche lang ausschließlich eine Getreidesorte gegessen (evtl. leicht gesalzen) und mit den passenden Kräutertees ergänzt. Die Wahl der Getreideart für die Kur sollte nach einer TCM-Diagnose geschehen (siehe Seite 182).

Biologisch und umweltschonend angebautes Getreide ist aufgrund der besseren Qualität herkömmlichem Getreide vorzuziehen.

2. Hülsenfrüchte

Hülsenfrüchte besitzen einen faden, leicht süßlichen Geschmack und haben eine Affinität zum Erd- und Wasserelement. Hülsenfrüchte bauen Qi und Blut auf und wirken entgiftend, reinigend, Feuchtigkeit ausleitend und beruhigend. Linsen, Erbsen und Bohnen sind aufgrund ihres hohen Eiweißgehaltes sehr nahrhaft und lassen sich gut mit Getreide kombinieren, beispielsweise Reis mit Linsen (Dhal) oder Bohnen mit Polenta (Maisgrieß). Getrocknete Hülsenfrüchte sollten über Nacht eingeweicht und auch lange genug gekocht werden. Die teils nicht eben leicht verdaulichen Hülsenfrüchte können Blähungen hervorrufen. Darum sollte das Einweichwasser nicht zum Kochen verwendet und zum Garen beispielsweise etwa Bohnenkraut, Algen, Ingwer, Chili, Koriander oder Kreuzkümmel dazugegeben werden. Salz oder Essig werden erst zum Schluss hinzugefügt.

Sojabohnen sind besonders eiweißreich. Daher können sie – wie alle anderen Hülsenfrüchte – Fleisch auf dem Speiseplan ersetzen. Aus gelben Sojabohnen wird auch Tofu, Sojasoße, Miso und Sojamilch hergestellt. Durch die Verarbeitung werden diese Sojaprodukte bekömmlicher.

Tofu, ein hochwertiger Eiweißlieferant, wirkt kühlend und wird deshalb beispielsweise bei Fieber gegeben. Ist diese erfrischende Wirkung nicht erwünscht, wird Tofu zum Ausgleich mit erwärmenden Gewürzen abgerundet und yangisierend zubereitet.

Sojamilch, die ebenfalls kühlend wirkt, gilt deshalb auch nicht als gleichwertiger Ersatz für die neutrale Kuhmilch. Deshalb sollte man nicht zuviel Sojamilch trinken, und wenn, dann eher im Sommer oder bei Hitzeproblematik.

Sojasoße und Misopaste sind salzig-aromatische Würzmittel, die den Speisen eine typisch asiatische Note geben.

3. Nüsse, Kerne und Samen

Alle Nüsse, Kerne und Samen sind süßlich (Erdelement), sehr nahrhaft und fettig und können Getreide ideal ergänzen. Insbesondere Vegetarier sollten täglich *kleine* Mengen zu sich nehmen. Aufgrund des hohen Fettgehalts wirken Nüsse sehr befeuchtend, besonders auf den Darm (bei Verstopfung). Werden Nüsse oder Samen geröstet, wirken sie eher erwärmend, werden bekömmlicher und geben vielen Speisen ein besonders feines Aroma (beispielsweise in Salaten oder Suppen). Im Übermaß genossen können diese Nahrungsmittel jedoch zu Verschleimung führen und sind bei einer Schleim-Hitze-Problematik von vornherein nicht zu empfehlen (z. B. bei Übergewicht oder hohem Blutdruck).

4. Gemüse

Frisches Gemüse gibt es in einer überwältigenden Vielfalt, besonders im Sommer und Herbst sowie im Frühjahr. Die beste Auswahl finden Sie auf dem Wochenmarkt, denn das einheimische Angebot deckt am besten die Bedürfnisse des Körpers ab. Im Winter steht uns eingelagertes Wurzelgemüse zur Verfügung.

Gemüse wirkt aufgrund seines hohen Gehaltes an Vitaminen und Ballaststoffen nährend, harmonisierend und reinigend auf den Stoffwechsel und sollte etwa 20 % unserer Mahlzeiten ausmachen. Grundsätzlich wirkt Gemüse aufgrund seines Wassergehaltes und als Rohkost günstig auf die Säfte sowie erfrischend auf den Körper. Die meisten Gemüsesorten werden aufgrund ihres (oft) milden (oder leicht süßlichen) Geschmacks dem Erdelement zugeordnet.

Gemüse mit einer neutralen Natur wie Kohl, Kartoffeln oder Rüben eignen sich für alle Gelegenheiten und können mit Hilfe einer yinisierenden oder yangisierenden Zubereitung dem Bedarf angepasst werden. Viele Gemüsesorten werden durch den Kochvorgang geschmacklich oder thermisch verändert. Beispielsweise verwandelt sich die beißende Schärfe der Zwiebel durch

Garen in eine mild-scharfe Süße. Erfrischendes Gemüse wie Aubergine, Blumenkohl, Chinakohl, Salate, Tomate, Gurke, Paprika, Rote Bete oder Spinat sind für Hitzesymptome und zum Säfteaufbau geeignet. Gemüse mit erwärmender Wirkung wie Möhren, Kürbis, Zwiebel, Lauch, Knoblauch, Fenchel, Rosenkohl, Süßkartoffel sind im Winter und bei Yang-Mangel günstig und können beim Blutaufbau unterstützen.

In der Haut oder Schale befinden sich meist wertvolle Inhaltsstoffe. Wenn das Gemüse jedoch mit Pestiziden, Pilzmitteln usw. behandelt wurde, sollte die Schale nicht verwendet werden. Schälen Sie das Gemüse oder verwenden Sie Produkte aus biologischem Anbau.

Gemüsebrühe gibt vielen Gerichten ein leckeres Aroma. Sie können diese Würze selbst aus Gemüseresten herstellen (Seite 163). Denn viele Fertig-Gemüsebrühen enthalten belastende Zusätze. In Reform- und Bioläden gibt es jedoch auch empfehlenswerte Produkte.

Algen (Meeresgemüse) sind mineralstoffreich und haben zusätzlich zur abkühlenden eine auflösende Wirkung (bei Schleimansammlungen oder Lymphstau).

5. Obst

Das saftige und meist süße oder saure Obst dient zur Befeuchtung und Erfrischung des Körpers und ist besonders bei Hitze- und Trockenheitsproblematik günstig. Früchte sind ideale Durstlöscher nach dem Sport oder im Sommer. Obst mit erwärmender Natur nährt und tonisiert das Blut.

Möchte man die säftebewahrende Wirkung etwas abschwächen, sollte man Obst dünsten oder kochen. Marmelade wirkt dennoch sehr befeuchtend aufgrund des hohen Zuckeranteils. Trockenobst ist ein idealer Ersatz für Süßigkeiten, wirkt jedoch im Übermaß genossen auch befeuchtend.

Gepresste Obst-, aber auch Gemüsesäfte werden heutzutage aufgrund der verbesserten technischen Produktions-, Transport- und Konservierungsmöglichkeiten viel zu häufig getrunken und ihre ausgeprägte befeuchtende Wirkung nicht beachtet. Auch frischer Orangensaft zum Frühstück ist aus Sicht der TCM sehr bedenklich. Der süß-saure Geschmack der Orange wird die Verdauung der restlichen Morgenmahlzeit behindern und das Milz-Qi ersticken.

6. Fisch und Schalentiere/Meeresfrüchte

Die meisten Fischsorten sind süßlich und leicht salzig. Sie nähren Qi und Blut, wirken auf Milz und Magen und haben eine Affinität zum Wasserelement. Ihr Eiweiß ist leicht verdaulich. Süßwasserfische haben eine eher neutrale Natur und tonisieren das Yin. Meeresfische und Shrimps sind allgemein erwärmend und stärken das Yang. Krabben hingegen wirken kühlend. Die mineralstoffreichen Algen (Meeresgemüse) haben zusätzlich zur abkühlenden eine auflösende Wirkung.

Bei Hauterkrankungen, die mit einer Rötung einhergehen (⇒ Hitzezeichen), sollte man auf Schalen- bzw. Krustentiere verzichten.

Achten Sie beim Kauf auf Frische und Qualität: Frischer Fisch riecht angenehm, hat hellrote Kiemen (innen) und glänzende Augen.

7. Fleisch

Fleisch ist ein sehr hochwertiges, allgemein erwärmendes und aufbauendes Nahrungsmittel mit gut verwertbarem Eiweiß. Es hat meist einen leicht süßlichen Geschmack und wirkt vor allem auf die „Mitte" (Erdelement). Je nach Lebensweise der Wild- und Zuchttiere, Geschmacksqualität, thermischer Natur und Organwirkung wird Fleisch unterschiedlichen Elementen zugeordnet. Auch die Verarbeitung etwa zu Wurst (mit der Verwendung von Zusatzstoffen wie Salz usw.) spielt bezüglich der Wirkung eine wesentliche Rolle. Aus der Sicht der TCM ist Fleisch vor allem während der kälteren Jahreszeiten empfehlenswert. Außerdem baut Fleisch sowohl Yang als auch Yin und Blut auf. Für die Kräftigung des Körpers reichen jedoch kleine Mengen.

Fleisch kann wie Medizin angesehen werden: Ein Übermaß gleicht einer Überdosierung, der Organismus wird durch die Ansammlung toxischer Hitze „verschlackt". Die Folge davon sind sogenannte Zivilisationskrankheiten wie Arteriosklerose, Herzinfarkt, Hirnschlag und andere.

Fleisch ist gekocht am bekömmlichsten. Gebraten oder gegrillt wirkt Fleisch sehr erhitzend und ist daher nicht so empfehlenswert. Selbstzubereitete Kraftbrühe, für deren Herstellung (Rezepte Seite 164) es wenig Fleisch bedarf, ist besonders energiespendend und eine ideale Grundlage für allerlei Suppen für die schnelle Küche. Dabei können Gemüse, frische Küchenkräuter und getrocknete Heilkräuter hinzugefügt werden. Im Winter werden Kraftbrühen mit erwärmenden Zutaten lange gekocht und im Sommer mit erfrischenden Zutaten etwas kürzer gegart.

Wie bei allen Lebensmitteln gibt es auch bei Fleisch große Qualitätsunterschiede. Diese sind abhängig von der Tierhaltung, Fütterung, Verarbeitung und Haltbarmachung. Fleisch von Wildtieren, die sich von hochwertiger Nahrung und wildwachsenden Kräutern ernähren, ist sehr aufbauend und allgemein „yangiger". Fleisch von Nutztieren, die keinen Auslauf haben und auch qualitativ minderwertiges Futter, Hormone oder Antibiotika bekommen, wirkt wesentlich verschleimender. Deshalb meine Empfehlung: Falls Sie auf Fleisch nicht verzichten wollen, essen Sie lieber wenig und gutes als viel und minderwertiges.

Immer wieder wird die Frage gestellt: Was ist besser – vegetarische oder fleischhaltige Ernährung? Die Antwort ist nicht ganz einfach. Aus ökologischer und ethischer Sicht ist es besser, auf Fleisch zu verzichten. Über die Hälfte der Weltbevölkerung lebt vegetarisch. Viele spirituelle Lehren raten von Fleisch ab, da es „tierische Tendenzen" beim Menschen hervorruft. Die TCM empfiehlt vom medizinischem Gesichtspunkt her mäßigen Fleischkonsum, insbesondere bei schwachen Patienten, bei Menschen, die schwere körperliche Arbeit leisten, und in kalten Klimazonen. Letztlich muss jeder Mensch selbst entscheiden. Ich persönlich rate Ihnen, so oder so eine liebevolle, mitfühlende und dankbare Einstellung zu Ihrem „täglichen Brot" zu pflegen. Und falls Sie Fleisch essen, betrachten Sie es als Medizin.

8. Milch und Milchprodukte

Milch und Milchprodukte werden in der chinesischen Küche wenig verwendet. Milch ist süß-neutral und sehr nahrhaft. Es baut Qi, Blut, Yin sowie Jing auf und wirkt befeuchtend auf die Körpersäfte und den Darm. Deshalb ist Milch in der Rekonvaleszenz, bei älteren Menschen oder bei Verstopfung angezeigt. Bei Menschen mit schwacher Verdauungskraft (Milz-Qi), wie es bei Kindern häufig der Fall ist, oder bei einer Feuchtigkeits- oder Schleimproblematik (z. B. bei Übergewicht, Schnupfen oder gar Knieproblemen) sollte man vorsichtig mit Milchprodukten sein. Im Übermaß genossen führt Milch zu einer Verschleimung des Organismus.

Viele Menschen leiden an einer Kuhmilchallergie mit Durchfallneigung und Hautausschlägen. Dieser Unverträglichkeit, die oft sogar unerkannt bleibt, liegt aus der Sicht der TCM die eben erwähnte Feuchtigkeitsproblematik zugrunde. Darüber hinaus kann auch die Qualität ausschlaggebend sein: Milch von Weideкühen ist besser verträglich als die von Stallkühen. Außerdem werden Stallkühe oft mit minderwertigem Futter ernährt, das Hormone oder Medikamente enthält. Die Milch von Schafen oder Ziegen (die auch meist frei weiden können) hat eine erwärmendere Qualität als Kuhmilch und wird deshalb oft von Personen vertragen, die auf Kuhmilch allergisch reagieren.

Käsesorten wirken ähnlich wie die Milch, aus der sie hergestellt werden, entwickeln aber zusätzlich einen säuerlichen, bitteren, salzigen oder scharfen Geschmack, wodurch ihre Wirkung im Organismus entsprechend gewandelt wird. Sehr weicher, fetthaltiger Käse wirkt besonders verschleimend, während trockener, gelagerter Käse etwas erwärmender und weniger verschleimend wirkt.

Joghurt, Dickmilch, Kefir oder saure Sahne haben zusätzlich zum süßen einen sauren Geschmack, wodurch sie extrem befeuchtend und abkühlend wirken. Diese Qualität ist im Hochsommer bei trockener, heißer Luft oder zum Ausgleich bei sehr scharfen Speisen erwünscht.

Süße Sahne und Butter sind noch nahrhafter und fettiger als Milch und eignen sich dazu, das Yin zu befeuchten und das Jing zu nähren.

9. Fette und Öle

Fette und Öle werden aus Nüssen und Samen gewonnen und sind sehr nahrhaft. Sie haben einen süßlichen, öligen Geschmack und daher eine Affinität zum Erdelement. Pflanzliche kaltgepresste Öle werden vom Körper gut aufgenommen, nähren das Qi sowie das Blut und befeuchten den Organismus.

Kaltgepresste Pflanzenöle sind tierischen Fetten vorzuziehen, denn diese können – im Übermaß verzehrt – sogenannte Schleim-Hitze- oder Schleim-Kälte-Krankheiten auslösen, wie etwa Arteriosklerose oder zuviel Blutfette.

Allerdings ist Butter den meisten Margarinesorten überlegen, weil Margarine häufig aus minderwertigen Ölen und industriell hergestellt wird. Lediglich Margarine aus kaltgepressten Pflanzenölen ist unbedenklich. Butter sollte jedoch nicht erhitzt werden, da sie sonst die Galle belastet (Gallensteine).

Beim Braten mit Öl können giftige Stoffe entstehen, insbesondere in Verbindung mit Fleisch. Besser ist also schonendes Kochen mit wenig Öl.

Kürbiskern-, Soja- und Walnussöl haben eine erwärmende Wirkung, während Oliven-, Weizenkeim-, Sesam- und Sonnenblumenöl leicht erfrischend sind. Butter hat übrigens eine neutrale Wirkung.

10. Gewürze

Speisen werden durch das Würzen schmackhafter und bekömmlicher. Gewürze sind intensiv im Geschmack und wirken meist anregend auf die Verdauung. Durch ihre extreme thermische Natur können sie beispielsweise sehr kalte Speisen ausgleichen und den Körper vor allem im Winter erwärmen. Gewürze, die meist selbst nicht nahrhaft sind, bewegen das Qi und erhöhen die Bekömmlichkeit von schwerverdaulichen Speisen, wodurch deren Nährwert erst verfügbar wird. Beispielsweise wird Sauerkraut traditionell mit Wacholderbeeren oder Kümmel hergestellt, Bohnen werden mit Bohnenkraut gekocht und Apfelmus wird mit Zimt gewürzt.

Viele Gewürze werden auch als Heilmittel verwendet, z.B. Ingwer bei Übelkeit, Lebensmittelvergiftung oder Reisekrankheit und Zimt bei Kältezuständen (etwa Rheuma). Diese Eigenschaften können beim Kochen mit berücksichtigt werden.

Würzen Sie Ihre Speisen jedoch nicht übermäßig, denn das führt zu Ungleichgewichtszuständen und Überreizung und letztlich sogar zu Bluthochdruck und anderen Krankheitsbildern.

11. Küchenkräuter

Küchenkräuter unterstützen – ähnlich wie Gewürze – die Verdauung und haben darüber hinaus auch eine medizinische Wirkung. Kräuter mit einer erwärmenden Natur stärken das Yang, während kühlende Kräuter das Yin tonisieren. Daher werden Kräuter verwendet, um die thermische Eigenschaft der Nahrungsmittel zusätzlich zu unterstützen oder sie abmildern.

12. Getränke

Ausreichend Flüssigkeit ist für unseren Stoffwechsel überaus wichtig. Trinkwasser befeuchtet, kühlt, entgiftet, gleicht bei Hitzeprozessen aus und wird Yin und dem Wasserelement zugeordnet. Als Warmblüter mit einem hohen Yang-Anteil verdampfen wir ständig Flüssigkeit. Ohne Flüssigkeitsersatz könnten wir nur wenige Tage leben, während wir ohne Nahrung viele Wochen auskämen. Zuviel Flüssigkeit ist wiederum auch nicht günstig, denn das schwächt die Nieren.

Welche Trinkmenge ist also gesund?

Das hängt von vielen Faktoren ab: zum einen von der Jahreszeit, denn im Sommer schwitzen wir und müssen mehr trinken, zum anderen vom Salzkonsum, denn salzreiches Essen macht durstig. Salz ist in vielen Nahrungsmitteln versteckt, wie etwa in Wurst, Konserven, Fast Food usw. Allgemein gilt, dass Menschen mit einer Hitzeproblematik (Yang-Überschuss oder Yin-Mangel) bewusst etwas mehr trinken sollten, als sie Durst verspüren, während Menschen mit Kälteproblematik und ständigem Frieren nur dann trinken sollten, wenn Sie wirklich Durst haben. Wer abwechslungsreich isst und auch frisches Obst, saftiges Gemüse und Salat auf dem Speiseplan hat, nimmt ohnehin viel Flüssigkeit mit der Nahrung auf.

Die Wirkung des Trinkwassers auf den Organismus hängt von seiner Beschaffenheit ab. Vorzuziehen ist Quellwasser mit frischer, vitaler Qualität. Leitungswasser enthält winzige Spuren von Stoffen, die sich auf den Körper nachteilig auswirken können. Hier gibt es die Möglichkeit, entsprechende Filter vorzuschalten. Mit Kohlensäure angereichertes Mineralwasser enthält mineralische Salze, ist sehr erfrischend und prickelnd und hat eine salzig-kalte Thermik, was im Hochsommer erwünscht sein mag, im Winter jedoch die Nieren zu sehr abkühlt.

Wird Trinkwasser einige Zeit aufgekocht, wirkt es anregend auf Stoffwechsel und Verdauung. Ob Sie es glauben oder nicht: Diese Zubereitung des „Tees ohne Teebeutel" beschert einen besseren Geschmack, als man vermuten würde. Außerdem ist aufgekochtes Wasser ein Getränk, das zu jeder Konstitution und Jahreszeit passt.

Kräuter und Heilpflanzen, die mit kochendem Wasser aufgebrüht werden, geben dem Getränk, jetzt Tee genannt, eine neue Geschmacksqualität und dadurch eine neue Wirktendenz. Das Wissen hierum wird in der Medizin wie auch zum Hausgebrauch angewandt. Die Prinzipien der gesundheitlichen Anwendung sind die gleichen, die in der chinesischen Medizin und Ernährungslehre erfolgreich zum Tragen kommen. Heilkräuter ergänzen die Wirkung der „Heilspeisen" (z. B. bei einer Getreidekur) in idealer Weise und können auch zum Kochen verwendet werden. Hier verfeinern sie die Speisen ähnlich wie Gewürze. Die Grenze zwischen Nahrungsmittel und Heilmittel ist ohnehin fließend.

Leider werden aus Unkenntnis Kräuter als sogenannte „Haustees" falsch angewandt. Bei diesen Mischungen sind einzelne oder auch 20 und mehr Kräuter beliebig zusammengemischt. Falls eine solche Teemischung auf die eigene Konstitution eine positive Wirkung entfaltet, hat man Glück gehabt ...

In der Praxis kommt es sehr häufig vor, dass Patienten mit einem Yang-Mangel-Syndrom, mit Kältegefühl, ständigem Frieren, Energiemangel, depressiven Gefühlen und evtl. Rückenschmerzen Unmengen Pfefferminz-, Kamillen-, Hibiskus- und andere abkühlende Tees trinken. Der zwar heiß getrunkene, thermisch jedoch abkühlend wirkende Tee führt auf lange Sicht zu einer Abkühlung des Organismus, eben zu einem Yang-Mangel-Syndrom. Diese Patienten erfahren nach der Umstellung von abkühlenden auf erwärmende Tees meist schon nach wenigen Tagen eine deutliche Besserung. Erwärmende Tees sind zum Beispiel Anis-, Fenchel-, Kümmel-, Ingwer-, Süßholz- oder Yogitee (Gewürztee).

Säfte haben ähnliche Wirkungen wie das Obst oder Gemüse, aus denen sie hergestellt werden. Meistens sind sie jedoch sehr befeuchtend und abkühlend. Deshalb sollten sie nur in Maßen getrunken und insbesondere bei Feuchtigkeits- oder Kälteproblematik gemieden werden (z.B. bei Übergewicht, Durchfall oder Übelkeit). Auch bei kleinen Kindern sollten Säfte sparsam verwendet werden.

Die meisten Speisen haben einen hohen Wasseranteil, insbesondere Suppen, Kraftbrühen oder Obst. Die Flüssigkeit wirkt in diesem Fall als Träger der gelösten Nahrungsmittel. Je mehr Wasser eine Speise enthält, desto befeuchtender wirkt sie.

Die beste Zeit zu trinken liegt zwischen den Mahlzeiten. Zum Essen sollte man nur wenig und erwärmend Wirkendes trinken, denn das unterstützt den Verdauungsprozess. Zuviel Flüssigkeit zu einer Mahlzeit verdünnt die Verdauungssäfte und verhindert die optimale Verwertung der Nahrung.

13. Genussmittel und Sonstiges

Alkoholische Getränke, Schwarztee, Kaffee, Rauchen und Süßigkeiten können das Leben „versüßen" und „beleben", sollten jedoch nur in kleinen Mengen genossen werden, denn sie haben einen starken anregenden Einfluss auf den Geist und führen daher leicht zu einer Übererregung oder zur Sucht.

B. Lebensmitteltabelle

Getreide

Name	Thermik	Geschmack	Wirkung
Amaranth	kühlend	süß, leicht bitter	stärkt Milz und Niere, entschleimt
Buchweizen	kühlend	süß, leicht bitter	stärkt die Milz, entschleimt; hilft bei Arteriosklerose
Buchweizen/ Kasha	leicht erwärmend	süß, leicht bitter	ist gerösteter Buchweizen; stärkt Herz, Kreislauf und Milz, entschleimt; hilft bei Arteriosklerose
Bulgur	kühlend	süß	stärkt die Mitte, ist leicht verdaulich
Dinkel	neutral bis kühlend	süß, leicht säuerlich (Holz)	tonisiert Leber, Herz, Milz und Säfte, hilft bei Schuppenflechte und Nachtschweiß
Gerste	kühlend	süß, leicht salzig	harmonisiert den Magen, wirkt feuchtigkeits- und hitzeausleitend, stärkt Blase; hilft bei Wasseransammlungen, Magenschleimhaut-, Blasen- und Lungenentzündung
Gerste/gekeimt	kühlend	süß	verdauungsfördernd bei Kohlenhydrate-Unverträglichkeit
Grünkern	erwärmend	süß, leicht säuerlich (Holz)	wirkt ausgleichend auf Leber und Galle, leitet Feuchtigkeit aus, wirkt gegen Hysterie
Hafer	wärmend	süß, leicht bitter	stärkt die Mitte, tonisiert Qi und Nerven; hilft bei Erschöpfung, Impotenz und Immunschwäche
Hirse	neutral bis kühlend	süß, leicht salzig	tonisiert Qi und Magen, entfeuchtet, stärkt Nieren und Knochen. alkalisiert den Organismus; kann bei Krebserkrankungen günstig sein
Mais	neutral	süß	wirkt auf Magen und Herz, beruhigt, regt Säfte an, tonisiert die Mitte
Reis/ allgemein	kühlend	süß	stärkt das Qi, harmonisiert die Mitte, leitet Feuchtigkeit und Feuchte-Hitze aus, reguliert Darm-

			flora; hilft bei Hautproblemen, Herpes, Ausfluss, Blasenentzündung; gut für Meditation
Reis/ Rundkorn	neutral bis kühlend	süß, aromatisch	tonisiert Qi, stärkt die Mitte
Reis/ Langkorn	neutral bis wärmend	süß	stärkt insbesondere das Lungen-Qi
Reis/Klebreis	wärmend	süß	tonisiert Qi, stärkt die Mitte
Reis/Vollkorn	neutral bis kühlend	süß, leicht bitter	stärkt Qi, wirkt aufbauend
Reis/Wildreis	kühlend	süß, bitter	tonisiert Blut, kühlt Hitze
Quinoa	neutral	süß, leicht bitter	tonisiert Blut und Qi
Roggen	neutral	süß, leicht bitter	stärkt und nährt Qi, wirkt auf Herz und Kreislauf, leitet Feuchtigkeit aus; wird bei Migräne angewendet
Weizen	kühlend	süß	erfrischt und befeuchtet Herz, Niere und Milz, beruhigt den Geist, tonisiert Qi, Blut und Yin; wird bei Unruhe, Schlafstörungen und Nachtschweiß angewendet
Weizenkleie	kühlend	süß	stärkt die Mitte, kühlt Hitze
Weizenkeimlinge	kühlend	süß, leicht scharf	baut Blut auf, beruhigt und kühlt Leberhitze
Weizenmehl	neutral bis kühl	süß	befeuchtet, tonisiert Yin

Hülsenfrüchte

Name	Thermik	Geschmack	Wirkung
Adzukibohnen	neutral	süß, sauer	tonisiert Milz, wirkt harntreibend, entgiftet; hilft bei Wasseransammlungen, Übergewicht, Hautproblemen
Erbsen, gelb	neutral	süß	tonisiert Milz und Magen, wirkt harntreibend, entgiftet; hilft bei Hautproblemen und Magenschleimhautreizung
Erbsen, grün	neutral bis leicht kühl	süß	tonisiert Milz und Magen, wirkt harntreibend, entgiftet; hilft bei Hautproblemen und Magenschleimhautreizung

Gemüsebohnen	neutral	süß	tonisiert Qi und Blut, entwässert, stärkt die Niere; hilft bei Übergewicht und Wasseransammlungen
Kichererbsen	neutral bis kühl	süß	stärkt Milz und Niere
Linsen	neutral	süß	tonisiert Qi, Blut und Jing, baut Substanz auf
Linsen, rot	neutral bis wärmend	süß	tonisiert Qi von Nieren und Herz
Mungbohnen	kühlend	süß	wirkt auf Herz und Magen kühlend und entgiftend, leitet Hitze aus, entfeuchtet; günstig bei Fieber, Wasseransammlungen, Durchfall, Vergiftungen, Verbrennungen, Hautproblemen
Mungbohnen-keimlinge	kalt	süß	wie Mungbohne, jedoch stärkere Hitze ausleitende und entgiftende Wirkung; günstig auch bei Alkoholismus
Saubohnen	neutral	süß	tonisiert Milz, entwässert; günstig bei Wasseransammlungen
Schwarze Bohnen	neutral	süß	tonisiert Milz und Nieren
Sojabohnen, gelb	leicht kühlend	süß	wirkt auf Milz, Magen und Dickdarm, leitet Hitze und Feuchtigkeit aus; günstig bei Durchfall, Unterernährung, Wasseransammlungen, Vergiftung
Sojabohnen, schwarz	neutral	süß	tonisiert Milz und Nieren, entfeuchtet; günstig bei Wasseransammlungen, Vergiftung, rheumatischen Beschwerden, Nieren- und Leber-Yin-Mangel, Unterernährung
Sojamilch	kühlend bis kalt	süß	leitet Hitze aus und befeuchtet; wirkt ähnlich wie Tofu, jedoch nicht so nährend
Sojaquark (Tofu)	kühlend	süß	leitet Hitze aus und befeuchtet, stärkt das Yin, entgiftet; günstig bei Abmagerung, Husten, Zuckerkrankheit
Sojasprossen	kühlend	süß	leitet feuchte Hitze aus; hilft bei Wasseransammlungen
Weiße Bohne	neutral bis kühl	süß	tonisiert Milz, entwässert

Nüsse, Kerne, Samen

Name	Thermik	Geschmack	Wirkung
Cashewnüsse	neutral bis kühlend	Süß, fett	stärkt Magen und Darm
Erdnüsse	neutral bis wärmend	süß, fett	befeuchtet Milz und Lungen; hilft bei trockenem Husten
Haselnüsse	neutral bis wärmend	süß, leicht bitter, fett	stärkt Milz und Nieren; hilft bei Abmagerung
Kastanie / Marone	wärmend	süß	stärkt Nieren- und Milz-Yang; günstig bei rheumatischen Beschwerden
Kokosnuß	Kühlend	süß	leitet Hitze und Wind aus; günstig bei Unterernährung
Kokosmilch	leicht erwärmend	süß	baut Säfte auf; besänftigt den Magen
Kürbiskerne	Neutral	süß, leicht bitter, fett	stärkt Nieren; treibt Würmer aus; günstig bei Prostatabeschwerden
Leinsamen	Kühlend	süß, fad	befeuchtet Dickdarm; günstig bei Verstopfung
Mandeln	Neutral	süß, leicht bitter, fett	stärkt und befeuchtet Lunge und Dickdarm; wird bei trockenem Husten oder Verstopfung gegeben
Paranüsse	Neutral	süß, leicht bitter, fett	befeuchtet Milz und Lunge
Pekannüsse	Neutral	süß, leicht bitter, fett	befeuchtet Milz und Lunge
Pinienkerne	erwärmend	süß, fett	befeuchtet Lunge und Dickdarm, baut Blut und Yin auf, bindet Wind; hilft bei trockenem Husten, Verstopfung, rheumatischen Beschwerden
Pistazien	erwärmend	süß, leicht bitter	befeuchtet Lungen und Haut, baut Blut und Yin auf, bindet Wind; hilft bei trockenem Husten, Verstopfung, rheumatischen Beschwerden
Sesam, schwarz	Neutral	süß, fett	stärkt Leber und Nieren, Yin und Jing, kräftigt alle Organe, befeuchtet, weicht Stuhl auf; hilft bei Rückenschmerzen, frühzeitigem Ergrauen der Haare, Schwindel,

			Ohrensausen, rheumatischen Beschwerden vermindertem Milchfluss, Verstopfung
Sesam, weiß	Kühlend	süß, fett	ähnlich wie schwarzer Sesam, wirkt jedoch nicht so ausgeprägt auf das Jing
Sonnenblumenkerne	neutral, kühl	süß, fett	wirken auf Lunge, Niere, Leber und Galle, nähren das Yin, befeuchten, senken den Blutdruck und den Cholesterinspiegel; helfen bei Verstopfung
Walnüsse	wärmend	süß, bitter, fett	stärken Nieren und Lungen, kräftigen den Rücken; helfen bei Asthma, Husten, Nierensteinen, Impotenz, chronischen Rückenschmerzen, Erschöpfungszuständen, Verstopfung

Gemüse

Name	**Thermik**	**Geschmack**	**Wirkung**
Algen	Kalt	salzig, fad	lösen Verhärtungen und Schleimansammlungen, kühlen; helfen bei Lymphstauungen im oberen Körperbereich, Husten, Wasseransammlungen, Übergewicht
Artischocke	kühlend bis kalt	bitter, leicht süß	leitet feuchte Hitze aus, wirkt auf Leber, Galle, Blase und Magen, löst Qi-Blockade im Mittleren Erwärmer; hilft bei Leberentzündung
Aubergine	kühlend	süß, leicht bitter	wirkt auf Milz, Magen und Dickdarm, befeuchtet, kühlt Hitze; hilft bei blutenden Hämorrhoiden und bei Verstopfung
Avocado	kühlend	süß, fett	nährt Blut und Yin, führt ab; hilft bei Verstopfung
Bambus sprosse	kalt	süß, leicht bitter	kühlt Hitze, senkt Qi ab, entwässert, entschleimt, entgiftet; hilft bei Arteriosklerose, Husten, Magenreizung, Verstopfung

Blattsalat	kühlend	bitter, süß	kühlt Hitze, wirkt harntreibend; günstig bei Hitzekonstitution
Blumenkohl	neutral bis kühl	süß, leicht bitter	kühlt Lungen- und Magenhitze
Broccoli	kühlend	süß, leicht bitter	kühlt Leber und Blut
Champignon	kühlend	süß und fad	kühlt Blut und Hitze, wirkt harntreibend, beruhigt den Geist, senkt Leber-Yang ab; hilft bei hohem Blutdruck und erhöhtem Cholesterinspiegel
Chicoree	kühlend	bitter, süß	kühlt Leberhitze, senkt Yang ab
Chinakohl	neutral bis kühl	süß	kühlt Hitze, wirkt harntreibend, befeuchtend; hilft bei Magenbeschwerden, Fieber, Husten
Fenchel	wärmend	süß, scharf	reguliert Qi, harmonisiert die Mitte, wirkt schmerzstillend; hilft bei Brechreiz, Gelenkschmerzen, Appetitlosigkeit
Frühlingszwiebel	erwärmend	scharf	wirkt schweißtreibend, öffnet Lunge und Magen, wärmt die Mitte, bewegt Qi; hilft bei Erkältungen, Schüttelfrost, Kopfschmerzen, Wurmbefall
Feldsalat	kühlend bis neutral	süß, bitter	ist am wenigsten kühlend unter den Blattsalatsorten
Gurke	kalt	süß, leicht bitter	kühlt Hitze, wirkt harntreibend, entgiftet; hilft bei Fieber
Kartoffel	neutral bis kühlend	süß	stärkt Milz, Magen und Nieren, entfeuchtet, entgiftet; hilft bei Magenschmerzen, Sodbrennen, Verbrennung
Knoblauch	erwärmend bis heiß	scharf, leicht salzig, leicht süß	bewegt das Qi, fördert die Durchblutung, treibt Schleimkälte aus; hilft bei Erkältungskrankheiten, Husten, Arteriosklerose, Bluthochdruck, Wurmbefall – Nicht anwenden bei Gallenproblematik und Augenleiden!
Kohl, weiß	neutral bis wärmend	süß, scharf	Milz und Magen regulierend, stärkt die Niere; hilft bei Magen- und Zwölffingerdarmgeschwüren

Kohl, rot	neutral bis wärmend	süß, scharf	ähnlich wie Weißkohl, wirkt zusätzlich blutreinigend
Kohlrabi	neutral	scharf, süß	tonisiert und reguliert Leber, Galle und Nieren
Kopfsalat	kühlend bis kalt	süß, leicht bitter	kühlt Hitze, wirkt harntreibend; günstig bei Hitzekonstitution
Krautstiele	kühlend	süß, bitter	kühlt Lungenhitze; hilft bei Lungenentzündung.
Kresse	kühlend	scharf, leicht bitter	reinigt das Blut, bewegt das Qi, entfeuchtet; hilft bei Neurodermitis; blähungstreibend
Kürbis	neutral bis wärmend	süß	nährt die Mitte, stärkt das Qi, wirkt entfeuchtend;hilft bei Asthma und Würmern
Lauch	wärmend	scharf, süß	bewegt Qi und Blut, wärmt die Mitte und die Nieren; günstig bei Rückenschmerzen, Impotenz, Nasenbluten, Appetitlosigkeit
Lotuswurzel	kühlend	süß	Milz und Magen stärkend, stillt Blutungen, baut Blut auf
Möhre	erwärmend bis neutral	süß	nährt den Mittleren Erwärmer, baut Blut auf, wirkt auf das Magen- und Nieren-Yin; günstig bei Verdauungsschwäche, chronischem Durchfall, Husten, Nachtblindheit
Paprika, Gemüse	kühlend	süß, leicht scharf, bitter	befeuchtet, bewegt Qi
Pastinake	kühlend	süß, bitter, scharf	reguliert Magen, Darm und Lunge
Radieschen	kühlend	scharf, leicht süß	löst Bluthitze und Blutstagnation, entschleimt; hilft bei Völlegefühl, Übelkeit, Kopfschmerzen
Rettich	neutral bis kühl	scharf, leicht süß	entschleimt Lungen und Magen, entfeuchtet, entgiftet, kühlt das Blut; hilft bei Husten mit zähem Schleim
Rote Bete	kühlend	süß, leicht bitter	reguliert Milz und Magen
Rucola	neutral bis kühlend	scharf, bitter	wirkt appetitanregend
Salate (Blatt-)	kühlend bis kalt	süß, leicht bitter	kühlen Hitze, wirken harntreibend; günstig bei Hitzekonstitution

Sauerkraut	kühlend	sauer	leitet Hitze aus Magen und Darm
Schwarz wurzel	kühlend	süß, leicht bitter	wirkt auf Lunge und Niere, ist blutreinigend und kühlend
Sellerie	kühlend	süß, leicht bitter leicht scharf	kühlt Leber- und Magenhitze, stillt Blutungen, entfeuchtet; hilft bei hohem Blutdruck, Kopfschmerzen, Schwindel, Magengeschwüren
Shiitake-Pilze	neutral	süß	stärkt Milz und Magen; günstig zur Rekonvaleszenz
Spargel	kühlend bis kalt	süß, bitter	tonisiert Lungen- und Nieren-Yin und befeuchtet, wirkt reinigend, harntreibend; hilft bei Husten und zur Hautreinigung
Spinat	kühlend	süß, leicht bitter	kühlt und baut Leber und Blut auf; hilft bei trockener Haut, Neurodermitis und Diabetes
Süßkartoffel	neutral	süß	stärkt Milz und Magen, wirkt entfeuchtend; hilft bei Verstopfung
Tomate	kühlend bis kalt	süß, sauer	stützt Magen und Leber, befeuchtet, kühlt; hilft bei verschwommenem Sehen, Bluthochdruck, Fieber
Topinambur	neutral	süß	stärkt Milz und Lunge
Zucchini	kühlend	süß, bitter	kühlt und befeuchtet Magen- und Leberhitze
Zwiebel	erwärmend	scharf, süß	bewegt Qi und Blut, öffnet den Magen, wandelt Feuchtigkeit und Schleim um, wärmt die Niere; hilft bei Erkältung, Kopfschmerzen, Bauchschmerzen, Verstopfung, Würmern

Früchte, Beeren

Name	Thermik	Geschmack	Wirkung
Ananas	kühlend bis neutral	süß, sauer	aktiviert die Verdauung, entwässert; hilft bei Übergewicht, Fieber, Übelkeit, Wasseransammlungen

Apfel	kühlend	süß, leicht sauer	befeuchtet Lunge, erfrischt Leber, wirkt appetitanregend;hilft bei Kopfschmerzen und – getrocknet – bei Durchfall
Aprikose	wärmend bis neutral	süß, sauer	stärkt die Mitte, befeuchtet, tonisiert Lunge; hilft bei Husten
Banane	kalt	süß	tonisiert Yin, befeuchtet Dickdarm, beruhigt; hilft bei Verstopfung, Hämorrhoiden, Fieber, Magenreizung
Berberitze	kühlend bis kalt	sauer, zusammenziehend	wirkt entzündungshemmend
Birne	kühlend	süß, leicht sauer	kühlt Lungen- und Magenhitze, befeuchtet, verdünnt Schleim, erfrischt das Herz; hilft bei Husten, Keuchhusten, Verstopfung
Brombeere	kühlend	süß, sauer, zusammenziehend	bildet Säfte und Blut, stärkt Leber- und Nieren-Yin
Dattel	neutral	süß	tonisiert Blut und Säfte, beruhigt das Herz; hilft bei Schlafstörungen
Eberesche	kühlend	sauer, zusammenziehend	wirkt darmreinigend
Erdbeere	leicht kühlend	süß, sauer, zusammenziehend	bildet Säfte und Blut, wirkt blutbewegend, wirkt auf Leber und Niere; hilft bei Polyurie, Impotenz
Feige, frisch	neutral bis wärmend	süß	stärkt die Mitte, befeuchtet die Lunge, ist milchbildend, reinigend; hilft bei Verstopfung, Hämorrhoiden, Husten
Granatapfel	wärmend bis neutral	süß, sauer, zusammenziehend	wirkt mit Schale (zusammenziehend) Durchfall entgegen
Grapefruit	kühlend bis kalt	süß, sauer	stillt den Durst, senkt Qi ab und entstaut, kühlt; hilft bei hohem Blutdruck, Übelkeit und Husten
Hagebutte	kühlend bis neutral	sauer, leicht bitter, süß	reguliert den Magen, wirkt zusammenziehend, blutreinigend, stärkt die Niere; hilft bei Appetitlosigkeit
Heidelbeere	kühlend	süß, sauer, zusammenziehend	bildet Säfte, hemmt –getrocknet– Durchfall; hilft bei Sehstörungen
Himbeere	neutral bis leicht kühlend	süß, sauer, zusammenziehend	stärkt Leber, festigt Niere, entwässert; hilft bei Sehstörungen, Polyurie, Impotenz

Holunderbeere	kühlend bis neutral	bitter, süß	stärkt Leber- und Nieren-Yin, wirkt darmreinigend
Johannisbeere	kühlend	süß, sauer, zusammenziehend	stärkt Leber- und Nieren-Yin, bildet Säfte und Blut
Kaki	kalt	süß, zusammenziehend	wirkt auf Herz, Lunge und Dickdarm, kühlt Lungenhitze; hilft bei Husten, Schilddrüsenüberfunktion, Alkoholvergiftung, Durchfall
Karambole	kalt	süß, sauer	kühlt Hitze; hilft bei Husten
Kirsche, süß	wärmend	süß, aromatisch	wirkt auf Milz, Herz und Niere, festigt, nährt und bewegt Blut; hilft bei Appetitmangel, rheumatischen Beschwerden, Gicht, Rückenschmerzen
Kirsche, sauer	kühlend	sauer und süß; zusammenziehend	wirkt ähnlich wie die Süßkirsche, jedoch etwas kühlender und befeuchtender
Kiwi	kalt	süß, sauer	kühlt Hitze, befeuchtet
Kumquat	wärmend	süß, scharf, sauer	reguliert Qi, entstaut, wirkt schleimlösend; hilft bei Husten
Litschi	wärmend	süß, sauer	tonisiert Blut und Qi, befeuchtet
Mandarine	kühlend	süß, sauer	tonisiert Säfte, befeuchtet Lunge, öffnet Magen
Mandarinen schale	erwärmend	bitter, scharf/ aromatisch	reguliert Qi, entschleimt; hilft bei Verdauungsbeschwerden, Husten, Knoten in der Brust
Mango	kühlend	süß, sauer	bildet Säfte und Blut; hilft bei trockenem Husten
Melone	kühlend	süß	kühlt Hitze, befeuchtet Lunge, entgiftet; hilft bei entzündlichen Prozessen der Lunge und des Darms
Mirabelle	kühlend	süß, sauer	kühlt Hitze
Orange	kühlend bis kalt	süß, sauer	befeuchtet Lunge, senkt Qi ab, öffnet Magen; hilft bei Verdauungsbeschwerden und Husten
Orangenschale	erwärmend	bitter, scharf/ aromatisch	reguliert Qi, entschleimt; hilft bei Magenbeschwerden, Husten, Kropf
Papaya	neutral	süß, leicht bitter	reguliert Magen-Qi; hilft bei Magenschmerzen, Verstopfung, Würmern, rheumatischen Beschwerden

Pfirsich	erwärmend	süß, sauer	bewegt und baut Blut auf, befeuchtet; hilft bei Husten, Magenbeschwerden, Verstopfung,
Pflaume	neutral bis kühlend	süß, sauer, zusammenziehend	kühlt Leberhitze, wirkt aufweichend, bewegt Blut; hilft bei Verstopfung und Zuckerkrankheit
Preiselbeere	kühlend bis neutral	süß, sauer, zusammenziehend	wirkt appetitsteigernd
Quitte	neutral	zuammenziehend,	leicht bitter tonisiert und reinigt Darm, befestigt die Niere
Rhabarber	kalt	sauer, zuammenziehend	wirkt darmreinigend, abführend; hilft bei Verstopfung
Rhabarberwurzel	kalt	bitter	leitet Hitze und Feuchte-Hitze aus, wirkt abführend, blutreinigend; hilft bei Verstopfung, Gelbsucht, Hautproblemen
Sanddorn	kühlend bis neutral	süß, sauer	stärkt Lunge und Immunsystem
Schlehe	kühlend	sauer, zusammenziehend	wirkt blutreinigend, harntreibend, stärkt die Nieren
Stachelbeere	kühlend	süß, sauer	kühlt Hitze
Traube, frisch (Weintraube)	neutral bis wärmend	süß, etwas sauer	tonisiert Leber, Niere, Blut und Qi, befeuchtet, stärkt Muskeln, Sehnen und Knochen, wirkt harntreibend, immunstärkend; hilft bei Husten, Herzklopfen, rheumatischen Beschwerden, Wasseransammlungen
Traube, getrocknet (Rosine)	wärmend	süß	wirkt ähnlich wie die frische Traube, jedoch nicht so befeuchtend
Wassermelone	kalt	süß	klärt Hitze und Feuchte-Hitze, ist harntreibend; hilft bei Blasenentzündung, Aphthen im Mund, Halsschmerzen
Weißdornfrüchte	neutral bis kühlend	sauer, zusammenziehend, leicht süß	bewahrt die Säfte, reguliert Herz-Qi, fördert Fleisch- und Fettverdauung; hilft bei Herzschwäche, Bluthochdruck, zu hohen Cholesterinwerten, Verdauungsbeschwerden
Zitrone	kalt	sehr sauer, zusammenziehend	kühlt, leitet Hitze aus, befeuchtet Lunge, entschleimt; hilft bei Husten, Übelkeit, Appetitlosigkeit

Zitronenschale	neutral bis warm	sehr bitter, aromatisch	entstaut die Leber, trocknet Kälteschleim, wirkt verdauungsfördernd

Fische, Meeresfrüchte

Name	Thermik	Geschmack	Wirkung
Aal	erwärmend bis neutral	süß, fett	wärmt die Niere, wirkt harntreibend; hilft bei Wasseransammlungen, Rheuma
Auster	neutral bis kühlend	salzig, süß	tonisiert Leber, Nieren, Blut und Yin; Austernschale hilft bei Schlafstörungen und Nervosität
Barsch	erwärmend	süß, leicht salzig	tonisiert Qi und Blut
Forelle	neutral bis erwärmend	süß	tonisiert Qi und Blut, reguliert Qi, harmonisiert Mittleren Erwärmer
Garnele	erwärmend	süß, leicht salzig	tonisiert Nieren-Qi und Yang – Vorsicht bei Hautproblemen!
Haifisch	Neutral	süß, leicht salzig	tonisiert Qi, Blut und Yin; hilft bei Schwellungen
Hering	neutral bis kühlend	süß, leicht salzig	tonisiert Qi und Blut; hilft bei Erschöpfung und Verdauungsschwäche
Hummer	erwärmend	süß, leicht salzig	tonisiert Nieren-Qi und Yang – Vorsicht bei Hautproblemen!
Karpfen	neutral	süß, leicht salzig	tonisiert Qi und Blut, wirkt milchbildend, entfeuchtend
Kaviar	kalt	salzig	tonisiert Nieren-Yin
Krabbe	kalt	süß, leicht salzig	tonisiert Yin, kühlt Hitze, bildet Knochen
Krebs (Süßwasser)	kalt	süß, salzig	tonisiert Leber- und Nieren-Yin – Vorsicht bei Hautproblemen!
Lachs	erwärmend	süß, leicht salzig, fett	tonisiert Qi, Blut und Yang
Languste	erwärmend	süß, leicht salzig	tonisiert Nieren-Qi und Yang – Vorsicht bei Hautproblemen!
Meeresschnecke	neutral	süß, salzig	tonisiert Leber- und Nieren-Yin
Miesmuschel	erwärmend	salzig	tonisiert Leber- und Nieren-Yang

Sardine	neutral	süß, leicht salzig	tonisiert Qi, Blut und Säfte, stärkt Sehnen und Knochen
Thunfisch	neutral bis erwärmend	süß, leicht salzig	tonisiert Qi und Blut, entfeuchtet; hilft bei rheumatischen Beschwerden
Tintenfisch	neutral bis kühlend	süß, salzig	tonisiert Qi, Blut und Yin

Fleisch

Name	**Thermik**	**Geschmack**	**Wirkung**
Ente	neutral bis kühlend	süß, leicht salzig	tonisiert Qi, Blut und Yin, entfeuchtet; hilft bei Wasseransammlungen und Husten, nährt Magen
Fasan	erwärmend	süß, leicht sauer	tonisiert die Mitte
Gans	neutral	süß	tonisiert die Mitte; hilft bei Appetitlosigkeit, Schwäche, Zuckerkrankheit
Kalb	neutral	süß	tonisiert die Mitte; wirkt ähnlich wie Rindfleisch, ist jedoch leichter verdaulich
Hammel	wärmend bis heiß	süß, leicht bitter	wärmt Milz- und Nieren-Yang; hilft bei Kälteempfindlichkeit, Impotenz, Rückenschmerzen
Hase (wild)	neutral bis kühlend	süß	tonisiert die Mitte, erfrischt die Leber
Hirsch	erwärmend	süß	tonisiert Qi, Blut, Jing und Yang
Huhn	erwärmend	süß	tonisiert Qi, Blut, Jing, Milz, Magen und Niere, wirkt sehr aufbauend und hilft bei Schwäche, nach Geburten, bei Blutarmut, Herzklopfen, Sehnenscheidenentzündung, Augenproblemen
Hühnerleber	erwärmend	süß	baut Blut auf, verbessert die Sehkraft
Hühnerei	neutral	süß	tonisiert Blut, Yin und Jing
Kaninchen	neutral bis kühlend	süß	kühlt Blut und Leber, stärkt Milz-Qi
Lamm	wärmend bis heiß	süß, leicht bitter	wärmt Milz- und Nieren-Yang; hilft bei Kälteempfindlichkeit, Impotenz, Rückenschmerzen

Lammniere	erwärmend bis heiß	süß, leicht bitter	wirkt wie Lammfleisch, jedoch noch aufbauender auf die Niere
Reh	neutral bis erwärmend	süß	tonisiert Qi und Blut
Rind	neutral bis erwärmend	süß	stärkt Qi, Blut, die Mitte, Sehnen und Knochen, entfeuchtet
Rinderleber	neutral	süß	baut Blut auf, verbessert die Sehkraft
Schwein	kühlend bis neutral	süß, fett, etwas salzig	stärkt Blut, Yin und die Niere, wirkt sehr befeuchtend
Schweineleber	neutral	süß	baut Blut auf, verbessert die Sehkraft
Truthahn	erwärmend	süß	tonisiert Qi und Yang
Wachtel	neutral	süß	tonisiert Qi der Mitte
Wildschwein	neutral bis erwärmend	süß	tonisiert Qi und Yang, kräftigt alle Organe
Ziege	erwärmend	süß, bitter	tonisiert Milz- und Nieren-Yang

Milchprodukte

Name	**Thermik**	**Geschmack**	**Wirkung**
Butter	neutral bis kühl	süß, fett	tonisiert Qi, Blut, Yin und Jing, befeuchtet; hilft bei Verstopfung, Zuckerkrankheit, trockener Haut
Buttermilch	kühlend	süß	befeuchtet, kühlt Hitze
Frischkäse	kühlend	süß	wirkt sehr befeuchtend, kühlt Hitze, stärkt alle Organe
Ghee	neutral	süß, fett	wirkt ähnlich wie Butter, jedoch etwas weniger befeuchtend
Joghurt	kühlend bis kalt	süß, sauer	ist sehr befeuchtend, tonisiert Yin, kühlt den Darm; hilft bei Verstopfung, trockener Haut, Juckreiz
Käse aus Kuhmilch	neutral bis wärmend	scharf, salzig, mäßig süß	wirkt sehr befeuchtend, erwärmend; hilft bei Verstopfung, trockener Haut, Juckreiz
Käse aus Schafsmilch	wärmend	scharf, salzig, mäßig süß	wie Käse aus Kuhmilch, jedoch nicht so verschleimend
Käse aus Ziegenmilch	wärmend	scharf, salzig, mäßig süß	wie Käse aus Kuhmilch, jedoch nicht so verschleimend

Milch von der Kuh	neutral bis kühlend	süß	befeuchtet Lunge und Magen, tonisiert Yin und Jing; hilft bei Schwindel, Schwäche, Schlafstörungen, trockener Haut, Magenübersäuerung, Verstopfung – Im Übermaß verschleimt Milch!
Milch von dem Schaf	neutral bis wärmend	süß	wirkt ähnlich wie Kuhmilch, jedoch erwärmend und nicht so schleimbildend; wird daher oft eher vertragen
Milch von der Ziege	neutral bis wärmend	süß	wirkt ähnlich wie Schafsmilch, wärmt zusätzlich Herz
Quark	kühlend bis kalt	süß, leicht sauer	ist sehr befeuchtend; hilft bei hohem Fieber
Rahm (süße Sahne)	neutral	süß, fett	tonisiert Qi, Blut, Yin und Jing, befeuchtet; hilft bei Verstopfung, Zuckerkrankheit, trockener Haut
Sauerrahm	neutral bis kühl	sauer süß	wirkt ähnlich wie Sahne, jedoch noch befeuchtender

Öle/Fette

Name	Thermik	Geschmack	Wirkung
Erdnussöl	neutral	süß, fett	befeuchtet Magen, Lunge und Dickdarm
Erdnussbutter	neutral	süß, fett	befeuchtet Magen, Lunge und Dickdarm
Kokosfett	kühlend	süß, fett	befeuchtet
Kürbiskernöl	wärmend	süß, fett	befeuchtet
Leinöl	kühlend	süß, fett	befeuchtet
Margarine	neutral	süß, fett	befeuchtet; Butter ist im Allgemeinen vorzuziehen
Olivenöl	kühlend	süß, fett	tonisiert Qi, wirkt befeuchtend, entzündungshemmend; hilft bei Bluthochdruck und Arteriosklerose
Rapsöl	wärmend	süß, fett, scharf	befeuchtet, führt ab, vertreibt Wind; hilft gegen Würmer; äußerlich bei Verbrennungen, Hämorrhoiden
Schweine schmalz	neutral bis kühlend	süß, fett	befeuchtet; hilft bei Husten, Verstopfung und trockener Haut

Sesamöl	neutral bis kühlend	süß, fett	tonisiert Nieren und Leber, befeuchtet Haut und Darm, stärkt Sehnen und Knochen; hilft bei rheumatischen Beschwerden
Sojaöl	neutral bis wärmend	süß, fett	befeuchtet, führt ab; hilft bei Bluthochdruck und Arteriosklerose
Sonnenblumenkernöl	neutral bis kühlend	süß, fett	tonisiert Nieren-Jing und Leber, befeuchtet; hilft bei Bluthochdruck und Arteriosklerose
Walnussöl	wärmend	süß, fett	tonisiert Nieren-Yang; hilft bei Rückenschmerzen und Impotenz
Weizenkeimöl	kühlend	süß, fett	tonisiert Nieren-Jing

Küchenkräuter

Name	Thermik	Geschmack	Wirkung
Alfalfa	neutral bis kühlend	bitter, salzig, leicht zusammenziehend	tonisiert und reinigt Blut, kühlt bei Hitze; hilft bei Fieber
Bärlauch	erwärmend	scharf	öffnet Lunge und Magen, wärmt die Mitte, bewegt Qi und Blut, entgiftet, leitet Schleim aus; hilft bei Erkältungen, Kopfschmerzen
Basilikum	erwärmend	scharf, bitter, leicht süß	regt Verdauung an, löst Schleim
Bitterorangen schale	neutral bis kühlend	bitter, leicht scharf, leicht süß	regt Verdauung an, löst Schleim, entfernt Feuchtigkeit, reguliert Qi; hilft bei Blähungen
Bohnenkraut	erwärmend	scharf, bitter, leicht süß	regt Verdauung an, löst Schleim; hilft bei der Verdauung von Hülsenfrüchten
Borretsch	kühlend bis kalt	bitter, leicht süß, salzig	befeuchtet, wirkt entzündungshemmend
Brunnenkresse (Kresse)	kühlend	scharf, leicht bitter	reinigt Blut, bewegt Qi, entfeuchtet, regt Verdauung an, wirkt blähungstreibend; hilft bei Neurodermitis
Dill	erwärmend	scharf, leicht bitter	wärmt und stärkt Magen, Milz und Niere, wirkt appetitanregend, fördert die Durchblutung

Estragon	erwärmend	bitter, leicht scharf	wirkt verdauungsfördernd
Fenchelsame	heiß	leicht scharf, süß	wärmt Niere und Leber, regt Verdauung an, reguliert Qi; hilft bei Übelkeit, Blähungen, Bauchschmerzen, Leistenbruch, wandernden Gelenkschmerzen
Frühlingszwiebel	erwärmend	scharf	wirkt schweißtreibend, öffnet Lunge und Magen, wärmt die Mitte, bewegt Qi; hilft bei Erkältungen, Kopfschmerzen, Schüttelfrost, Wurmbefall
Kerbel	kühlend bis neutral	bitter, leicht süß	kühlt Bluthitze
Knoblauch	erwärmend bis heiß	scharf, leicht salzig	treibt Schleimkälte aus, bewegt Qi, wirkt durchblutungsfördernd und entgiftend; hilft bei Erkältungskrankheiten, Husten, Arteriosklerose, Bluthochdruck, Bauchschmerzen, Wurmbefall – Nicht anwenden bei Gallenproblematik und Augenleiden!
Kuzu (Wildpfeilwurzelmehl)	kalt	fad	harmonisiert den Verdauungstrakt, tonisiert das Qi, vertreibt Wind, hilft bei Dickdarmproblematik
Leinsamen	erwärmend	süß, fad	weicht Stuhl auf; hilft bei Verstopfung
Lorbeerblatt	erwärmend	scharf, bitter, süß	fördert die Verdauung, stärkt Magen und Lunge
Liebstöckel	kühlend	bitter, scharf, aromatisch	regt die Verdauung an
Löwenzahn	kühlend bis kalt	bitter, süß	kühlt Leberhitze, entwässert, entgiftet, klärt die Sicht; hilft bei entzündlichen und eitrigen Prozessen, z. B. Pickeln, Brustentzündung, Leberentzündung
Majoran	neutral bis erwärmend	bitter, scharf, zusammenziehend	harmonisiert die Verdauung, beruhigt
Meerrettich	erwärmend bis erhitzend	sehr scharf	tonisiert Yang, befreit die Lunge und die Nase; hilft bei Erkältungskrankheiten

Oregano	neutral	bitter, leicht scharf	regt die Verdauung an, entstaut Leber
Petersilie	erwärmend	leicht scharf, bitter, zusammenziehend	wärmt und befestigt die Nieren, wirkt blähungstreibend und harntreibend; hilft bei Blasenentzündung
Petersilienwurzel	neutral	süß, fade, leicht scharf	wirkt blähungstreibend, harntreibend
Portulak	kühlend	süß, bitter	reinigt das Blut
Rosmarin	erwärmend	bitter, scharf, leicht zusammenziehend, aromatisch	regt Verdauung an, wirkt krampflösend, durchblutungsfördernd; hilft bei niedrigem Blutdruck, Kopfschmerzen
Salbei	kühlend	bitter, scharf, leicht zusammenziehend, aromatisch	stärkt Lunge, tonisiert Yin, wirkt schweißhemmend; hilft bei Halsschmerzen und Nachtschweiß
Sauerampfer	kühlend	sauer	wirkt harntreibend, kühlt Hitze
Sauerklee	kühlend	sauer	kühlt Bluthitze
Schnittlauch	erwärmend	scharf, leicht bitter	stärkt und wärmt Magen, Milz und Niere, regt die Verdauung an, fördert die Durchblutung, wirkt schweißtreibend; hilft bei Erkältungskrankheiten
Thymian	erwärmend	bitter, scharf, aromatisch	wirkt auf Lunge trocknend und entschleimend; hilft bei Husten
Wacholderbeere	erwärmend	leicht scharf, bitter, zusammenziehend	wirkt blähungs- und harntreibend
Ysop	neutral bis warm	leicht scharf, bitter	regt Verdauung an, entschleimt
Zitronenschale	neutral bis warm	bitter, leicht scharf, aromatisch	entstaut die Leber, trocknet Kälteschleim, wirkt verdauungsfördernd
Zwiebel	erwärmend	scharf, süß	bewegt Qi und Blut, öffnet den Magen, wandelt Feuchtigkeit und Schleim um, wärmt die Niere; hilft bei Erkältung, Kopfschmerzen, Bauchschmerzen, Verstopfung

Gewürze

Name	Thermik	Geschmack	Wirkung
Algen	kalt	salzig, fad	kühlen Hitze, entgiften, helfen bei geschwollenen Lymphknoten, Husten und Kropf
Anissamen	erwärmend	scharf, süß	wärmt die Niere, fördert die Verdauung, wirkt entschleimend, hilft bei Husten und Blähungen, Übelkeit, Bauchschmerzen, Wasseransammlungen, Leistenbruch
Cayenne-pfeffer	heiß	sehr scharf	vertreibt Kälte, regt die Verdauung an, hilft bei Rheuma
Chili	heiß	scharf	vertreibt Kälte, regt die Verdauung an
Curry	heiß	scharf, bitter	regt die Verdauung an
Essig	erwärmend	sauer	fördert die Durchblutung, regt die Magensaftbildung an
Fenchelsamen	heiß	scharf, süß, aromatisch	wärmt Niere und Leber, regt Verdauung an, reguliert Qi, hilft bei Übelkeit, Blähungen, Bauchschmerzen, Leistenbruch, wandernden Gelenkschmerzen
Honig	neutral	süß	tonisiert die Mitte, befeuchtet Lunge und Dickdarm, wirkt entgiftend, hilft bei Husten und Bauchschmerzen, ist positiv für ältere Personen; ähnliche Gefahren wie Zucker
Ingwer, frisch	warm	scharf, leicht süß	wirkt auf Magen und Lunge, regt die Verdauung an, transformiert Schleim, hilft bei Übelkeit, Erkältung, Husten, Bauchschmerzen, Lebensmittelvergiftung
Ingwer, getrocknet	heiß	scharf	wärmt Niere, Milz, Magen, Lunge und Herz, hilft bei Impotenz, Kälteempfindlichkeit, Rheuma
Kardamom	erwärmend	scharf, leicht süß und bitter, aromatisch	wirkt entfeuchtend, blähungstreibend, regt die Verdauung an, macht Kaffee magenfreundlich, hilft bei Übelkeit, Blähungen

Koriander	erwärmend	bitter, scharf, leicht süß	stärkt die Mitte, fördert die Verdauung von Fett, Fleisch und Fisch, wirkt blähungstreibend
Kurkuma (Gelbwurz, rhiz.)	wärmend	bitter, scharf	entstaut Leber und Galle, bewegt Qi und Blut, wirkt gegen Blutungen und Krebserkrankungen
Kümmel	erwärmend	scharf, süß	bewegt Qi, vertreibt Wind, wirkt blähungstreibend
Kumin (Kreuzkümmel)	erwärmend	scharf, süß, bitter	bewegt Qi, vertreibt Wind, wirkt blähungstreibend, hilft bei der Fettverdauung
Melasse	erwärmend	süß, etwas bitter	tonisiert die Mitte, befeuchtet die Lunge, wirkt entgiftend, hilft bei Husten und Bauchschmerzen
Miso	kühlend bis neutral	salzig, sauer	unterstützt Kohlenhydratverdauung, regeneriert die Darmflora
Muskatnuss	erwärmend	scharf, zusammenziehend	wärmt die Mitte, entfeuchtet, bei Durchfall leicht toxisch
Nelke	erwärmend bis heiß	scharf	wärmt die Niere und die Mitte, hilft bei Schluckauf, Zahnschmerzen
Paprika, mild	erwärmend	bitter, leicht süß	regt die Verdauung an
Pfeffer, grün	erwärmend	scharf	tonisiert Yang, vertreibt Kälte, bewegt das Qi, regt die Verdauung an, hilft gegen Würmer – Vorsicht bei Hitze und Augenerkrankungen!
Pfeffer, weiß	heiß	sehr scharf	wirkt wie grüner Pfeffer, jedoch noch erwärmender
Pfeffer, schwarz	heiß	sehr scharf	wirkt wie grüner Pfeffer, jedoch noch erwärmender
Rosenpaprika	erwärmend	bitter, scharf	regt die Verdauung an, entfeuchtet
Safran	neutral bis wärmend	süß, bitter, scharf	reguliert Leber und Milz, beruhigt das Herz, fördert die Durchblutung – Nicht in der Schwangerschaft nehmen!
Salz	kalt bzw. neutral	salzig	wirkt abführend, austrocknend, absenkend, aufweichend
Senfsamen	erwärmend	scharf	wirkt entschleimend auf die Lunge, hilft bei der Fettverdauung
Senf	heiß	scharf, bitter	wirkt entschleimend auf die Lunge, hilft bei der Fettverdauung

Vanille	erwärmend	süß	wirkt entfeuchtend und mild anregend auf Milz
Zimtrinde	heiß	scharf, süß, aromatisch	vertreibt Kälte, wärmt die Mitte und die Niere, befreit die Meridiane, hilft bei rheumatischen Beschwerden
Zucker, weiß	neutral bis warm	süß, leer	gibt kurzfristig Qi, befeuchtet, hilft bei trockenem Husten, Oberbauchschmerzen; Vorsicht, ein Übermaß führt zur Verschleimung, Würmern, Pilzerkrankung und Karies
Zucker, braun	warm	süß, leer	wirkt ähnlich wie weißer Zucker, jedoch zusätzlich Blut- und Qi-bewegend
Zucker, Kandis	neutral bis kühl	süß, leer	wirkt ähnlich wie weißer Zucker, jedoch in kleinen Mengen zusätzlich schleimtransformierend und kühlend
Zucker, Malz	erwärmend	süß	harmonisiert und tonisiert die Mitte und befeuchtet die Lunge; wirkt entgiftend und erwärmend; hilft bei Husten und Bauchschmerzen

Genussmittel und Sonstiges

Name	Thermik	Geschmack	Wirkung
Bier, allgemein	kalt	bitter, süß	kühlt Leberhitze und Magenfeuer, nährt das Jing, befeuchtet, wirkt harntreibend und in kleinen Mengen beruhigend
Bier, Weizen	kalt	sauer, süß	wirkt wie Bier (allgemein), jedoch noch befeuchtender und Jing-nährender
Spirituosen, Likör/Schnaps	heiß	sehr scharf, bitter, süß	wärmen, vertreiben innere Kälte, bewegen Qi und Blut, helfen bei der Verdauung von üppigen und fettigen Mahlzeiten
Most	kühlend	sauer	kühlt Hitze, bewahrt die Säfte, befeuchtet

Rotwein	erwärmend	bitter, herb, süß	tonisiert Yang, bewegt Qi und Blut, regt die Verdauung an, fördert die Durchblutung
Weißwein	kühlend	sauer, süß	wirkt wie Rotwein, jedoch befeuchtender und nicht so erwärmend
Brottrunk	kühlend	sauer	bewahrt die Säfte
Essig von Obst	neutral	sauer	bewegt das Qi und Blut, ist appetitanregend, regt die Magensaftbildung an, bei Würmern
Essig aus Rotwein	erwärmend	sauer	wie Obstessig, jedoch erwärmender
Essig aus Sherry	erwärmend	sauer	wie Obstessig, jedoch erwärmender
Fruchtsäfte	kühlend	süß, sauer	wirken, je nach Obstsorte, sehr befeuchtend und kühlend
Gemüsesäfte	neutral	süß	wirken ähnlich wie Obstsäfte, jedoch nicht so befeuchtend
Getreidekaffee	neutral	bitter	regt Magen, Leber und Gallenblase an, hilft bei Blutungen
Honig	neutral	süß	tonisiert die Mitte, befeuchtet Lunge und Dickdarm, wirkt entgiftend, hilft bei Husten und Bauchschmerzen, ist positiv für ältere Personen; ähnliche Gefahren wie Zucker
Kaffee	warm	bitter	belebt den Geist, regt Herz und Kreislauf an, führt ab, wirkt antiasthmatisch, trocknet Säfte, Blut und Jing; führt zu Herzrasen, Unruhe, Schlafstörungen, Blutarmut, Erschöpfung, Magenreizung und trockener Haut; nicht empfehlenswert für Hitze- oder Yin-Mangel-Konstitution; ist verträglicher durch das Aufkochen und die Zubereitung mit Kardamom
Kakao	wärmend	bitter, süß	belebt den Geist, wirkt stärkend und anregend, baut Blut auf, wirkt jedoch sehr befeuchtend und verschleimend in Verbindung mit Fett und Zucker (Schokolade)

Mineralwasser	kalt	salzig, fad	tonisiert das Nieren-Yin, befeuchtet, kühlt Hitze ab
Süßgetränke, künstlich	kalt	sehr süß	erschöpfen die Mitte, befeuchten, führen zur Schleimproblematik
Tee, grün	kühlend	bitter	belebt den Geist, kühlt Hitze, leitet Feuchte-Hitze aus, hilft bei Übergewicht, hohem Cholesterinspiegel, wirkt vorbeugend gegen Krebs
Tee, schwarz	neutral bis leicht erwärmend	bitter	belebt den Geist, trocknet, wirkt ähnlich wie grüner Tee,jedoch nicht so kühlend – Nicht bei trockener Haut, Blutmangel oder Überreizung trinken!
Zucker, weiß	neutral bis warm	süß, leer	gibt kurzfristig Qi, befeuchtet, hilft bei trockenem Husten, Oberbauchschmerzen; Vorsicht, ein Übermaß führt zur Verschleimung, Würmern, Pilzerkrankung und Karies – Weitere Zuckerarten sind bei „Gewürze" aufgeführt.

Kapitel VI
Kochen nach den fünf Elementen

1. Die Küche – ein Ort der Kraft

Sowohl in der chinesischen Tradition als auch bei uns früher wurden Küche und Essplatz als wichtigste und zentrale Räume im Haus angesehen. Die Küche war der Mittelpunkt der Gemeinschaft, hier waltete die Mutter (Erdelement) und versorgte alle mit ihrer erwärmenden Liebe. Der Herd lockte mit Wärme und angenehmen Speisedüften alle Familienmitglieder an. Auch Sie können Ihre Küche wieder zu einem Ort der Kraft gestalten. Richten Sie, soweit möglich, Ihre Küche so ein, dass Sie Ihnen gefällt, so dass Sie beim Kochen inspiriert werden. Sie sollte wie der Essplatz möglichst hell und einladend sein. Denken Sie nun nicht gleich an eine neue Markeneinbauküche! Oft sind es kleine und preisgünstige Veränderungen, die die gesamte Atmosphäre verbessern. Achten Sie auch darauf, dass Sie bei der Küchenarbeit keine allzu großen (Fuß)wege zurücklegen müssen – gesundes Kochen schließt eine praktische und schnelle Vorgehensweise nicht aus.

2. Rohkost kontra Gekochtes

Durch die Entdeckung des Feuers hat die Menschheit einen sehr großen Entwicklungsschritt gemacht, der für uns heute fast nicht mehr nachvollziehbar ist. Mit der Nutzung der Umwandlungs-Qualität des Feuers wird vielen Speisen nicht nur eine Bekömmlichkeit und leichtere Verdaubarkeit gegeben, die sie vorher nicht hatten, sondern es wird durch die Transformation durch Hitze etwas Neues erschaffen: die gekochten Speisen mit ihrer eigentümlichen Qualitäten und Geschmacksvariationen.

Westliche Ernährungswissenschaftler empfehlen seit ein paar Jahrzehnten vermehrt, den Rohkostanteil der Nahrung zu erhöhen, um die lebenswichtigen Vitamine zu bewahren. Die alten Chinesen empfehlen jedoch zu Gunsten der Bekömmlichkeit und der Gesundheit, den Großteil der Speisen zu kochen, besonders im Winter. Durch die daraus folgende „Erwärmung der Mitte" wird die Verdauungskraft gestärkt. Somit kann die Nahrung besser verwertet werden. Der Kochprozess übernimmt schon im Voraus einen Teil der Verdauungsarbeit und entlastet damit den Organismus.

Scheuen Sie sich also nicht, viel Gekochtes zu sich zu nehmen, denn Sie gewinnen somit noch mehr Energie aus Ihren Mahlzeiten. Ihr Stoffwechsel verbessert sich, und Sie können mit Genuss (!) Ihr Idealgewicht erreichen bzw. erhalten. Nach einer gut zubereiteten Speise fühlen Sie sich gesättigt und doch „leicht". Auch brauchen Sie nicht bei jeder Erkältungswelle gleich einen Schnupfen zu fürchten.

Etwas Rohkost als Beilage, insbesondere im Sommer, ist natürlich zur Erfrischung und zum Ausgleich sehr gut. Es kommt also auf das Maß an!

Anders verhält es sich mit konservierter Nahrung wie Gemüsekonserven, Fertiggerichten oder Tiefkühlkost. Diese haben das meiste der ursprünglich enthaltenen Lebenskraft verloren. Auch durch Kochen können diese nicht mehr wesentlich mit Qi angereichert werden.

Hingegen gehen traditionelle Konservierungsverfahren, die für das Überleben der Menschen im Winter unerlässlich waren, sehr schonend mit dem Qi um. Beispiele: Einlagerung von Wurzelgemüse in Erde, Trockenlagerung von Getreide, Einkochen von Gemüse, Pökeln, Lufttrocknen, Räuchern und Gärung von Gemüse. So bekommt Sauerkraut durch die Fermentierung und das Hinzufügen von Kümmel einen besonderen Nährwert. Auch Miso oder Sojasoße, die durch die Gärung von Sojabohnen gewonnen werden, sind Beispiele hierfür.

3. Der Kochprozess

Durch die Anwendung von Hitze wird die Speise nicht nur physisch, sondern auch energetisch erwärmt. Das bedeutet, dass ein energetisch kaltes Nahrungsmittel nicht mehr ganz so abkühlend und ein energetisch heißes Nahrungsmittel noch erwärmender wirkt.

Je länger eine Speise gekocht wird oder je intensiver die Hitzeanwendung oder die Druckentfaltung beim Kochen ist, desto mehr wirkt sie energetisch erwärmend. Beispiel: Eine Kraftsuppe, die traditionell etwa 24 Stunden geköchelt wurde, enthält sehr viel Qi. Probieren Sie unser Rezept (Seite 163) – Ihnen wird beim Essen der Schweiß ausbrechen! Im Vergleich wirkt eine etwa 30 Minuten lang gekochte Suppe bei gleichen Zutaten längst nicht so erwärmend und kraftspendend. Bei Kraftsuppen geschieht nach etwa 2–3 Stunden Köcheln eine besondere Transformation, und ab diesem Zeitpunkt hat die Suppe eine außergewöhnlich energiereiche Qualität.

4. Die Hitzequelle: Holzfeuer, Gas, Elektroherd

Das ursprüngliche Holzfeuer in der Küche (Holzelement) wurde durch Gasherd (Feuerelement), Backofen (Erdelement), Elektroherd (Metallelement) und viele weitere moderne Errungenschaften ersetzt. Die Hitzequelle gibt der Speise jedoch eine typische Elemente-Qualität. Am besten wird Qi durch offenes Holzfeuer (Holzelement) oder an einer Gasflamme (Feuerelement) entfaltet. Die Gasflamme hat den Vorteil, dass sie sich gut regulieren lässt, die Hitze sich sofort entfaltet. Auch können Speisen an einer Gasflamme gut lange geköchelt werden, wie es für die Kraftsuppe notwendig ist. In der modernen Küche ist die Wirkung eines Gasherdes wohl am günstigsten.

Weitere Zuordnungen der Hitzequelle:

- Feuerelement: Garen am offenen Feuer, auf dem Gasherd oder durch Sonnenwärme

- Erdelement: Zubereitung auf einem Kohleofen, in heißer Asche oder im Backofen
- Metallelement: Garen mit Elektroherd und in der Mikrowelle
- Wasserelement: Garen/Erhitzen im kochenden Wasserbad

Die Essenszubereitung mit dem Mikrowellenherd ist für die Qualität der Nahrung nicht günstig. Falls Sie ein solches Gerät besitzen, sollten Sie es so selten wie möglich verwenden.

5. Die Kochgeräte

Keramik-, Porzellan-, Emaille- und Glastöpfe eignen sich besonders gut für die bekömmliche und schonende Nahrungsmittelzubereitung, weil sie mit der Nahrung nicht chemisch reagieren. Gusseiserne Töpfe eignen sich zum langen Schmoren, wodurch die Speisen eine Erdqualität mit süßlichem Geschmack erhalten. Edelstahltöpfe mit dickem Boden sind sehr pflegeleicht, sind aber nicht für die Zubereitung von empfindlichen Blattgemüsen, Kräutern oder Kräutertees geeignet. Für medizinische Kräutersuppen wird von Metalltöpfen abgeraten. Druckkochtöpfe sparen Zeit und eignen sich gut für die Zubereitung von Getreide und Hülsenfrüchten, Gemüse sollte man jedoch nicht mit *zu viel* Druck kochen. Hier reicht die untere Druckstufe schon aus. Vom Einsatz von Eisen- und Aluminiumtöpfen und solchen mit einer Beschichtung wird ebenfalls abgeraten.

Bei Handküchengeräten wie Schneidebrettern, Messern, Rührgeräten, Mörsern, Sieben, Reiben usw. sollten Sie auf Handlichkeit, leichte Reinigung und ansprechende Form achten.

Elektrische Küchenmaschinen wie Mixer, Pürierstäbe, Rührgeräte, Mühlen, Brotbackmaschinen, Entsafter usw. erleichtern und beschleunigen die Küchenarbeit. Versuchen Sie hier jedoch einen gesunden Kompromiss zwischen Zeitersparnis und Handarbeit zu finden.

6. Die Schneidetechnik

Mit einer individuellen Schneidetechnik ist es möglich, die energetische Qualität eines Nahrungsmittels zu beeinflussen. Auch der Geschmack verändert sich hierdurch leicht. Zusätzlich können wir den Speisen dabei einen fürs Auge ansprechenden und abwechslungsreichen Charakter geben, denn die Augen essen (bekanntlich) mit.

Am auffälligsten erscheint dieser Aspekt beim Erdelement: Das Gemüse wird in große und evtl. viereckige Stücke geschnitten oder unzerteilt (Kartoffeln, Möhren) gegart. Diese Speisen haben dann einen süßen Geschmack (süß ⇒ Erdelement).

Gemüse erhält einen leicht stechenden, scharfen Geschmack, wenn es geraspelt, püriert oder mit einem Metallaufwerk gemahlen wird (Metallelement).

Gemüse bekommt eine Wasserqualität, wenn es in ganz kleine Würfel geschnitten (z. B. Zwiebeln), mit einem Mühlstein gemahlen oder mit viel Wasser zubereitet wird (Wasserelement).

Gemüsesorten, die in dünne Stifte, diagonale Scheiben und Streifen oder längliche Stücke geschnitten und nicht ganz durchgekocht oder gebraten werden (z. B. im Wok: „al dente"), haben eine Holzqualität – frisch und ganz leicht sauer. Pommes frites haben zwar diese längliche Form, sind aber in Fett ausgebacken und gehören demnach zum Erdelement.

Durch Schneiden von Gemüse in hauchdünne Scheiben oder in Blütenform erzielt man die feine Feuerqualität.

Probieren Sie diese Empfehlungen aus und experimentieren Sie ruhig dabei! Wichtiger jedoch für die Wirkung als die oben genannten Schneidetechniken sind die Geschmacks- und thermischen Qualitäten der Nahrungsmittel und ihre Zubereitungsart (roh, gebacken, gekocht usw.).

7. *Yinisieren* und *Yangisieren* und weitere Zubereitungsmethoden

Es ist möglich, mit der Zubereitungsmethode die Wirkung der Speisen zu verändern. Soll eine Speise wärmender wirken, etwa im Winter, wird man sie *yangisieren*. Je länger eine Speise gekocht wird oder je intensiver die Hitzeanwendung oder die Druckentfaltung beim Kochen ist, desto erwärmender wirkt sie. Beispiele hierfür sind gegrillte, im Backofen zubereitete, frittierte, im Druckkochtopf oder lang gekochte Speisen.

Sollen Speisen einen kühlenden Charakter bekommen, etwa im Sommer, wird man diese *yinisieren* durch kurzes Andünsten, Simmern, Dämpfen, Pochieren, Blanchieren. Mit reichlich Wasser oder im Wasserbad kochen, fermentieren oder in Essig einlegen, keimen, nur sehr kurz erhitzen, kühlen oder roh essen sind ebenfalls yinisierende Methoden.

Folgende Zubereitungsarten haben eine spezielle Wirkung:

- Kochen mit Honig: Honig wird in der Pfanne erhitzt, und nachdem etwas Wasser hinzugefügt wurde, gibt man die Nahrungsmittel hinzu. Wirkung: Befeuchtend und erwärmend, etwa bei Schwächezuständen.
- Kochen mit Alkohol hat eine erwärmende, zerstreuende, beschleunigende Wirkung, was gerne z.B. bei rheumatischen Beschwerden genutzt wird. Auch medizinische Weine, bei denen Kräuter in Alkohol angesetzt werden, verwendet man zur Unterstützung der Verdauung, zum Erwärmen des Organismus sowie zur Beschleunigung der Kräuterwirkung. Die Verwendung von etwas Alkohol wärmt die „Mitte" und verbessert somit bei der Verdauung die Aufnahme der Inhaltsstoffe, und bewegt das Qi und Blut bei Stagnation, z.B. bei rheumatischen Beschwerden von älteren Patienten. Dafür werden Heilkräuter, zum Beispiel Ginseng (Ren Shen) oder chinesische Angelikawurzel (Dang Gui) für einige Wochen bis Monate in Reiswein, Korn, Wodka oder anderen Sorten angesetzt.
- Kochen mit Essig hat eine zusammenziehende, säftebewahrende Wirkung. Essig wird auch in Kraftsuppen mit Knochen oder Knochenmark zur besseren Verwertung verwendet.
- Nahrungsmittel, die in Essig eingelegt oder fermentiert werden, sind länger haltbar und haben eine zusammenziehende, säftebewahrende und oft kühlende Wirkung.
- Gekochtes mit frischem Ingwer(-saft) erwärmt, zerstreut, wirkt Schleim entgegen und ist beispielsweise bei Übelkeit,

beginnender Erkältung und Husten angezeigt.

- Kochen mit Salz oder die Konservierung durch Einlegen in Salz verstärken die Wirkung der Nahrungsmittel auf die Nieren.
- Anrösten hat eine trocknende, wärmende und oft geschmacksverbessernde Wirkung und wird häufig bei Feuchtigkeitsproblematik angewandt, etwa bei Wasseransammlungen, Schnupfen oder dumpfem Gefühl im Kopf. Beispiele: Brot toasten, Hirse anrösten in der Pfanne ohne Öl und dann in kochendes Wasser geben, Sesam anrösten usw.
- Mit Reissuppe kochen (Congee): 2–6 Stunden gekochte dünne Reissuppe (Congee) stärkt die Verdauungskraft, die „Mitte". Einzelne weitere Zutaten (Gemüse, Kräuter, Fleisch) geben der Reissuppe eine verstärkende Wirkung. Für Congee wird ein Teil Reis oder auch ein anderes Getreide zu 6–10 Teilen (Tassen) Wasser 2–6 Stunden auf niedriger Flamme geköchelt. Diese Zubereitungsart ist besonders bekömmlich, fördert die Verdauung und dadurch die allgemeine Vitalität. Congees sind ein ideales Frühstück, dienen jedoch auch zur Regeneration bei Schwächezuständen und bei chronischen Erkrankungen (siehe auch Seite 154).
- Sehr langes Kochen (Kraftsuppe): Kraftsuppen/Kraftbrühen haben Ähnlichkeit mit dem Congee (Reissuppe), werden aber meist länger gekocht (4–48 Stunden). Dabei werden die Zutaten wie Fleisch, Fisch, Eier oder Gemüse, oft mit Heilkräutern, meist nicht mitgegessen, sondern es wird lediglich die Brühe getrunken. Die meist sehr schmackhafte Kraftsuppe hat einen ausgeprägt stärkenden Effekt sowohl auf das Qi und das Yang wie auch auf das Blut, das Yin und die Körpersubstanz Jing (siehe auch Seite 163).
- Gepresste Säfte aus Obst oder Gemüse können frisch oder eingekocht verzehrt werden. Sie haben eine sehr befeuchtende und oft erfrischende Wirkung, was günstig ist bei fieberhaften Erkrankungen und Trockenheitsproblematik.

8. Das Geheimnis des Tao der Fünf-Elemente-Küche

Ein Geheimnis der Fünf-Elemente-Küche ist das Kochen „im Kreis der Elemente". Diese spezielle Art des Kochens ist selbst in China eine Seltenheit und gilt als Geheimnis der taoistischen Meister des langen und gesunden Lebens. Hierbei wird im Entstehungszyklus der fünf Wandlungsphasen gekocht. So bekommen die Speisen eine aufbauende, nährende Qualität auf physischer und feinstofflicher Ebene.

Die Nahrungsmittel werden nach ihrem Geschmack, ihrer Farbe, ihrer thermischen Wirkungen sowie ihrer Wirkrichtung den Elementen zugeordnet (siehe Seite 84) und entsprechend ihrer Elementezugehörigkeit in der Reihenfolge des aufbauenden Zyklus in den Kochtopf gegeben. Es wird also „im Kreis herum gekocht".

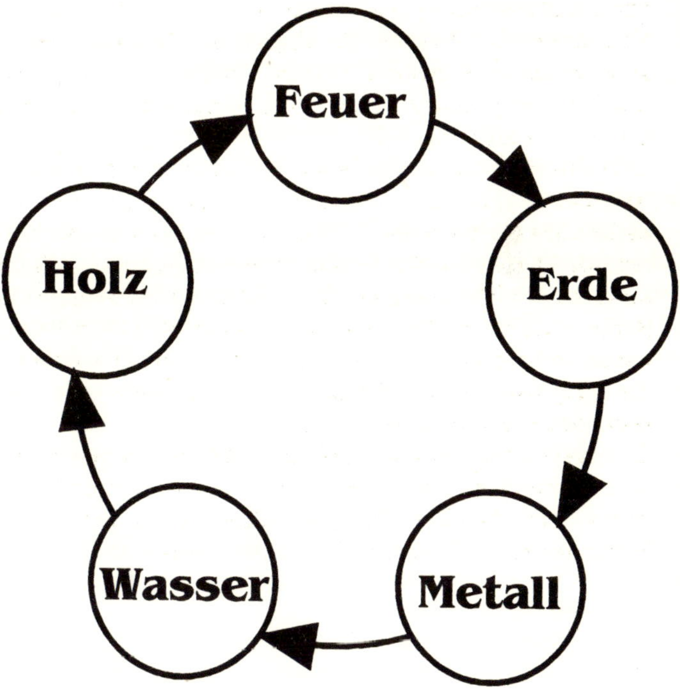

Wenn es die Zeit zuläßt, wartet man idealerweise einige Minuten nach jeder Phase, damit sie sich entfalten kann, bevor man zur nächsten Phase übergeht und das entsprechende Nahrungsmittel beifügt.

Beispiel:

Feuer	Wasser in einem Topf zum Kochen bringen, bzw. Topf erhitzen
Erde	Nahrungsmittel in den Topf geben (z.B. Kartoffeln, Möhren, Kürbis), eventuell mit Öl
Metall	etwas Scharfes hinzufügen (z.B. Gewürze wie Ingwer, Chili, Knoblauch, Basilikum)
Wasser	etwas Salziges und/oder Wasser hinzufügen
Holz	ein wenig Saures oder Frisches in den Topf geben (z.B. ein Schuss Essig, etwas Grünes, saure Sahne)
Feuer	würzen mit etwas Bitterem (z.B. Rosmarin, Oregano, Thymian)
Erde	eventuell etwas süßen mit einem Schuss süßer Sahne oder einem Stück Butter zum Verfeinern

Versuchen Sie es selbst: Diese spezielle taoistische Kochkunst verleiht den Speisen eine besondere Note, sie werden besonders lecker.

Um gesund im Sinne der TCM zu kochen, ist es jedoch nicht unbedingt notwendig, diese Regel einzuhalten, zumal es am Anfang einiges an Überlegung bedarf: Welches Nahrungsmittel gehört zu welchem Element? Sie werden aber entdecken, dass es mit etwas Übung ganz leicht ist und es besondere Freude bereitet, wenn man die Zufriedenheit in den Gesichtern der Menschen sieht, die diese Speisen zu sich nehmen. Es wird Ihnen noch leichter fallen, die taoistische Kochkunst auszuprobieren, wenn Sie folgendes beachten:

- Probieren Sie die Rezepte in diesem Buch (ab Seite 148).
- Hängen Sie sich eine Nahrungsmitteltabelle in der Küche auf (s. Adressteil, Seite 252).
- Prägen Sie sich die grundlegende Zuordnung ein (sauer – Holz, bitter – Feuer, süß – Erde, scharf – Metall, salzig – Wasser). Mit

diesen Leitgedanken können Sie jegliche Rezepte aus Zeitschriften, Rezeptbüchern usw. an die Fünf-Elemente-Küche anpassen.

- Probieren Sie anschließend eigene Kreationen. Sie werden sicherlich angenehme Überraschungen erleben.
- Die Auswahl der Speisen und Rezepte sollte sich nach den Jahreszeiten, dem Wetter usw. und vor allem nach der Konstitution der Essenden richten. Kochen Sie für eine Familie oder für mehrere Menschen, sind allgemein Erdgerichte mit eher neutralen thermischen Eigenschaften am besten geeignet.

9. Die Zubereitung der täglichen Nahrung – Zauber der Elemente

Kochen Sie mit Freude und Kreativität. Planen Sie im voraus, was Sie wie kochen wollen. So können Sie die Kochschritte schnell und effizient vollbringen, ohne in Zeitnot zu geraten. Wenn Sie Kinder haben, lassen Sie sie mitarbeiten, denn sie beteiligen sich meist gerne und lernen so, ein bisschen (Selbst-)Verantwortung zu übernehmen.

Und, ob Sie es glauben oder nicht: Das, was Sie fühlen und denken beim Kochen, wirkt sich auf die Speisen aus. Deshalb ist Freude beim Kochen so überaus günstig, ebenso wie schöne Musik hören, singen oder an erhebende Dinge denken. Falls Sie skeptisch sind, probieren Sie es selbst aus! Und Sie können einen ergänzenden Versuch starten, wenn Sie diese Erfahrung nicht bereits gemacht haben:

Gehen Sie in eine düstere Wirtschaft mit einem grimmigen Koch und achten Sie nach dem Essen auf Ihre Stimmung, Ihre Gefühle, Ihre Gedanken. Machen Sie den Vergleich mit einem hellen Restaurant mit einem freundlichen Koch. Sie werden überrascht sein!

Auch wenn wir schlecht gelaunt sind, will das gekochte Essen einfach nicht recht schmecken.

10. Der Essplatz

Um die Verdauung zu fördern, sollte der Essplatz angenehm und freundlich gestaltet sein. Günstig sind beispielsweise Wände, die gelb, creme- oder orangefarben gestrichen sind (Erdelement) oder Tischdecken in diesen Tönen. Auch andere ruhige Pastellfarben oder Weiß in Kombination mit gelben, orangefarbenen, roten oder auch mit Holzgegenständen (Holz mit gelber oder brauner Farbe ⇒ Erdelement) wirken sich positiv aus. Hingegen sind grelle oder dunkle Farben eher ungünstig.

Blumen oder schöne Schalen mit bunten Früchten erhöhen die Energie im Raum. Auch genügend Tageslicht oder warme Beleuchtung sind förderlich. Eine Kerze auf dem Tisch beim Essen gibt den Mahlzeiten eine feierliche Atmosphäre.

11. Die Mahlzeit

Essen Sie in einer ruhigen und friedvollen Atmosphäre sowie mit Freude und Genuss. Vermeiden Sie Streitgespräche und gehen Sie möglichst nicht ans Telefon. Nehmen Sie sich vor allem Zeit. Zeit zum Kauen, Zeit zum Verdauen, Zeit für das Beisammensein. Erinnern Sie sich daran, eine dankbare Haltung einzunehmen, denn nichts ist selbstverständlich. Mit Dankbarkeit dem Leben gegenüber lernen wir die kleinen und einfachen Dinge besser zu schätzen, so auch unsere Mahlzeiten, seien Sie noch so bescheiden. Denn mit dieser Einstellung können wir auch die feineren Aspekte der Nahrung aufnehmen.

Das Frühstück

Das Frühstück schenkt Kraft für den ganzen Tag. Am bekömmlichsten sind warme, gekochte Getreidebreis aus Grieß, Flocken oder ganzen Körnern. Müsli mit Orangensaft, Joghurt bzw. kalter Milch oder Marmeladenbrot mit einer Tasse Kaffee sind aus Sicht der TCM für Personen mit einer schwachen Verdauungskraft denkbar ungünstig. Orangensaft usw. mit Getreide erstickt das Qi der Mitte und führt zu einer Abkühlung und Feuchtigkeitsproblematik des Organismus. Kaffee auf leeren Magen schenkt nicht wirklich Energie und hat Yin-Mangel und Hitzeproblematik als Folge.

Getreidespeisen können sowohl süß als auch pikant gegessen werden. Wenn Sie bisher süß gefrühstückt haben, können Sie das weiterhin mit warmen Getreidespeisen tun, wobei dabei die Sättigung lange anhält. War Ihnen bisher nicht nach Süßem zumute, versuchen Sie es mit einer pikanten Morgenmahlzeit. In vielen Teilen der Erde, auch in China, isst man morgens etwas Nahrhaft-Warmes, oft eben salzig oder pikant. Es mag anfänglich ungewohnt sein, morgens schon Würzig-Salziges mit kleinen Mengen Eiweiß, etwa Hülsenfrüchte, Fleisch oder Ei, zu sich zu nehmen, doch probieren Sie es aus. Sie werden bald feststellen, dass Sie mit einer warmen Morgenmahlzeit mehr Kraftreserven entwickeln und Sie dabei Ihr Idealgewicht erhalten.

Die Zubereitung von Getreidespeisen nimmt nicht viel mehr Zeit in Anspruch als Ihr gewohntes Frühstück. Einiges können Sie schon am Vorabend vorbereiten, z. B. Getreide einweichen, Zutaten zurechtlegen usw. (Rezepte ab Seite 148).

Die Mittagsmahlzeit

Mittags ist die beste Zeit für ein eiweißreiches Essen mit Hülsenfrüchten, Fleisch- oder Fischspeisen. Fleisch- oder Fischspeisen sollten für eine leichte Verdaulichkeit vor allem mit Gemüse oder Pilzen kombiniert werden und weniger mit kohlenhydratreichen Lebensmitteln wie Kartoffeln, Nudeln oder Getreide. Besonders die Hitzekonstitutionen sollten mehr Rohkost und Salate, die generell mittags am besten vertragen werden, zu sich nehmen. Rohkost sollte mit frischen Kräutern, kaltgepressten Ölen und unpasteurisierten Essigsorten zubereitet werden. Falls Sie eine schwache Mitte haben, verzichten Sie auf den süßen Nachtisch, denn dieser verlangsamt Ihre Verdauung noch zusätzlich. Nehmen Sie stattdessen beispielsweise eine kleine Schale verdauungsfördernde, würzige Suppe.

Die Abendmahlzeit

Essen Sie abends wenig und nicht zu spät. Für eine leichte Abendmahlzeit eignen sich am besten gekochtes Gemüse, gedünstetes Obst oder kleine Mengen Getreide oder Kartoffeln,

Gemüsesuppen, Eintöpfe oder auch süße Getreidebreis mit Kompott. Eiweiß (wie Fleisch oder Hülsenfrüchte) sowie Rohkost sind aufgrund ihrer schwereren Verdaulichkeit nicht geeignet. Auch belegte Brote sollten nur ab und zu gegessen werden, denn diese wirken, je nach Konstitution und Brotbelag, verschleimend auf den Organismus und stören somit den Schlaf.

12. Rezepte

Die folgenden Rezeptvorschläge sind gedacht, um Ihnen den Einstieg in das „Fünf-Elemente-Kochen" zu erleichtern und anzuregen, eigene Versuche zu machen. Hinweise zu den einzelnen Mahlzeiten wie Frühstück, Mittag- und Abendessen finden Sie auf Seite 146.

Die hier vorgeschlagenen Rezepte tonisieren vor allem die Mitte. Durch leichte Variationen können diese für verschiedene Konstitutionstypen angepasst werden. Meine kleine Auswahl an Kochvorschlägen können Sie mit herkömmlichen Rezepten unter Berücksichtigung der fünf Elemente erweitern. Weitere Rezepte für die Fünf-Elemente-Küche finden Sie in der entsprechenden Literatur (Literaturverzeichnis Seite 250).

Abkürzungen:

H	*Holzelement*	*EL, TL*	*Esslöffel, Teelöffel*
F	*Feuerelement*	*Msp.*	*Messerspitze*
E	*Erdelement*	*g, kg*	*Gramm, Kilogramm*
M	*Metallelement*	*l, ml*	*Liter, Milliliter*
W	*Wasserelement*		

Getreidegrundrezepte und Variationen

Getreide zählt zu den wichtigsten Nahrungsmitteln und sollte den Hauptteil der täglichen Ernährung ausmachen. Es entfaltet vor allem auf die Mitte (Milz und Magen) eine stärkende Wirkung, wobei die jeweiligen Getreidesorten einzelnen Elementen zugeordnet werden, um die zusätzliche Wirktendenz zu verdeutlichen.

Das Getreide sollte jeweils vor dem Einweichen/Kochen gewaschen werden. Die unten angegebene Kochdauer sowie die Wassermenge können nach Vorliebe variiert werden.

Um allgemein eine erwärmendere und leicht trocknende Wirkung dem Getreide zu verleihen, kann man es im Topf ohne Öl anrösten, bis es gelb-braun ist und würzig duftet. Anschließend wird *kochendes* bzw. heißes Wasser hinzugegeben.

Wenn Sie beim Kochen einzelne Gewürze, (Heil-)Kräuter, Salz, Gemüsebrühe und andere Zutaten (Gemüse, Algen, Fleisch ...) hinzufügen, können Sie dem Getreide weitere Wirktendenzen geben. Beispielsweise verbessert frischer Ingwer die Resorption im Verdauungstrakt durch seine erwärmende und schleimausleitende Wirkung. Salz kann auch nach dem Kochen nach Belieben hinzugegeben werden.

Reis-Grundrezept

Zubereitung

M Reis in einem Topf geben und

W in der doppelten Menge Wasser aufkochen lassen, ca. 35 Minuten mit geschlossenem Deckel köcheln lassen.

Wirkung

Tonisiert und nährt Qi und Säfte, stärkt die Mitte und das Lungen-Qi, leitet Feuchtigkeit sowie feuchte Hitze aus. Empfehlenswert z. B. bei Übergewicht, Schwächezuständen, nässenden Hauterkrankungen usw.

Reis ist ein universell einsetzbares Getreide, das sich auch sehr gut für eine Getreidekur sowie als Getreidesuppe (Congee) eignet. Sie können Reis beliebig mit Gemüse, Fleisch, Fisch oder auch süß mit Obst gekocht servieren. Verschiedene Reissorten haben jeweils eine besondere Geschmacksnote sowie leichte Wirkungsvariationen (Langkornreis ist etwas erwärmender als Rundkornreis usw., siehe Seite 113).

Weizen-Grundrezept

Zubereitung:

W Weizen in einem Topf mit der zweieinhalbfachen Menge Wasser über Nacht einweichen,

F etwa 50 Minuten im Einweichwasser köcheln.

Wirkung:

Kühlt, nährt und baut Qi und Säfte auf, beruhigt das Herz und den Geist. Hilft bei Hitze- und Trockenheitsproblematik (z. B. bei Yin-Mangel der Niere, der Leber oder des Herzens). Daher ist beispielsweise Weizengrieß eine ideale Abendmahlzeit bei Schlafstörungen.

Dinkel-Grundrezept

Zubereitung:

M Dinkel in einen Topf geben und

W in der zweieinhalbfachen Menge Wasser über Nacht einweichen,

F 50 Minuten im Einweichwasser gar köcheln.

Wirkung:

Nährt und stärkt die Mitte, hilft bei Milz-Qi-Mangel. Ansonsten in der Wirkung ähnlich wie Weizen, jedoch meist bekömmlicher.

Gerste-Grundrezept

Zubereitung:

M Gerste in einem Topf

W über Nacht in der zweieinhalbfachen Menge heißem Wasser einweichen,

F ca. 30 Minuten im Einweichwasser köcheln.

Wirkung:

Tonisiert Qi und Säfte, kühlt und leitet feuchte Hitze aus. Empfohlen bei Wasseransammlungen, Blasenentzündung usw.

Hafer-Grundrezept

Zubereitung:

M Hafer in einem Topf

W über Nacht in der zweieinhalbfachen Menge Wasser einweichen,

F ca. 30 Minuten im Einweichwasser köcheln.

Wirkung:

Stärkt Körperkraft, Muskulatur und Immunität, tonisiert und nährt Qi und Yang, leitet (in angerösteter Form) Feuchtigkeit aus, stärkt das Lungen-Qi. Nicht empfohlen bei Schlafstörungen oder innerer Unruhe.

Hirse-Grundrezept

Zubereitung:

F Die zweifache Menge Wasser in einem Topf zum Kochen bringen,

E Hirse dazugeben und ca. 30 Minuten köcheln lassen.

Dabei nicht umrühren.

Wirkung:

Tonisiert Qi, Blut und die Mitte, leitet Feuchtigkeit aus. Wenn angeröstet, ist Hirse sehr geeignet für Feuchtigkeitsproblematik, Wasseransammlungen, Übergewicht, Heißhunger auf Süßes, Blähungen und Völlegefühl.

Mais (Polenta)-Grundrezept

Mais wird meistens als Polenta (Maisgrieß) zubereitet und eignet sich beispielsweise als Beilage anstelle von Kartoffelpüree.

Zubereitung:

F Man kocht die vierfache Menge Wasser auf

E und streut den Maisgrieß ein. Kochzeit bei geringer Hitze ca. 10–20 Minuten, gelegentlich umrühren.

Wirkung:
Tonisiert und harmonisiert die Mitte, leitet Feuchtigkeit aus. Besonders empfehlenswert bei Verdauungsbeschwerden, Übergewicht, innerer Unruhe und als Kindernahrung.

Variationen:

Süße Polenta mit Obst und Nüssen

Wirkung: tonisiert und erwärmt die Mitte.

Zubereitung:

F Wasser erhitzen,

E Polenta mit einem Schneebesen dazugeben, etwa 10–20 Minuten garen lassen,

E dann etwas Gerstenmalz, Ahornsirup oder Honig dazugeben sowie

E eine kleine Menge Zimt und eine Flocke Butter oder etwas Sahne,

M etwas Kardamom und

W eine Prise Salz sowie

H einige Tropfen Zitronensaft.
Alles zusammenmischen und dann nach Belieben:

F/E Sonnenblumenkerne, Sesam, Kürbiskerne, geschnittene Mandeln oder Haselnüsse ohne Öl in der Pfanne leicht bräunlich anrösten und über die fertige Polenta streuen.

oder:

E Geben Sie frisches, klein geschnittenes süßes Obst nach Saison wie etwa Pfirsiche, Aprikosen, Äpfel, Pflaumen, Kirschen, Birnen usw. direkt am Anfang in die kochende Polenta mit hinein. Somit bekommt die Speise (je nach Obstsorte) zusätzlich eine befeuchtende und evtl. leicht erfrischende Komponente. Sie können statt dessen auch Marmelade oder Kompott als Zugabe verwenden.

oder:

F In einen heißen Topf geben Sie

E Rosinen, Korinthen, getrocknete Pflaumen oder anderes Trockenobst (Sie können auch frisches Obst der Saison nehmen, wie oben).

E und köcheln diese einige Minuten in Apfel- oder Traubensaft und geben diese über die zubereitete Polenta. Auch diese Variante hat zusätzlich eine leicht befeuchtende Qualität und kann beispielsweise bei leichten Magenbeschwerden empfohlen werden.

oder:

Sie verwenden Hirse oder eine andere Getreidesorte, hergestellt nach dem entsprechendem Grundrezept.

Pflaumen-Hirse-Frühstück

(eignet sich ebenfalls für andere Mahlzeiten)

F Topf erhitzen,

E Hirse dazugeben und langsam anrösten, bis sie fein duftet, und kochendes Wasser dazugeben, nach dem Grundrezept zubereiten.

E Trockenpflaumen mehrere Stunden zuvor in Pflaumensaft (oder Wasser) einlegen und nun mit dem Saft aufkochen,

M Koriander, Nelken und etwas frischen (oder auch getrockneten) Ingwer sowie

W eine kleine Prise Salz und

H ein paar Tropfen Zitronensaft hinzugeben.

Die vorgekochte Hirse unterheben und kurz miterwärmen.

Wirkung: wärmt und stärkt die Mitte, baut Qi auf.

Gebratene Polenta mit Parmesan

E Polenta nach Grundrezept zubereiten und

M mit Muskat,

W Salz,

H gehackter Petersilie und etwas Zitronensaft abschmecken,

F Oregano und

E gehackte Haselnüsse unterheben und die Masse auf einem Holzbrett ein- bis eineinhalb Zentimeter dick ausstreichen, abkühlen lassen und in Rechtecke schneiden, in einer Pfanne

E in Olivenöl die Polenta-Ecken von beiden Seiten goldbraun anbraten, Parmesan darüber geben,

M mit gemahlenem Pfeffer überstreuen.
Wirkung: nährt Qi und Blut.

Schnittlauchpolenta mit Zwiebeln

E Polenta mit Muskatnusspulver nach dem Grundrezept zubereiten,
M frische Zwiebeln reiben und Schnittlauch klein schneiden und unter den Brei heben,
W mit Salz,
H einem kleinen Schuss Balsamicoessig,
F etwas Rosenpaprika und
E einigen Flocken Butter abschmecken.
Wirkung: stärkt die Mitte, wärmt, bewegt das Leber-Qi.

Kastanienreis

E Maronen werden eingeschnitten und in Wasser bissfest gekocht, dann geschält, gehäutet und gehackt und zusammen mit
M Reis,
W etwas Salz,
H ein paar Esslöffeln Weizenbier und
F etwas Rosenpaprika ca. 30 Minuten geköchelt und
E mit Butterflöckchen serviert. Dazu passt Fleisch oder Gemüse.
Wirkung: baut Qi und Blut auf, wärmt, hilft bei Qi- und Yang-Schwäche.

Getreidesuppen (Congee) und Variationen

Congees sind die bekömmlichsten Gerichte überhaupt. Durch das lange Kochen werden die Inhaltsstoffe aufgeschlossen und sind dadurch für den Organismus leicht aufnehmbar. Deshalb stärkt ein Congee die Mitte in besonderem Maße. Es ist nahrhaft, leicht verdaulich, hilft beim Aufbau von Säften und Qi, harmonisiert den Mittleren Erwärmer, entschlackt, leitet Feuchtigkeit aus. Congees sind besonders geeignet für Babys, Kinder, alte und schwache Menschen, zum Abnehmen und in der Aufbauphase nach Krankheiten. Das etwas fad schmeckende Congee-Grundrezept kann je nach Geschmack oder TCM-Diagnose mit entsprechenden Zutaten abgewandelt werden. In China verwendet man meist Reis als Congee-Grundlage. Es kann jedoch ebenso gut aus jedem anderen Getreide (auch als Mischung) zubereitet werden.

Congee-Grundrezept

Zubereitung:
In einen hohen Topf geben Sie entweder Vollkornreis, weißen Reis oder anderes Getreide mit kaltem Wasser (100–150 g Getreide auf 1 l Wasser). Am besten eignet sich Vollkornreis. Etwa 2–6 Stunden lang kochen (zuerst auf hoher Stufe ohne Deckel aufkochen, dann zugedeckt nur noch leicht köcheln lassen). Je länger die Kochzeit, desto aufbauender wirkt es. Ein Congee lässt sich auch über Nacht kochen, wenn Sie über entsprechende Kochvorrichtungen verfügen (bitte erkundigen Sie sich in einem Haushaltsfachgeschäft). Hierzu benötigen Sie allerdings mehr Wasser. Das Congee kann für mehrere Tage vorgekocht werden.

Als Zutaten bzw. Beilagen eignen sich Gemüse, Gewürze oder Kräuter, Hülsenfrüchte sowie geschmortes Obst.

Abwandlungen/Verfeinerungen:
Als weitere Zutaten, die von Anfang an mitgekocht werden, können Sie andere Getreidesorten, Hülsenfrüchte, Nüsse, Kräuter, Gewürze und etwas Salz oder Zucker (bzw. Honig, Malzzucker, Ahornsirup usw.) verwenden. Um das Yin zu tonisieren, können sie zum Schluss frische Zutaten wie Küchenkräuter oder Obst hinzufügen. Auch Weizenkeim-, Lein- oder Sesamöl erhöhen die das Nieren-Yin aufbauende Wirkung. Durch Zugabe von Gewürzen wie Zimt, Nelken, Ingwer wird die erwärmende, Yang aufbauende Wirkung verstärkt.

Es folgen einige Beispiele für die Congee-Zubereitung, wobei die Mengenangaben für eine Portion vorgesehen und lediglich als Anregung gedacht sind:

- Walnuss-Reis-Suppe: Einige klein geschnittene und enthäutete Walnüsse und eine kleine Menge Salz *oder* Malzzucker werden von Anfang an mit dem Reis-Congee mitgekocht. Alternativ können die Walnüsse gestampft werden und gegen Ende des Kochvorgangs der Reissuppe hinzugefügt werden. Diese Variante ist empfehlenswert etwa bei Rückenschmerzen oder Impotenz (*TCM: Nieren-Yang-Mangel,* siehe Seite 221). Sie können auch zusätzlich (oder stattdessen) Pinienkerne, Esskastanien oder Sesam verwenden.
- Frühlingszwiebel-Ingwer-Suppe: Bereiten Sie eine Reissuppe mit Klebreis nach dem Grundrezept zu und fügen Sie zum Schluss gestampften frischen Ingwer mit kleingeschnittenen Frühlingszwiebeln, die vermischt wurden, dem Reis-Congee bei: Dieses Congee wirkt schweißtreibend und wendet eine beginnende Erkältung ab (*TCM: Wind-Kälte greift die Lunge/Oberfläche an,* siehe S. 215).
- Man bereitet eine Tasse mit sehr kräftigem Aufguss zu gleichen Teilen aus getrockneten Pfefferminzblättern, Linden- und Holunderblüten und vermischt diese mit einer Schale heißem Reis-Congee: wirkt schweißtreibend und wendet eine fortgeschrittene Erkältung ab (*TCM: Wind-Hitze greift die Lunge/Oberfläche an,* siehe S. 215).
- Buddhas Milchreis: 100 g Reis und 800 ml Wasser werden etwa 2 Stunden gekocht. Zum Schluss werden 30 g Butter, 30 g Honig und eine kleine Menge (Vorzugs-)Milch hinzugefügt und eine kurze Zeit mitgekocht. Wirkung: allgemein befeuchtend, Blut-, Qi- und Yin-nährend. Wird bei Schwäche, trockenem Husten, trockener Haut oder Verstopfung empfohlen. Günstig auch für ältere Menschen. Dieses Congee sollte 3 Tage lang zweimal täglich verzehrt werden, und bei Bedarf sollte diese kleine Kur öfter wiederholt werden (*TCM: Nieren- und Lungen-Yin-Mangel,* siehe Seite 218 und 210). Zum Verfeinern und Erwärmen eignen sich etwas Zimt, Vanille oder gemahlener Kardamom.

Weitere Congees:

Mungbohnen-Congee

Zubereitung: 30 g Mungbohnen werden mit 50 g Reis und etwas Zucker nach dem Congee-Grundrezept zubereitet.
Wirkung: klärt Hitze (z.B. im Sommer), beugt Hitzeschlag vor, kühlt, befeuchtet.
Variante:
Weichen Sie 10 g Braunalgen (wie Nori-, Kombu- oder Wakame-Algen, im Naturkostladen erhältlich) in Wasser ein, geben Sie diese ohne das Einweichwasser mit 3 g (ungespritzter) Mandarinenschale zu obigen Zutaten und kochen Sie wie oben. Diese Variante hilft bei Schwellungen, insbesondere bei gutartiger Schilddrüsenschwellung und leichter Schilddrüsenüberfunktion (⇒-medizinische Abklärung).

Gersten-Congee

Aus 50 g Gerste und etwas Zucker ein Congee bereiten.
Wirkung: bewegt das Qi der Mitte, unterstützt die Verdauung, kräftigt den Körper, verhindert das Grauwerden der Haare, wirkt harntreibend, hilft bei Verstopfung.

Mais-Congee

Zuerst wird ein Reiscongee nach Grundrezept zubereitet. Dann etwa die gleiche Menge Maisgrieß (Polenta) in kaltem Wasser vermischen, in den heißen Reisbrei geben und kurz weiterkochen. Dieses Gericht eignet sich sehr gut zum Frühstück oder auch zum Abendessen.
Wirkung: Es stärkt die Mitte sowie die Lunge und beruhigt das Herz, öffnet den Magen; günstig bei erhöhtem Blutfett, Arteriosklerose; vorbeugend bei Krebs.

Hirse-Congee

50 g Hirsekörner werden wie bei dem Grundrezept zu einem Brei gekocht.

Wirkung: leitet Feuchte Hitze aus Milz, Magen und Blase aus, etwa bei einer Blasenentzündung (*TCM: Feuchte-Hitze-Problematik,* siehe Seite 219).

Weizen-Congee

50 g Weizenkörner und ein halber Liter Wasser werden wie bei dem Grundrezept zu einem Brei gekocht.
Wirkung: nährt das Herz-Qi, befeuchtet, hilft bei Nachtschweiß, Herzklopfen und Schwächezuständen (*TCM: Herz-Qi-Mangel*).

Weizensuppe mit Sichuanpfeffer

2–3 g gemahlener Sichuanpfeffer werden mit 50 g Weizenkörnern und Wasser zu einem Brei gekocht. Gegen Ende des Kochvorgangs wird eine Scheibe frischer Ingwer hinzugegeben und eine Weile mitgekocht.
Wirkung: wärmt die Mitte, vertreibt Kälte, entspannt den Magen bei Magenschmerzen, hilft bei kältebedingtem Durchfall (*TCM: Milz/Magen-Yang-Mangel, Kälte im Dünn- oder Dickdarm, Nieren-Yang-Mangel*). Nehmen Sie morgens und abends eine Schale von dieser Suppe, bis sich die Beschwerden gebessert haben. Sichuanpfeffer sollten Sie jedoch nicht über längere Zeit verzehren.

Orangenschalen-Congee

10–20 g Orangenschale (ungespritzt) mit einem halben Liter Wasser 10 Minuten aufkochen. Diese Flüssigkeit filtern und mit 50 g Reis nach dem Grundrezept zu einer Reissuppe kochen.
Wirkung: entfernt Feuchtigkeit und Schleim z. B. bei Husten (*TCM: Schleim-Kälte in der Lunge*).

Ingwer-Congee mit getrocknetem Ingwer

Aus 50 g Reis und 3 g Ingwerpulver wird ein Congee zubereitet.
Wirkung: stärkt den Magen, wärmt die Mitte, hilft bei Übelkeit und Erbrechen, Appetitlosigkeit, vertreibt die Kälte (*TCM: Milz-*

oder Nieren-Yang-Mangel, evtl. mit Feuchtigkeitsproblematik, Lungen-Schleim-Kälte).

Congee mit Kardamom

Aus 50 g Reis ein Congee bereiten. 5 g Kardamom-Pulver und etwas braunen Zucker kurz vor der Fertigstellung zur Reissuppe hinzufügen.
Wirkung: wärmt und entfeuchtet die Mitte, bewegt das Qi, hilft bei Übelkeit und Erbrechen (auch während der Schwangerschaft), Durchfall, Bauchschmerzen, Blähungen (*TCM: Milz-Yang-Mangel, evtl. mit Feuchtigkeits- oder Schleimproblematik*).

Fenchelsamen-Congee

5–6 g Fenchelsamen in einer Pfanne ohne Öl anrösten, bis sie gelb-braun werden, danach in einem Mörser zu Pulver verreiben. Dieses Pulver mit 50 g Reis zu Brei kochen und zum Abschluss etwas Zucker hinzufügen. Einmal täglich abends warm essen.
Wirkung: harmonisiert den Magen, bewegt das Qi, vertreibt Kälte, hilft bei Schmerzen und Brüchen im Bauch- und Leistenbereich, erhöht den Appetit (*TCM: Kälte im Lebermeridian, Milz/Magen-Yang-Mangel*).

Sellerie-Congee

100 g klein geschnittenen Stangensellerie mit 50 g Reis zu einem Brei kochen.
Wirkung: kühlt, senkt den Blutdruck (*TCM: Leber-Feuer*).

Knoblauch-Reissuppe

50g Reis werden nach dem Congee-Grundrezept zubereitet. Etwa 15 g klein geschnittener Knoblauch wird zum Schluss eine Weile mitgekocht.
Wirkung: vertreibt Kälte, bewegt Qi, löst Stagnation und Schmerzen, beugt Herzinfarkt vor (bei einer Kältekonstitution) und hilft bei Angina Pectoris (*TCM: Herz-Blut-Stau*).

Variation: Kochen Sie den Reis zusammen mit etwa 6 g Weißdornfrüchten (erhältlich im Kräuterhandel, siehe Seite 253) und fügen anschließend, wie oben beschrieben, Knoblauch hinzu. Diese Variante hat zusätzlich eine herz- und verdauungsstärkende Wirkung.

Wärmende Ginseng-Suppe für das Herz

Köcheln Sie 3 g zerkleinerten Ginseng, 6 g Weißdornfrüchte, 3 g getrockneten Ingwer und 3 g Zimtrinde (noch besser: 3 g Zimtzweige) 15 Minuten in einem halben Liter Wasser. Seihen Sie die festen Bestandteile ab und nehmen Sie diese Flüssigkeit zur Zubereitung eines Congees nach dem Grundrezept mit 50g Reis. 3 getrocknete, kleingeschnittene Datteln und etwas brauner Zucker werden zum Abschluss eine Weile mitgekocht.
Wirkung: stärkt und wärmt das Qi und insbesondere das Herz-Qi, hilft bei Schwäche, Appetitlosigkeit, Kurzatmigkeit, Lustlosigkeit und Kältegefühl *(TCM: bei Herz-Qi-Mangel, Herz- oder Nieren-Yang-Mangel)*.

Reis-Suppe mit Ginseng

Bereiten Sie mit 50 g Reis und 3 g Ginsengpulver ein Congee nach dem Grundrezept. Zum Schluss fügen Sie etwas braunen Zucker hinzu.
Wirkung: stärkt das Qi, insbesondere das Herz-, Milz- und Lungen-Qi, hilft bei ausgeprägter Schwäche, Depression, Appetitlosigkeit, weichem Stuhlgang, Kurzatmigkeit, Herzklopfen, Lustlosigkeit und Schlaflosigkeit *(TCM: bei Herz-, Milz- und Lungen-Qi-Mangel)*.

Reissuppe mit Zimt

Bereiten Sie ein Reis-Congee nach dem Grundrezept und vermischen Sie die Suppe vor dem Servieren mit gemahlener Zimtrinde.
Wirkung: stärkt und wärmt das Yang, hilft z. B. bei Impotenz, Prostatahypertrophie, Kältegefühl *(TCM: Nieren-Yang-Mangel)*.

Möhren-Congee

250 g kleingeschnittene Möhren und 50 g Reis mit etwas braunem Zucker zu einem Congee bereiten.
Wirkung: tonisiert das Qi der Mitte, hilft bei Schwäche und Blähungen *(TCM: Milz-Qi-Mangel).*

Spinat-Congee

50 g Reis nach dem Grundrezept kochen. 250 g klein geschnittenen Spinat mit einer kleinen Menge Salz in der letzten halben Stunde zum Reis geben und zusammen kochen.
Wirkung: harmonisiert, befeuchtet, tonisiert Blut, hilft bei Schwäche, Blutarmut, Verstopfung, hohem Blutdruck, beruhigt *(TCM: Leber-Blut-Mangel).*

Reissuppe mit Chinakohl

Kochen Sie 500 g Chinakohl eine halbe Stunde in reichlich Wasser. Verwenden Sie dieses Wasser (ohne den Chinakohl), um mit 50 g Reis ein Congee nach dem Grundrezept zuzubereiten.
Wirkung: hilft bei krampfartigen Bauch- und Magenschmerzen (*TCM: Nahrungsstau im Magen*).

Reissuppe mit Adzuki-Bohnen

20 g Adzuki-Bohnen werden einige Stunden eingeweicht. Anschließend wird das Einweichwasser weggeschüttet. Die Adzuki-Bohnen werden mit 50 g Reis und etwas Salz nach dem Grundrezept zu einem Brei gekocht.
Wirkung: stärkt die Milz und entfeuchtet, regt die Milchbildung an, hilft u. a. bei Übergewicht und Wasseransammlungen *(TCM: Milz-Qi-Mangel mit Feuchtigkeitsproblematik).*

Congee mit chinesischer Angelikawurzel (Dang Gui)

Köcheln Sie 15 g Dang Gui (im chinesischen Kräuterversand erhältlich, siehe Seite 253) 15 Minuten mit einen halben Liter Wasser. Anschließend bereiten Sie mit der gefilterten Flüssigkeit

(ohne die ausgekochten Dang-Gui-Stücke) und 50 g Reis, 3 Datteln und etwas braunem Zucker ein Congee. Diese Suppe wird morgens und abends auf leeren Magen 10 Tage lang gegessen.
Wirkung: baut Blut auf, befeuchtet und hilft bei Menstruationsbeschwerden, Schwindel, Kopfschmerz und Verstopfung *(TCM: Leber-Blut-Mangel).*

Reissuppe mit Weißdornfrüchten

50 g Reis und 20 g Weißdornfrüchte (erhältlich im Kräuterhandel, siehe Seite 253) werden mit 5 g braunem Zucker nach dem Congee-Grundrezept zubereitet.
Wirkung: bewegt Blut, löst Stagnation im Verdauungstrakt, hilft bei Völlegefühl im Bauchbereich, Menstruationsbeschwerden, hohem Blutdruck, koronarer Herz-Krankheit *(TCM: Herz-Blut-Stau).*

Löwenzahn-Congee

30 g frischer Löwenzahn (Blätter und Wurzel) werden gewaschen und zerkleinert und in einem halben Liter Wasser 15 Minuten gekocht. Der gefilterte Sud wird mit 50 g Reis und etwas Zucker zu Brei gekocht. Zweimal täglich für fünf Tage warm essen.
Wirkung: entgiftet, klärt Hitze, hilft bei eitrigen und entzündlichen Prozessen wie Brustentzündung, Blasenentzündung, Halsentzündung *(TCM: Feuchte-Hitze in Leber und Gallenblase).*

Reissuppe mit Sojamilch

50 g Reis werden in einem halben Liter Sojamilch nach dem Congee-Grundrezept zubereitet. Eventuell etwas braunen Zucker hinzufügen.
Wirkung: befeuchtet, klärt Hitze, harmonisiert die Mitte, hilft bei trockenem Husten, Verstopfung, Schwäche nach der Geburt *(TCM: Lungen-Trockenheit, Nieren-Yin-Mangel).*

Reissuppe mit schwarzem Sesam

(es kann auch weißer Sesam verwendet werden)

50 g Reis werden mit 25 g gemahlenem schwarzem Sesam nach dem Congee-Grundrezept zubereitet.
Wirkung: tonisiert die Säfte und das Yin, fördert die Milchbildung, hilft älteren Personen mit Schwindel, Ohrensausen, trockenem Husten, Verstopfung (*TCM: Leber-Blut-Mangel und Nieren-Yin-Mangel*).

Reis-Suppe mit Huhn

Kochen Sie ein ganzes Suppen-Huhn, bis es zerfällt, und entfernen Sie die Fettaugen. Verwenden Sie diese Brühe zur Zubereitung eines Congees aus 250 g Reis und etwas Salz.
Wirkung: stärkt das Qi, Blut und alle inneren Organe, hilft bei ausgeprägter Schwäche, Blutmangel, günstig für die Zeit nach einer Geburt *(TCM: Leber-Blut-Mangel).*

Kraftbrühen

Eine Kraftbrühe ist in Zubereitung und Wirkung ähnlich wie ein Congee, jedoch wird im Allgemeinen die Kraftsuppe noch länger gekocht und die verkochten oder noch festen Bestandteile werden abgesiebt und nicht verzehrt. Kraftbrühen haben eine sehr aufbauende und erwärmende Wirkung und sind daher besonders bei Schwächezuständen oder in den kühleren Jahreszeiten empfehlenswert.

Gemüsekraftbrühe

F Wasser in einem großen Topf zum Kochen bringen,
E Möhren, Fenchel,
M Lauch, Zwiebeln, Nelken, Liebstöckel, Ingwer,
W Salz,
H frische Petersilie und
F Wacholderbeeren 4 Stunden köcheln
und durch ein Tuch abseihen.

Diese Brühe dient als Suppengrundlage, kann beliebig weiter verwendet und abgewandelt werden und hält sich einige Tage im Kühlschrank.
Wirkung: stärkt Qi und Blut, hilft bei Yang-Mangel, insbesondere im Winter.

Kraftbrühe mit Fleisch

Zur Herstellung einer Fleischkraftbrühe wird nur eine kleine Menge Fleisch verwendet. Durch den langen Kochvorgang wird Substanz in Qi umgewandelt und ist daher für den Organismus besonders bekömmlich. Eine Fleischkraftbrühe wirkt noch aufbauender und wärmender als eine Gemüsekraftbrühe, daher ist im Sommer oder bei Hitze-Typen Vorsicht geboten. Obwohl alle Fleischsorten sich zur Herstellung einer Brühe eignen, werden Knochen auch besonders gerne verwendet, insbesondere um die Nieren aufzubauen. Die Auswahl der Sorte erfolgt nach TCM-Kriterien und -Diagnose (Beschreibung der Wirkung der Fleischsorten siehe Seite 125).

Grundrezept für die Fleischkraftbrühe

Wasser in einem großen Topf mit Fleisch oder Knochen zum Kochen bringen. Es können beliebig aromatisches Gemüse und/oder Gewürze wie Wacholderbeeren, Zwiebeln, Lauch, Knoblauch, Algen, Möhren, Pastinaken, Sellerie, Liebstöckel, Nelke, Ingwer, Pfeffer, Lorbeerblätter, Salz usw. hinzugefügt werden (evtl. in der Reihenfolge des Erzeugungszyklus). Diese Suppe wird 4–8 Stunden lang geköchelt, der entstehende Schaum zwischendurch abgeschöpft und schließlich durch ein Tuch abgeseiht. Die so hergestellte Kraftbrühe kann alleine als Brühe, mit etwas klein geschnittenem Gemüse, Getreide/Nudeln und Kräutern als Suppe oder als Grundlage für weitere Gerichte oder Soßen verwendet werden und kann nach dem Abkühlen mehrere Tage im Kühlschrank aufbewahrt werden.
Wirkung: tonisiert Qi und Blut, hilft bei Yin- und Yang-Mangel der Niere, insbesondere im Winter.

Kraftbrühe mit Fisch

Zur Herstellung einer Fischbrühe werden Fischreste verwendet, also Fischköpfe (ohne Kiemen), Flossen, Gräten und Haut. Diese Brühe wird im Allgemeinen nicht so lange gekocht wie die Gemüse- oder Fleischbrühe. Fisch wird dem Wasserelement zugeordnet und hat oft eine entwässernde Wirkung. Zusätzlich stärkt er die Mitte (Milz und Magen). Kaltwasser-Meeresfische kühlen und tonisieren das Nieren-Yin, während Warmwasserfische das Qi, Blut und das Nieren-Yang stärken (Seite 124).

Grundrezept für die Kraftbrühe mit Fisch

Fischreste mit Öl kurz anbraten und anschließend Wasser zusammen mit Gemüse und Gewürzen (wie Sellerieknolle, Möhren, Pastinaken, Lauch, Knoblauch, Algen, Lorbeerblätter, Pfefferkörner, Zitronenschale, Liebstöckel, Ingwer, Wein, Salz) in einem großen Topf zum Kochen bringen (evtl. in der Reihenfolge des Erzeugungszyklus). Diese Suppe wird 30–60 Minuten lang geköchelt, der entstehende Schaum zwischendurch abgeschöpft und zum Schluss durch ein Tuch geseiht. Die so hergestellte Brühe kann alleine, als Suppe mit etwas klein geschnittenem Gemüse, Getreide/Nudeln und Kräutern oder als Grundlage für weitere Gerichte oder Soßen verwendet werden und hält sich nach dem Abkühlen mehrere Tage im Kühlschrank.
Wirkung: tonisiert Qi und Blut, hilft bei Yin- und Yang-Mangel der Niere, fördert das Wasserlassen.

Suppen

Suppen sind allgemein leicht verdaulich und eignen sich gut als kleine Abendmahlzeit oder auch zu Beginn oder zum Abschluss des Mittagessens. Als Suppengrundlage können Kraftbrühen verwendet werden. Suppen können wie Congees süß oder salzig sein, werden aber nicht so lange gekocht wie diese und enthalten meist mehr Zutaten.

Haferflockensuppe:

F Eine Pfanne wird erhitzt mit
E Sesamöl,
M worin Frühlingszwiebelringe leicht angebraten werden,
M hinzugefügt werden Haferflocken,
W Salz,
H etwas Zitronensaft,
F Rosenpaprika,
E gewürfelte Möhren und
M Pfeffer.
W Das Ganze wird mit Wasser ca. 30 Minuten geköchelt, mit Sojasoße abgeschmeckt und auf Teller verteilt.

Wirkung: baut Qi und Yang auf, tonisiert die Mitte, stärkt die Abwehrkraft *(TCM: Milz- und Lungen-Qi-Mangel, Nieren-Yang-Mangel)*. Nicht empfehlenswert bei Yang-Typen, Yin-Mangel, Unruhe und Schlafstörungen.

Süße Dinkelsuppe

W In kaltem Wasser
H gemahlenen Dinkel einweichen und anschließend
F unter Rühren erwärmen und weiter köcheln,
E Obst der Saison und
E etwas Naturjoghurt (E/H) unterheben und mit
E Ahornsirup und
M Zimt abschmecken.

Wirkung: nährt Blut und Säfte.

Gemüsesuppe mit Grünkern

H Grünkörner in Wasser über Nacht einweichen und
F nach dem Grundrezept köcheln,
E währenddessen Olivenöl in einer Pfanne erhitzen,
M Zwiebeln glasig dünsten, geriebene Muskatnuss und Pfeffer hinzufügen und
W mit Salz auf kleiner Flamme einige Minuten weiter dünsten.

H Anschließend Petersilie, eine geschnittene Tomate,
F Rosmarin,
E in Streifen klein geschnittene Möhren, Zucchini und Pilze hinzugeben und weiter dünsten. Geben Sie den vorgekochten Grünkern mit
M einer zerkleinerten Knoblauchzehe dazu,
W gießen Sie Wasser auf und köcheln Sie alles zusammen weiter.
H Anschließend bestreuen Sie die Suppe mit frischer Petersilie und
F etwas Paprikapulver.
E Sie können zusätzlich einen kleinen Schuss Sahne zum Abrunden hinzufügen.

Wirkung: stärkt die Mitte.

Möhrensuppe

E In einem Topf Walnussöl erhitzen, darin Möhren, Fenchelsamen,
M in Würfel geschnittene Zwiebeln,
Muskat, Chili und eine Scheibe frischen Ingwer andünsten,
W anschließend mit Wasser oder vorgekochter Brühe (siehe *Kraftbrühen*) aufgießen, zum Kochen bringen und salzen.
H Geben Sie etwas Petersilie und
F Rosmarin oder Oregano hinzu.
E Soll die Suppe nahrhafter sein, können Sie Suppennudeln oder vorgekochtes Getreide mitkochen.

Wirkung: stärkt das Qi und Yang, wärmt, hilft bei Yang-Mangel.

Kohlrabisuppe

M Frische Kohlrabi in kleine Würfel schneiden und in einen Topf geben, mit vorgekochter Brühe (siehe *Kraftbrühen*) oder Wasser gar kochen und pürieren.
E In einem Extratopf Sesamöl erhitzen und Spinat,
M kleingehackte Zwiebeln,
M geriebene Muskatnuss, Chili und

W Salz andünsten. Anschließend die Masse unter den Kohlrabibrei heben und
H mit saurer Sahne und frischer Petersilie abschmecken.

Wirkung: nährt Qi und Blut, löst Qi-Stagnationen, tonisiert die Lunge.

Tomaten-Fischsuppe

E In Olivenöl
M Zwiebeln, Knoblauch, Pfeffer und Chili in einem Topf anbraten,
W Fischfond (Grundrezept *Kraftbrühen*) aufgießen, Salz und
H geschälte Tomaten dazugeben und mit etwas Weißwein,
F Lorbeerblättern, Oregano und
E wenigen Sellerieknollenstückchen 10 Minuten köcheln.
M Geben Sie eine Scheibe frischen Ingwer, etwas Currypulver
W und kleine Fischstücke in die Flüssigkeit hinein und köcheln Sie diese noch eine Weile zusammen.
H Zum Schluss streuen Sie kleingehackte Petersilie über die Suppe.

Wirkung: stärkt das Milz- und das Nieren-Qi, wirkt harntreibend.

Hülsenfruchtrezepte

Hülsenfrüchte, richtig zubereitet, können Getreide gut ergänzen und somit Fleisch größtenteils ersetzen. Sie werden zum Wasser- sowie zum Erdelement gezählt, enthalten hochwertiges Eiweiß (beispielsweise die Sojabohne) und haben eine entfeuchtende, ausleitende Wirkung, die etwa bei Übergewicht sehr geschätzt wird. Getrocknete Hülsenfrüchte sollten in kaltem Wasser über Nacht eingeweicht werden, wobei das Einweichwasser anschließend weggeschüttet wird, um Blähungen zu vermeiden. Durch die Zugabe von Bohnenkraut oder einigen Algen werden Hülsenfruchtgerichte bekömmlicher. Der Druckkochtopf eignet sich zur Zubereitung sehr gut, denn die Garzeiten verringern sich deutlich. Hülsenfrüchte eignen sich gut als Beilage oder als Zugabe zu anderen Gerichten.

Bohnensuppe

Verschiedene Bohnen werden über Nacht in Wasser eingeweicht und mit Algen gar gekocht und püriert. Anschließend werden zerkleinerte Gemüse der Saison, Gewürze (etwa Chili, Pfeffer), Küchenkräuter und Olivenöl mit dem Bohnenbrei 20–30 Minuten sanft gegart. Zum Abschluss mit etwas Olivenöl oder saurer Sahne abschmecken und mit frischen Küchenkräutern überstreuen.
Wirkung: nährt Qi und Blut, stärkt die Milz und die Niere, entfeuchtet.

Erbsen-Gemüse

Erbsen werden über Nacht in Wasser eingeweicht.
E Olivenöl in einem Topf erhitzen,
M eine kleingewürfelte Zwiebel, Koriander und Pfeffer andünsten.
W Die eingeweichten Erbsen, Wasser, Salz (und eventuell zusätzlich noch Algen),
H eine Zitronenscheibe und
F Wacholderbeeren hinzufügen und 1–2 Stunden bei kleiner Flamme köcheln lassen. Sobald die Erbsen gar sind, mit
E Butterflocken oder Olivenöl abschmecken und garnieren.

Sie können auch andere Hülsenfrüchte wie Linsen auf diese Art zubereiten.
Wirkung: nährt Qi und Blut, stärkt Milz und Niere.

Kichererbsen-Cremesuppe

Kichererbsen werden über Nacht in Wasser eingeweicht und gar gekocht.
E Öl in einer Pfanne oder im Wok erhitzen,
M eine kleingewürfelte Zwiebel, Koriander, Pfeffer, Kurkuma und Knoblauch andünsten.
W Die gar gekochten Kichererbsen, Wasser und Salz hinzufügen und 10–20 Minuten bei kleiner Flamme köcheln lassen.
H Einige Spritzer Balsamicoessig, frische Petersilie,
F etwas Rosenpaprika und

E etwas Milch oder Sahne unterheben, kurz mitköcheln und danach pürieren.

Zum Schluss mit Butterflocken abschmecken und garnieren.

Dieses Gericht können Sie auch mit weniger Flüssigkeit als Püree zubereiten.

Wirkung: nährt Qi und Blut, stärkt Milz und Niere.

Indische Linsen (Dal)

Linsen werden über Nacht in Wasser eingeweicht.

E Öl in einem Topf erhitzen, kleingeschnittene Möhren,

M eine kleingewürfelte Zwiebel, geraspelten frischen Ingwer und etwas Curry andünsten.

W Die eingeweichten Linsen, Wasser und Salz hinzufügen und bei kleiner Flamme weich köcheln lassen.

Fertig. Passt vorzüglich zu Reis.

H Sie können die Linsen auch vor dem Servieren mit frischer Petersilie und

F Kräuter wie Thymian, Basilikum, Salbei oder Rosmarin bestreuen und

E zum Schluss mit Butterflocken abschmecken und garnieren.

Wirkung: nährt Qi und Blut, stärkt Milz und Niere, sättigt.

Gemüsegerichte

Bulgur mit Tomaten

H Bulgur in 3-facher Menge Wasser 15–20 Minuten garen und mit kleingeschnittenen Tomaten,

F frischem, kleingehacktem Ruccola-Salat, Basilikum,

F Oregano, Thymian und etwas Rosenpaprika mischen

E und mit Olivenöl,

M Pfeffer und

W Salz abschmecken

Wirkung: baut Säfte auf, erfrischt, hilft bei Nieren- und Herz-Yin-Mangel oder Hitze-Problematik, etwa bei Schlafstörungen. Nicht bei einer bestehenden Feuchtigkeitsproblematik anwenden.

Gemüsepfanne

E Öl in einer Pfanne oder im Wok erhitzen,
M eine kleingewürfelte Zwiebel, Knoblauch, etwas frischen Ingwer und Muskat dünsten,
W einige eingelegte Oliven, Salz,
H frische Petersilie,
F frischen Rosmarin, frischen Thymian,
E gestiftelte Möhren und geschnittenen Fenchel, gewürfelte Rote Bete und ein paar geraspelte Walnüsse dazugeben und gar dünsten. Zum Schluss mit Butterflocken abschmecken.

Sie können die Rote Bete auch getrennt zubereiten und zum Schluss hinzugeben, um ein Abfärben zu verhindern. Weiterhin können Sie vorgekochtes Getreide (z. B. Weizen, Grünkern usw.) in der entsprechenden Phase hinzufügen und mitbraten.
Wirkung: nährt Qi und Blut, wärmt, hilft bei Milz-Qi-Mangel, stärkt die Nieren.

Kürbissuppe

E Olivenöl in einem Topf erwärmen, darin
M Zwiebeln andünsten, Lauch und Sellerie dazugeben, weiterhin
W mit Salz würzen, mit Wasser auffüllen und kurz köcheln.
H Petersilie,
F Rosmarin und
E gewürfelten Kürbis (am besten Hokaidokürbis) hinzufügen und garen. Die Suppe kann anschließend im Mixer püriert werden und mit angerösteten Nüssen oder Kernen (Sonnenblumenkerne, geraspelte Mandeln oder Sesam ohne Öl in der Pfanne rösten) und mit
M ein wenig Pfeffer bestreuen und servieren.

Wirkung: nährt Qi und Blut, stärkt die Mitte.

Kürbis im Ofen

E Kürbisstücke (am besten Hokkaidokürbis) auf ein geöltes Blech legen und mit halbierten Kartoffeln und
M halbierten Zwiebeln belegen und mit
W Salz bestreuen,
H mit etwas Balsamicoessig beträufeln,
F Rosmarin und Thymian darüber verteilen und
E Olivenöl darübergießen. Den vorgeheizten Ofen nach etwa 10 Minuten auf kleine Stufe schalten und gar backen. Zum Befeuchten zwischendurch mit etwas Wasser beträufeln.

Wirkung: nährt Qi, Blut und Yang, stärkt und wärmt, hilft bei ständigem Frieren oder niedrigem Blutdruck.

Pilzeintopf

E Olivenöl in einem Topf erwärmen,
M klein gewürfelte Zwiebeln darin anbraten und dann mit etwas
W Salz in kochendes Wasser geben.
H Petersilie, Grünkern,
F Oregano,
E gemischte Pilze, in Scheiben geschnittene Möhren, Blumenkohl oder Broccoli,
M frischen Ingwer, Lauch, Sellerie und
W eine kleine Menge Algen hinzufügen und zusammen garen.
H Vor dem Servieren mit Petersilie bestreuen.

Wirkung: nährt Qi und Blut, bewegt das Qi, entfeuchtet, hilft bei Milz-Qi-Mangel.

Gemüse-Ratatouille

E Öl in einer Pfanne erhitzen,
M eine kleingewürfelte Zwiebel, frischen Ingwer, Curry und Knoblauch dünsten.
W Salz,
H Petersilie,

F Oregano, Gelbwurz (Kurkuma) und
E gestiftelte Möhren und grüne Bohnen dazugeben und dünsten.

Kurz darauf gewürfelte Auberginen, Paprika und Zucchini unterheben. Zum Schluss mit Kokospaste abschmecken.
Wirkung: wärmt und vertreibt Kälte, hilft bei Milz-Qi-Mangel.

Tofugerichte

Gebratener Tofu mit Gemüse

E Sesamöl in einer Pfanne oder im Wok erhitzen, kleingeschnittene Möhren, Fenchel, Sellerie (und weiteres Gemüse der Saison)
M mit Lauch, Muskat, Chili und einer frischen Ingwerscheibe anbraten.
W Dann Salz,
H gehackte Petersilie und etwas Zitronensaft,
F Kurkuma und
E Tofuwürfel hinzufügen und einige Minuten mitbraten.
M Anschließend mit etwas gemahlenem Pfeffer überstreuen und mit
W Sojasoße würzen.

Wirkung: nährt Qi und Blut.

Panierter Tofu

E Tofuscheiben mit
M Chili, Pfeffer und
W Sojasoße ziehen lassen und anschließend in
H Weizen- oder Dinkelvollkornmehl wenden. Den Tofu nochmals in einer Mischung aus
F Rosenpaprika, (Muskat) und
E Eigelb wenden, dann wiederum in Sesam wenden. Der Tofu wird dann auf beiden Seiten goldgelb in Sesamöl gebraten.

Wirkung: nährt Qi und Blut.

Fleisch- und Fischgerichte

Fleisch und Fisch enthalten zwar leicht verfügbares Eiweiß, ihr übermäßiger Verzehr wird jedoch aus ethischen, ökonomischen und gesundheitlichen Gründen nicht unbedingt empfohlen. Bei geschwächten oder älteren Menschen sind Fleisch- und Fischspeisen jedoch wie Medizin zu betrachten und einzusetzen.

Gefüllte Thunfisch-Paprika

E Den oberen Teil einer grünen Paprika sowie die inneren Kammern und Samen entfernen und das Fruchtfleisch separat weich dämpfen.
E Währenddessen in einer Pfanne Olivenöl erhitzen,
M Zwiebeln, Knoblauch,
W Sardellen, in Öl eingelegten Thunfisch (ohne Öl) und
H eine gehäutete und gewürfelte Tomate hinzugeben und dünsten.
F/M Anschließend mit frischen Kräutern würzen.
Die vorbereitete Paprika mit der Masse füllen und in den Backofen geben, etwa 30 Minuten backen, dann etwas
E Käse darüber geben und nochmals in den Backofen stellen, bis der Käse zerlaufen ist.
Wirkung: löst Kälte- und Feuchtigkeitsstagnation, hilft bei Rheuma.

Karpfensuppe

W Einen Karpfen filetieren (lassen), die Filetstückchen in Würfel schneiden, etwas salzen und zur Seite legen. Aus den Resten (Kopf, Gräten, Schwanz) eine Fischbrühe nach dem Grundrezept herstellen (siehe Seite 165) und anschließend die Fischwürfel hinzugeben, einige Minuten weiter köcheln und mit Kartoffelstärke (oder Kartoffelbrei) andicken. Zum Servieren mit
H Petersilie überstreuen.
Wirkung: tonisiert Qi und Blut, wärmt, entfeuchtet, stärkt die Niere, fördert die Milchbildung nach der Geburt.

Ingwer-Huhn

E In einem Wok oder einer Gusseisenpfanne Öl erhitzen. Kürbiskerne,
M gewürfelte Zwiebeln, geriebenen Knoblauch mit einigen frischen Ingwerscheiben anbraten.
W Salz hinzufügen und
H in Streifen geschnittenes Huhn oder Hühnerschlegel dazugeben und von allen Seiten anbraten.
F Anschließend Rotwein und
E Pilze (in Scheiben) hinzufügen und schmoren.
M Zum Abschluss mit Chili, Pfeffer und
W Sojasoße abschmecken.

Wirkung: stärkt Qi und Yang, wärmt, regt die Libido an.

Geschmortes Putenfleisch mit Rosmarin

M Putenfleisch in Streifen schneiden und mit Chilipulver,
W Salz und etwas Muskatnuss würzen und anbraten. In eine gefettete Auflaufform geben,
F Rosmarin und
E in Scheiben geschnittene Kartoffeln darauf verteilen, mit etwas Milch und Sahne aufgießen und mit Alufolie abgedeckt im Ofen mehrere Stunden sanft garen.

Wirkung: wärmt und stärkt die Mitte, befeuchtet, tonisiert die Nieren und die Lungen. Dieses Gericht können Sie bei Feuchtigkeitsproblematik auch mit Wasser anstelle von Milch oder Sahne kochen.

Putenfleisch in Weizenbier

E In einer gusseisernen Pfanne Olivenöl erwärmen,
M Zwiebeln anrösten und mit frischen Ingwer und
W Salz
H das zerkleinerte Putenfleisch gar schmoren. Weizenbier aufgießen und mit Petersilie ausgiebig köcheln lassen.

Wirkung: nährt Qi und Blut, wärmt und stärkt die Mitte, befeuchtet, beruhigt.

Rindfleisch in Rotwein

F Das über Nacht in Rotwein eingelegte
E Rindfleisch in einem Wok oder einer Gusseisenpfanne mit Öl anbraten.
M Gewürfelte Zwiebeln, geriebenen Knoblauch, geraspelten frischen Ingwer,
W Salz,
H Petersilie und
F Thymian hinzufügen. Mit Rotwein übergießen und köcheln lassen.
E Später süße, quadratisch geschnittene Äpfel und Champignons in Scheiben hinzufügen und mitkochen.
M Zum Abschluss mit Chili, Pfeffer und
W Sojasoße abschmecken.

Wirkung: stärkt Qi und Yang, wärmt, regt die Libido an.

Ofen-Lammkeule

F Lammkeule auf ein geöltes Blech legen, mit
E halbierten Kartoffeln und
M halbierten Zwiebeln belegen und mit
W Salz bestreuen,
H einige Tomaten hinzugeben,
F Rosmarin und Thymian darüber verteilen und
E reichlich Olivenöl darüber gießen. Den vorgeheizten Ofen nach etwa 10–15 Minuten auf kleine Stufe schalten und anschließend gar backen. Zum Befeuchten zwischendurch mit etwas Wasser beträufeln.

Wirkung: stärkt Qi und Yang, wärmt, regt die Libido an, hilft bei ständigem Frieren oder niedrigem Blutdruck.

Schwarze Sojabohnen mit Huhn in Reiswein

Schwarze Sojabohnen* werden über Nacht in Wasser eingeweicht und anschließend mit Algen gar gekocht.

M Reiswein erhitzen und ein paar Nelken,
W die vorgekochten schwarzen Bohnen, Salz,
H Geflügelschenkel,

F Rosmarin und

E etwas Malzzucker und schwarzen Sesam hinzufügen und bei schwacher Hitze ausgiebig köcheln lassen. Zum Abschluss mit geröstetem Sesamöl* abschmecken.

Wirkung: stärkt und befeuchtet vor allem das Nieren-Yin (und wärmt das Nieren-Yang), gut bei Altersschwäche. Für Frauen nach der Entbindung ohne Reiswein und Nelken zubereiten.

*in Asienläden erhältlich

Salate

Salate sind wichtige Vitaminspender und unterstützen die Entgiftung des Körpers, insbesondere bei Fleischkonsum. Im Sommer sind alle Arten von Blattsalaten angenehm erfrischend, im Winter sollte mehr geraspeltes Wurzelgemüse mit erwärmenden Zusätzen wie Walnüssen, gerösteten Kernen und Balsamicoessig verwendet werden.

Erfrischender Sommersalat mit Tomaten und Mozzarella

H Tomaten klein schneiden, mit

F frischem geschnittenem Basilikum und

E in Scheiben geschnittenem Mozzarella vermischen (oder anrichten) und mit Olivenöl übergießen,

M darüber etwas Pfeffer mahlen und zum Schluss mit

W Salz bestreuen und mit

H Balsamicoessig überträufeln.

Wirkung: befeuchtend und kühlend.

Winterlicher Wurzelsalat

E Geraspeltes Wurzelgemüse wie Möhren, Rote Bete, Sellerie und geschnittene Walnüsse und einen geriebenen Apfel vermischen.

Eine Salatsoße mit folgenden Zutaten herstellen:

M gemahlener Pfeffer, geraspelter Ingwer, etwas feingehackte Zwiebel,

W Meersalz,
H Balsamicoessig,
F Thymian und
E Walnussöl. Die Salatsoße auf dem Salat verteilen und angeröstete Sonnenblumenkerne darüber streuen.

Wirkung: baut Qi und Blut auf, erfrischt.

Feldsalat mit Alfalfakeimlingen

H Gewaschenen Feldsalat, frische Alfalfakeimlinge,
E einen geriebenen Apfel, geraspelte Möhren und Walnüsse vermischen.

Eine Salatsoße mit folgenden Zutaten herstellen und auf dem Salat verteilen:

E Sonnenblumenöl, etwas feingehackte Haselnüsse,
M gemahlenen Pfeffer,
W Salz,
H Zitronensaft und Petersilie.

Wirkung: baut Qi und Blut auf, erfrischt.

Süße Speisen

Süßspeisen können sowohl zum Frühstück als auch abends gegessen werden (siehe auch Getreiderezepte Seite 148).

Bratapfel

E Äpfel aushöhlen. Eine Füllung herstellen aus Ahornsirup, kandierten Mandeln,
M gemahlenem Ingwer, Zimt und Kardamom. Die Äpfel mit der Mischung füllen und im Backofen langsam backen, bis die Äpfel weich sind. Zum Abschluss mit einem Tupfen süßer, steifgeschlagener Sahne oder mit Vanillepudding anrichten.

Wirkung: baut die Säfte auf, erfrischt.

Reiscreme

E Milch (oder Sojamilch) in einem Topf erhitzen, dazu eine Vanillestange, etwas gehackte Mandeln,
M Reismehl, Zimtpulver,
W eine kleine Prise Salz,
H ein paar Tropfen Zitrone und etwas geriebene Zitronenschale einrühren und auf kleiner Flamme eindicken lassen.
F Anschließend mit etwas Kakao bestreuen und mit
E Ahornsirup oder Honig übergießen.

Wirkung: wirkt erfrischend und befeuchtend, baut Qi und Säfte auf, befeuchtet die Lunge.

Getreidebrei mit Kirschen

F Geschroteten Roggen in einem Topf ohne Öl rösten, mit heißem Wasser aufgießen und über Nacht zum Einweichen stehen lassen. Überschüssiges Wasser am nächsten Tag abgießen und
E Nüsse (Mandeln, Haselnüsse oder Cashewnüsse) sowie
M Reis dazugeben, eine halbe Stunde kochen, dann den Brei bei geringer Hitzezufuhr quellen lassen.
W Eine Prise Salz,
H einen Spritzer Zitrone,
E Zimt und entkernte Kirschen dazugeben, ein Eigelb und ein steifgeschlagenes Eiweiß unter die Masse geben und mit Ahornsirup abschmecken.

Wirkung: tonisiert Qi und Blut.

Kokosreis

Wasser aufkochen, dann braunen Zucker,
M Kardamompulver, geriebenen frischen Ingwer und gewaschenen und eingeweichten Langkornreis dazugeben und köcheln lassen, bis alles gar ist.
Gleichzeitig
E in einem Topf Butter schmelzen,
Kokosraspeln, Cashewkerne und Rosinen rösten,

M den fertigen Reis dazugeben und
W mit Salz und
H etwas Zitronensaft abschmecken.

Wirkung: nährt Qi und Blut, erwärmt leicht, hilft bei Qi- und Yang-Mangel.

Kompott

E Klein geschnittenes Obst in einem Topf langsam erwärmen. Eventuell kann noch etwas brauner Zucker, Ahornsirup oder Malzzucker hinzugefügt werden. Dann Vanille, Zimt,
M Anis, Nelken und frischen Ingwer dazugeben und
W mit Wasser aufgießen, aufkochen und einige Zeit auf niedriger Flamme köcheln lassen.
H Etwas Zitronensaft und
F eine kleine Menge Kakao hinzufügen und anschließend mit
E Kudzu oder Wildpfeilwurzelmehl aufkochen zum Eindicken.

Wirkung: erfrischt und befeuchtet.

Getränke

Flüssigkeiten machen einen großen Teil von dem aus, was wir täglich zu uns nehmen, daher sollten wir auf ihre Wirkung und ihre Qualität achten. Am neutralsten ist Wasser selbst, welches aufgekocht und einige Zeit geköchelt wird. Dieses heiße Wasser regt den Stoffwechsel an und schmeckt erstaunlich gut! Im Sommer kann Wasser auch kalt getrunken werden, jedoch besser ohne Kohlensäure. Entsprechend zubereitete Getränke können passend zur Konstitution und zur Jahreszeit stärkend wirken und außerdem Ernährungsfehler ausgleichen. Zudem werden Kräutertees seit alters her zur Behandlung von Erkrankungen eingesetzt.

Tees mit festen Bestandteilen wie Wurzeln oder Körner werden in einem Glas-, Keramik- oder Emailletopf 5–30 Minuten geköchelt. Leichtere Blätter- und Blütentees werden mit kochendem Wasser aufgegossen und etwa 5–10 Minuten zum Ziehen stehen gelassen. Die Menge der Teekräuter hängt vom Geschmack und von der erwünschten Wirkung ab. Hier gilt: je mehr, desto kräftiger. Im Allgemeinen wird auf eine Tasse etwa ein halber TL Teedroge verwendet. Probieren Sie selbst aus, welche Tees und welche Stärke Ihnen am besten schmecken.

Maishaartee (Maisgriffeltee) – wird meist überbrüht, kann aber auch aufgekocht werden. Wirkt erfrischend, harntreibend, feuchte Hitze aus Leber und Gallenblase ausleitend, hilft bei Gallenproblemen.

Grüner Tee wird meist mit auf 70–80 °C abgekühltem Wasser überbrüht. Wirkt kühlend, feuchte Hitze ausleitend, geistig anregend, hilft bei Übergewicht, Arteriosklerose, hohem Blutdruck, Kopfschmerzen. Ein idealer Ersatz für Kaffee oder Schwarztee.

Schwarzer Tee wird überbrüht und kann gesüßt und mit Milch getrunken werden. Wirkt ähnlich wie grüner Tee, jedoch nicht so kühlend. Zu viel Schwarztee trocknet aus und sollte nicht bei Blutarmut genossen werden.

Roter Tee (Pu Erh oder Tuo Cha) wirkt entschlackend und ähnlich wie schwarzer Tee, jedoch nicht so trocknend. Hilft insbesondere bei feuchter Hitze oder Übergewicht.

Yogitee (Gewürztee, bestehend unter anderem aus Nelken, Zimt, Ingwer, Kardamom, evtl. Schwarztee) wird aufgekocht und meist gesüßt und mit Milch serviert. Wirkt sehr erwärmend, anregend und abwehrsteigernd und kann daher im Winter, bei Appetitlosigkeit, Nieren-Yang-Mangel, niedrigem Blutdruck, Erkältungsneigung oder bei ständigem Frieren empfohlen werden.

Kaffee wirkt anregend auf den Geist, trocknet die Säfte und sollte nicht im Übermaß getrunken werden. Bekömmlicher wird Kaffee, wenn er mit etwas Kardamom aufgebrüht wird.

Frischer Ingwertee wird aufgekocht und wirkt erwärmend (besonders auf die Mitte), verdauungsanregend, Qi-bewegend, abwehrstärkend und hilft bei Milz-Qi-Mangel, bei Übelkeit, zur Entgiftung nach dem Genuss verdorbener Speisen, bei Erkältungsanfälligkeit bzw. bei einer beginnenden Erkältung (*TCM: Wind-Kälte greift die Lunge an,* siehe Seite 215).

Süßholztee wird aufgekocht und wirkt Qi-aufbauend, harmonisierend auf Milz und Magen und verbessert somit die Resorptionsfähigkeit im Verdauungstrakt. Hilft bei Müdigkeit, Magenschmerzen oder Husten.

Kumintee (Kreuzkümmeltee) wird aufgekocht und wirkt Qi-bewegend. Unterstützt die Verdauung eines fettreichen oder schweren Essens. Hilft bei Blähungen.

Pfefferminztee wird überbrüht und wirkt erfrischend, Qi bewegend und leicht schweißtreibend. Hilft bei Halsentzündungen *(TCM: Wind-Hitze greift die Lunge an)*, Kopfschmerzen und Augenreizungen *(TCM: Leber-Feuer)*, Leber- und Gallenbeschwerden oder um Hautausschläge an die Oberfläche zu bringen, etwa um den Verlauf einer Masernerkrankung günstig zu beeinflussen. Weil Pfefferminze kühlend wirkt, sollte sie weniger im Winter oder bei einer Kältekonstitution verwendet werden.

Kamillentee wird überbrüht und wirkt kühlend, entzündungshemmend und hilft bei Magenbeschwerden.

Getreidetees werden aufgekocht und können aus den verschiedenen Getreidesorten hergestellt werden, z. B. bei der Zubereitung einer Getreidemahlzeit. Zur Einschätzung der Wirkung schlagen Sie bitte auf Seite 113 nach. Beispielsweise hilft Weizentee bei Schlafstörungen oder Nachtschweiß *(TCM: Herz-Blut-Mangel oder Herz-Yin-Mangel)*.

Früchte- oder Hibiskustees werden aufgekocht oder überbrüht und wirken säftebewahrend und erfrischend, helfen bei Trockenheitszuständen oder Hitze und sind daher eher im Sommer geeignet.

Obst- oder Gemüsesäfte (sie sind natürlich keine Tees) wirken sehr befeuchtend und sollten nur in kleinen Mengen und eher im Sommer getrunken werden. Obstsaft kann beispielsweise mit Zimt erwärmt werden, um diese Wirkung auszugleichen.

13. Getreidekuren

Eine Getreidekur dient als Entgiftungskur zur grundlegenden körperlichen Entschlackung und ist eine bessere Alternative zum üblichen Fasten. Auch zur Unterstützung beim Abnehmen, zur Vorbeugung vor Zivilisationskrankheiten oder für spezielle Gesundheitsprobleme eignen sich Getreidekuren. In manchen Fällen reicht schon alleine eine Kur aus zur Genesung.

Die beste Jahreszeit für eine Kur ist während der sogenannten Erde-Zeit, d.h. jeweils 18 Tage „zwischen den Jahreszeiten" (siehe Seite 31), vor allem im Frühjahr oder im Herbst. Eine Getreidekur sollte zwischen 10 und 12 Tagen dauern.

Die Getreidesorte für eine solche Kur wird nach konstitutionellen Faktoren ausgewählt und jeweils in Wasser mit etwas Salz zubereitet, gebacken oder auch angeröstet genossen. Sie können soviel davon essen, wie es Ihnen beliebt. Wird das Getreide (ohne Öl) vor dem Kochen angeröstet, um eine trocknende und leicht erwärmende Wirkung zu erzielen, sollten Sie zum Fertiggaren nur kochendes Wasser darüber gießen.

Während der Kur sollten Sie neutrale Getränke trinken wie beispielsweise heißes Wasser, die beim Kochen verbliebene Brühe, Maishaartee sowie die empfohlenen Tees zur persönlichen Konstitution (siehe Seite 180). Trinken Sie nicht mehr, als Sie Durst haben.

Bei Blähungen oder Resorptionsstörungen wird das Getreide mit frischem Ingwer zubereitet. Sollte es zur Verstopfung während einer Kur kommen, wird folgendes Rezept empfohlen: trinken Sie die Flüssigkeit aus jeweils einer Handvoll Aprikosen und Walnüssen, die in einem halben Liter Wasser weichgekocht wurden.

Bei sehr schwachen oder älteren Personen wird nicht zu einer Kur geraten werden, es sei denn, das Getreide wird mit Gemüse kombiniert. Bei Menschen, die sich überwiegend von Fleisch ernähren, sollte eher eine „Rohkost-Salat-Kur" oder eine „Chlorophyllkur" zur Entgiftung durchgeführt werden.

Reiskur

Geeignet bei: feuchter Hitze im Unteren Erwärmer (Leber, Dickdarm), Hautproblemen

Nicht geeignet bei sehr schwachem Nieren-Qi.

Weizen-/Dinkel-Kur

Geeignet bei: Herz-Yin-Mangel, Nieren-Yin-Mangel, Trockenheitsproblematik, Schlafstörungen, Gedächtnisschwäche.

Nicht geeignet bei Feuchtigkeit-/Schleim-Konstitution mit Milz-Qi-Mangel.

Haferkur

Da Hafer ein sehr energiespendendes Getreide ist, ist es geeignet bei: Blutniederdruck, Schwäche, Impotenz, Nieren-, Milz- und Magen-Qi-Schwäche.

Nicht geeignet bei Schilddrüsenüberfunktion, innerer Unruhe oder Schlafstörungen.

Hirsekur

Geeignet bei: feuchter Hitze im Dickdarm oder Magen.

Nicht geeignet bei Magen-Kälte.

Grünkernkur

Grünkern ist früh geernteter und angerösteter Dinkel. Grünkern hebt das Qi der Leber und ist geeignet bei: Leber- und Milz-Qi-Mangel, Blutniederdruck, Blutarmut, feuchter Hitze und nach überstandener Hepatitis.

Nicht geeignet bei Leberfeuer.

Buchweizenkur

Die Buchweizenkur sollte nur 5 Tage durchgeführt werden!

Buchweizen sollte vor dem Kochen angeröstet werden und ist geeignet als Winterkur. Es stärkt das Nierenfeuer (Nieren-Yang) und das Herz-Yang.

Nicht geeignet bei Hitzeproblematik oder im Sommer.

Roggenkur

Roggen wirkt durchblutungsfördernd, beugt Herzinfarkt vor und ist geeignet bei Blut-Hitze-Problematik.

Nicht geeignet bei Kältezuständen oder im Winter.

Amaranthkur

Amaranth ist das Krieger-Getreide der Inkas. Es tonisiert das Nieren-Yang.

Nicht geeignet bei Hitzezuständen.

Gerstenkur

Gerste sollte eventuell vor Gebrauch angeröstet werden. Sie kühlt und hilft bei Verschleimung, Feuchtigkeitsproblematik, feuchter Hitze im Magen und Dickdarm.

Nicht geeignet bei Trockenheits- und Kälteproblematik.

Kapitel VII
Bleiben Sie gesund

Allgemeine Empfehlungen für die Gesundheit

„Gesundheit und Wohlbefinden könnt Ihr nur erlangen,
wenn Euer Geist in der Mitte ruht,
wenn Ihr Eure Energie nicht vergeudet
und den Fluss von Qi und Blut konstant haltet,
wenn Ihr Euch den jahreszeitlichen Veränderungen
und den jährlichen makrokosmischen Einflüssen anpasst
und vorbeugend Euer Selbst nährt."
(aus „Der Gelbe Kaiser")

Warten Sie nicht, bis sich körperliche Krankheitssymptome einstellen, um sich selbst zu helfen. Beugen Sie vor, und harmonisieren Sie Ihre Körperenergien, um Ihr Wohlbefinden zu erhalten und zu steigern, denn ein glücklicher und ausgeglichener Mensch wird selten krank.

Sie selbst können durch alltägliche Handlungen entscheidend zu Ihrer Gesundheit beitragen. Folgende allgemeine Empfehlungen mögen Sie dazu anregen:

1. Geben Sie den *großen* Dingen des Lebens wie Liebe und Freundschaft genügend Raum. In der heutigen Zeit mit einem Übermaß an Stress und hohen Anforderungen ist das besonders wichtig.
2. Achten Sie darauf, Zufriedenheit und Glück zu pflegen, und freuen Sie sich auch an den *kleinen* Dingen des Lebens, denn diese nehmen wir meist als selbstverständlich hin. Dankbarkeit ist der Schlüssel zur heiteren Gelassenheit.
3. Schenken Sie sich selbst Raum und Zeit zur Besinnung, für Stille, Meditation, Kreativität. Nur so finden Sie zu sich selbst und können Ihre wahren Bedürfnisse und Talente wahrnehmen.

4. Üben Sie sich in Disziplin. Doch seien Sie im übrigen freundlich mit sich selbst und lernen Sie, sich und anderen zu verzeihen. Freiheit ist eine Frucht des Geistes.
5. Bemühen Sie sich um ein ausgeglichenes Leben: ausreichend Ruhe, Schlaf und Entspannung, jedoch auch Aktivitäten an der frischen Luft sowie Spaziergänge in der Natur sind Grundlagen eines gesunden und schöpferischen Lebens.
6. Üben Sie sich in Bescheidenheit, denn oft sind unsere eigenen Wünsche unsere größten Feinde. Vergleichen Sie sich nicht mit anderen, denn das fördert Eitelkeit und Bitterkeit.
7. Halten Sie Maß – zuviel des Guten wird Ihnen schaden. Auch Gewohnheiten wie Rauchen, Kaffee- und Schwarzteetrinken, Alkoholkonsum sowie Fernsehen sind in diesem Licht zu sehen. Vermeiden Sie Fanatismus und Übertreibungen.
8. Lernen Sie – langsam und liebevoll – sich mit dem Tod anzufreunden. Der Tod ist ohnehin unvermeidbar, und wenn Sie sich mit ihm versöhnen, kann es Ihnen helfen, das Wichtige vom Unwichtigen in Ihrem Leben besser zu unterscheiden.

Ernährung zur Erhaltung und Steigerung des Wohlbefindens und zur Vorbeugung gegen Krankheiten

Folgende einfache Ernährungsempfehlungen können Sie leicht in Ihren Alltag integrieren. Gelingt es Ihnen, diese grundlegenden Tipps praktisch umzusetzen, werden Sie sich vitaler, allgemein wohler und rundum gesunder fühlen; Ihre Leistungsfähigkeit wird sich steigern, die Krankheitsanfälligkeit nachlassen und mit Stress werden Sie besser umgehen können als früher. Sind Sie zur Zeit erkrankt, dann sollten Sie unbedingt versuchen, diese Empfehlungen einzuhalten, denn weitere Therapieverfahren einschließlich der Ernährungstherapie können dann erst dauerhaft erfolgversprechend eingesetzt werden.

Seit Jahrtausenden gilt die Pflege der „Mitte" als das Wichtigste an der gesunden Ernährung. Milz und Magen können aus einer einfachen, milden und ausgeglichenen Kost Energie und Aufbaustoffe leicht extrahieren. Erst in zweiter Linie ist die Berücksichtigung Ihrer individuellen Konstitution ausschlaggebend.

So pflegen Sie Ihre Mitte:

1. Verwenden Sie möglichst frische, unbelastete und naturbelassene Lebensmittel.
2. Stellen Sie Ihren Speiseplan in Anlehnung an die Früchte der Jahreszeiten und nach dem aktuellen frischen Angebot des Wochenmarktes zusammen.
3. Achten Sie auf das Prinzip der Ausgeglichenheit zwischen Yin und Yang. Vermeiden Sie Extreme. Essen oder trinken Sie weder zuviel noch zuwenig, noch zu heiß oder zu kalt. Essen Sie ausgewogen, abwechslungsreich und von allen Geschmacksrichtungen etwas. Die Ernährung sollte hauptsächlich aus Getreide bzw. Hülsenfrüchten bestehen, ergänzt mit reichlich Gemüse und etwas Obst. Milchprodukte und tierisches Eiweiß sollten nur in Maßen verzehrt werden, ebenso Fette, Öle und Süßigkeiten.
4. Fördern Sie den Wohlgeschmack der Speisen durch bekömmliche Zubereitung sowie Verwendung von Gewürzen und frischen Küchenkräutern. Versuchen Sie Fast Food, Tiefkühlkost, Mikrowellenzubereitung, Instantgerichte, industriell verarbeitete Nahrungsmittel, Zucker- und Milchprodukte und auch belegte Brote auf Ihrem Speiseplan deutlich zu reduzieren.
5. Das Sprichwort „Frühstücke wie ein Kaiser, speise mittags wie ein Edelmann und nimm die Abendmahlzeit eines Bettlers" hat seine Berechtigung. Meiden Sie insbesondere üppiges Essen nach 19 Uhr.
6. Trinken Sie nur wenig zu den Mahlzeiten.
7. Essen Sie vor der Hauptmahlzeit eine magensaftanregende Speise, z.B. eine kleine Schale würzige Suppe anstelle von Salat. Auch sollten Sie statt der klassischen Nachspeise ebenfalls etwas Verdauungsförderndes zu sich zu nehmen.
8. Achten Sie auf regelmäßige Mahlzeiten in entspannter Atmosphäre mit genügend Zeit und einer appetitlichen Zubereitung und Darreichung, denn das Auge isst mit!

Einige Erläuterungen zu den oben genannten Ernährungsempfehlungen

zu 1. Frische Lebensmittel sind natürlich am besten direkt aus dem eigenen Garten oder vom Wochenmarkt. Doch auch in der Frischgemüse- und Obstabteilung im Supermarkt kann man fündig werden. Denn in welkem Obst und Gemüse sowie in Tiefkühlkost, Fertiggerichten und durch die Zubereitung im Mikrowellenherd ist und wird die natürlich enthaltene Lebensenergie vermindert. Deshalb sollte man darauf achten, dass solche Kost nicht zu oft auf dem Speiseplan steht. Nahrungsmittel und Speisen, die wenig Lebensenergie enthalten, können uns auch wenig Lebensenergie spenden.

Unbelastete Lebensmittel sind (überwiegend) frei von Düngemitteln, Pestiziden, Konservierungsmitteln, Farbstoffen, Medikamenten, Hormonen, chemischen Zusatzmitteln, Giften (z. B. Schimmelpilztoxine). Bestrahlung und sonstige industrielle Verfahren sind ebenfalls ungünstig für die Lebensmittel und somit für die Gesundheit.

Lebensmittel sind lebendig! Industriell verarbeitete und isolierte Produkte wie Weißmehl, weißer Zucker, geschälter Reis usw. sollten nicht oft verzehrt werden. Vitamin- und Mineralstoffmangelzustände sowie Verdauungsbeschwerden durch fehlende Ballaststoffe können die Folge sein.

zu 2. Der Wechsel der Jahreszeiten spiegelt die Wandlung und die Qi-Bewegung innerhalb des Körpers wider. Jede Jahreszeit und jede Gegend bieten ihre speziellen Feld- und Baumfrüchte. Die Natur präsentiert uns also genau das, was wir für unseren Organismus jeweils benötigen.

- Im Frühling sollten mehr Nahrungsmittel mit reinigender, erfrischender und aufsteigender Wirkung verzehrt werden; etwas mehr Grünes, Rohkost und Sprossen, weniger Fleisch sowie weniger fette und energetisch heiße Speisen.
- Im Sommer bieten sich mehr kühlende und befeuchtende Nahrungsmittel an wie Obst, Säfte und Salate. Gleichzeitig sollte man weniger fettige Lebensmittel oder solche mit trocknenden oder erhitzenden Eigenschaften essen.

- Im Herbst sollte die Nahrung eher harmonisierend oder erwärmend wirken. Kennzeichen sind beispielsweise die Farben Gelb und Orange, ihre Geschmacksrichtungen sind süß bis neutral. Auch Speisen, die die Lunge befeuchten, sind empfehlenswert.
- Im Winter eignen sich energetisch warme (bis heiße) und gekochte, gebackene, gebratene Nahrungsmittel mit ernährend-stärkendem Charakter; also mehr Fleisch, Lager- und Wurzelgemüse, Nüsse, Hülsenfrüchte und Trockenobst. Reduziert werden sollten energetisch kalte und erfrischende Nahrungsmittel wie Südfrüchte, Salate und Eiscreme.

zu 3. Das goldene Mittelmaß ist auch beim Essen die beste Orientierung. Wenn Sie in Ruhe essen und ausreichend kauen, spüren Sie Ihren ganz persönlichen Sättigungspunkt besser, und eventuell genau dann, wenn es Ihnen gerade am besten schmeckt. Zu wenig essen ist allerdings genauso ungünstig, auch lange Fastenkuren werden traditionell nicht empfohlen.

Westliche Ernährungsforscher empfehlen eine abwechslungsreiche und ausgeglichene Kost. Die TCM empfiehlt ebenfalls eine Ausgeglichenheit in den Geschmacksrichtungen und bei der energetisch-thermischen Wirkung, um Einseitigkeit zu vermeiden. Zuviel Süßes führt z. B. zu einer Überfeuchtung des Organismus und somit zu Übergewicht. Zuviel Scharf-Heißes kann zu Bluthochdruck, Zornausbrüchen und Sehstörungen führen usw. (siehe Seite 84). Zuviel Abkühlendes wie Rohkost, Eiscreme, Tiefkühlkost, Südfrüchte oder Obstsäfte schwächt die Verdauungskraft und macht kälteempfindlich – vor allem im Winter. Ein Übermaß an befeuchtenden Speisen wie Milchprodukte führt zur Schleimbildung in der Lunge mit Schnupfen, Nebenhöhlenentzündung oder Husten als Folge. Zuviel Fleisch führt zur toxischen Feuchte-Hitze in Leber, Galle, Milz und Lunge mit Arteriosklerose oder Krebs als Folge.
Das Prinzip der Ausgewogenheit spielt auch bei der Temperatur der Speisen und Getränke eine Rolle für die Auf-

nahme der Nahrung. Dies wird besonders bei eisgekühlten Getränken deutlich, weil das Verdauungsfeuer dadurch zusätzlich abgeschwächt wird. Bedenken Sie, dass alles, bevor es verdaut werden kann, sozusagen im Magen in eine warme Suppe umgewandelt werden muss.

Sie pflegen Ihre Mitte mit einer einfachen und milden Kost. Am besten geeignet hierzu sind neutrale und nahrhafte Mahlzeiten mit viel Getreide und Hülsenfrüchten. Getreide hat durch seine süße, milde und aufbauende Natur eine allgemeine Erdqualität und unterstützt dadurch die transformierende Funktion der Milz. Gemüse und Obst sind aufgrund ihrer allgemein befeuchtenden Natur ideal als Ergänzung zu Getreide. Milchprodukte, tierisches Eiweiß, Fette, Öle und Süßigkeiten sind zwar alle sehr nahrhaft, doch sollten sie nur in kleinen Mengen dazu gegessen werden, denn sie übersäuern oder verschleimen sonst den Organismus.

zu 4. Industriell verarbeitete oder im Mikrowellenherd zubereitete Speisen sowie Tiefkühlkost schmecken meist fade aufgrund ihres Qi-Verlusts. Deshalb werden zusätzlich Geschmacksverstärker, Salz, Zucker oder verarbeitete Fette hinzugefügt. Der Verzehr solcher Speisen führt zu einer Überreizung und Abstumpfung der Geschmacksempfindung und zu einem allgemeinem Mangel an Lebensenergie. Erst durch das bewusste Essen von milden und mit aromatischen Küchenkräutern gewürzten Speisen merkt man wieder den wohltuenden Eigengeschmack der Lebensmittel, ihre Bekömmlichkeit nimmt deutlich zu, und Sie fühlen sich, vor allem nach dem Essen, allgemein vitaler.

zu 5. Am Morgen während der Magenstunde (siehe „Organuhr" Seite 41) ist die Verdauungskraft am stärksten, somit eignet sich diese Zeit für ein üppiges Frühstück, das Energie für den Tag spendet. Auch eine gute Mittagsmahlzeit zur Herzstunde – evtl. im Familienkreis – lässt sich gut verdauen. Für die Abendmahlzeit – vor 19 Uhr – werden nur leichte Mahlzeiten empfohlen. Danach aufgenommene Nahrung, also ab der Kreislaufstunde, bleibt über Nacht im Magen liegen, was zu Schleimansammlung im Organismus führt, insbesondere bei einer schwachen Verdauungskraft. Weitere Empfehlungen zu den Tagesmahlzeiten finden Sie auf Seite 146.

zu 6. Zuviel Trinken beim Essen verdünnt die Verdauungssäfte und schwächt somit den Verdauungsvorgang. Deshalb wird zu den Mahlzeiten nur mäßiges Trinken von erwärmenden Flüssigkeiten empfohlen.

zu 7. Sowohl die Vorstellung einer leckeren Speise als auch ein Appetithappen vor der Hauptmahlzeit bereiten den Körper auf den Verdauungsvorgang vor. Traditionell wird eine kleine Schale würziger Suppe vor und nach dem Essen gereicht. Ein täglicher süßer und gar gekühlter Nachtisch führt hingegen zu einer Verlangsamung der Verdauung und Verschleimung des Organismus.

zu 8. Regelmäßige Mahlzeiten unterstützen die gute Funktion des Verdauungstraktes, da sich Körper und Stoffwechsel auf feste Zeiten einstellen und wir uns somit geborgen fühlen in einem natürlichen Ablauf von Wechsel und Wiederkehr. Traditionell werden Struktur, Rhythmus und Versorgung (wie durch eine gute Mutter) dem Erdelement zugeordnet. Eine harmonische und ruhige Atmosphäre beim Essen ist gleichermaßen für eine gute Verdauung entscheidend. Sie haben sicher schon selbst erlebt, dass Streitgespräche, Unruhe und Hektik das Gefühl von einem Stein im Magen hinterlassen. Andauernder Stress bei den Mahlzeiten kann beispielsweise zu Magenschleimhautentzündungen führen.

Kapitel VIII
Krankheitsverzeichnis und Ernährungsempfehlungen

1. TCM-Diagnosen

Im Folgenden finden Sie detaillierte Ernährungsvorschläge zu verschiedenen Krankheiten oder Beschwerden. Im ersten Teil sind die TCM-Diagnosen aufgeführt. Im anschließenden alphabetischen Symptomen-Verzeichnis wird auf eben diese TCM-Diagnosen verwiesen. Beachten Sie auch die Querverweise zu anderen Stichworten.

Generell wird – das möchte ich an dieser Stelle noch einmal ausdrücklich erwähnen – eine milde, die „Mitte" tonisierende Ernährung empfohlen. Bei entsprechenden Krankheitsbildern oder Ungleichgewichtszuständen wird diese das Milz-Qi stärkende Kost entsprechend abgewandelt. Dennoch bleibt die „Ernährung der goldenen Mitte" die Grundlage der Ernährung nach den fünf Elementen.

Ich möchte Sie darauf hinweisen, dass verschiedene Krankheitsbilder ähnliche Symptome hervorrufen können. Auch kann es für jede Krankheit mehrere Ursachen geben. Es würde jedoch den Rahmen dieses Buches sprengen, wenn auf jede mögliche Ursache und Differentialdiagnose eingegangen würde. Deshalb bitten wir Sie in Ihrem eigenen Interesse, das jeweilige Krankheitsbild gründlich abzuklären und gegebenenfalls einen Heilpraktiker oder Arzt zu Rate zu ziehen. Insbesondere dann, wenn (auch leichte) Symptome anhaltend sind oder sich gar verschlimmern.

Ähnliches gilt auch für die Ernährungsempfehlungen. Wenn Sie bei manchen Erkrankungen scheinbar widersprüchliche Angaben vorfinden, sind diese in unterschiedlichen energetischen Ursachen begründet. Deshalb ist die vorangestellte TCM-Diagnose entscheidend wichtig für die Ernährungstherapie. Sollten Sie sich unsicher fühlen, konsultieren Sie bitte einen erfahrenen

TCM-Therapeuten (siehe Seite 252). Die Bezeichnungen aus der TCM sowie den Puls- und Zungenbefund habe ich in Kursivschrift aufgeführt, um dem Akupunkteur die Wahl der Ernährungsempfehlungen zu erleichtern.

Alle folgenden Empfehlungen sollten der individuellen Situation angepasst werden.

<u>TCM-Diagnosen</u> (unterstrichene Nahrungsmittel sind besonders empfehlenswert):

Folgende TCM-Diagnosen kommen bei dem Holz-Yang-Typ häufiger vor:

Chinesische Diagnose	**Merkmale**	**Therapie**
Leber-Feuer und **aufsteigendes Leber-Yang**	**Ursachen:** Leistungsdruck, Zeitstress, übermäßiger Verzehr scharfer und erhitzender Speisen, Leber-Qi-Stau **Symptome:** psychische Angespanntheit, leichte Erregbarkeit, häufige Wutanfälle, roter Kopf, Sehstörungen, Schwindel, Ohrensausen, Schwerhörigkeit, Kopfschmerzen, bitterer Geschmack und Trockenheit im Mund, Schlaflosigkeit, unruhige Träume, Hitzesensationen, Verstopfung, wenig dunkelgelber Urin. *(Puls: schnell, voll, gespannt. Zunge: rot)* Aufsteigendes Leber-Yang hat zusätzlich Rückenschmerzen und Symptome von Nieren-Yin-Mangel **Westliche Diagnose:** Kopfschmerzen, Migräne, Augenbindehautentzündung, Tinnitus, Bluthochdruck, Depression, Schlafstörung, Schilddrüsenproblematik, Asthma bronchiale, Magenschmerzen, Gallenprobleme, Verstopfung, Beschwerden in den Wechseljahren, Brustentzündung, Menstruations-	**Behandlungsstrategie:** Leber-Feuer kühlen und Leber-Yin nähren **Allgemeine Empfehlung:** Reduzieren Sie Ihre Ziele und Vorhaben, nehmen Sie sich Zeit zum Entspannen und richten Sie sich regelmäßige Pausen im Tagesablauf ein. **Ernährungsempfehlung:** kühlende und leicht verdauliche Nahrungsmittel: Gerste, Weizen, <u>Sellerie</u>, Kopfsalat, Gurke, Tomate, Spinat, Algen, Mungbohne, Süßkartoffeln, Tofu, Weintrauben, Mandarine, Kokosnuss, Wassermelone, <u>Kaninchenleber</u>, Barsch, Krebse, Tintenfisch, Austern, Austernschale, <u>Löwenzahn</u>, Maishaar, Pfefferminze, <u>grüner Tee</u>. Bei aufsteigendem Leber-Wind wird das Nieren-Yin zusätzlich tonisiert, etwa mit der schwarzen Sojabohne, schwarzem Sesam **Nicht empfehlenswert:** thermisch zu warme, heiße, scharfe, gegrillte, gebackene, geröstete oder bitter-warme Nahrungsmittel: Ingwer, Zimt, Nelke, Muskatnuss, Koriander, Pfeffer, Chili, Sternanis, Fenchelsamen,

	störungen. In schweren Fällen: Hirnschlag, Epilepsie, Bluthochdruckkrise u. a.	Senfsamen, Senf, Basilikum, Zwiebelgewächse (wie Lauch, Knoblauch, Frühlingszwiebel), Langusten, Süßwassershrimps, Schwarztee, Kaffee
Leber-Wind evtl. mit Leber-Yin-Mangel	**Ursachen:** lange bestehendes Leber-Feuer und Leber-Yin-Mangel **Symptome:** wie Leber-Feuer (oben) und zusätzlich: Zittern, Muskelzuckungen, Krämpfe, Schwindel, Gefühlsstörung der Beine und Arme, heftiger Schwindel, Ohrensausen, heftigste Kopfschmerzen, Sprachstörungen, Sehstörungen, gerötete Augen. *(Puls: rauh, dünn, gespannt. Zunge: rot, zittrig, fehlender Belag)* **Westliche Diagnose:** Blutarmut, Migräne. In schweren Fällen: Hirnschlag, Epilepsie, Bluthochdruckkrise u. a.	**Behandlungsstrategie:** Wind zerstreuen, Leber-Yang besänftigen und Leber-Yin nähren **Allgemeine Empfehlung:** Bei diesem schwerwiegendem Zustand brauchen Sie dringend Erholung. **Ernährungsempfehlung:** wie bei Leber-Feuer und aufsteigendem Leber-Feuer und zusätzlich: „bindende", Wind-vertreibende, Leber- und Nieren-Yin-aufbauende, neutrale, leicht verdauliche und nährende Nahrungsmittel: Sonnenblumenkerne, Haselnuß, Stangensellerie, Fenchel, Möhre, Spinat, Aubergine, Algen, Leber, Ente, Milch, Butter, Sesamöl, Ei, grüner Tee **Nicht empfehlenswert:** thermisch zu warm-heiße Nahrungsmittel: wie bei Leber-Feuer z. B.: Ingwer, Zimt, Nelke, Lauch, Knoblauch, Frühlingszwiebel, Pfeffer, Chili, Sternanis
Leber greift den Magen an	Ursachen: „Ärger und Zorn, welche auf den Magen schlagen" **Symptome:** wie bei Leber-Feuer oder Leber-Qi-Stau und zusätzlich: Symptome von Milz oder Magen wie Übelkeit, Erbrechen, Völlegefühl, Verdauungsbeschwerden, Bauchschmerzen **Westliche Diagnose:** Magenschleimhautentzündung, Magen- und Zwölffingerdarm-geschwüre u. a.	**Behandlungsstrategie:** Leber, Milz und Magen behandeln (siehe dort) **Allgemeine Empfehlung:** Entspannen Sie sich, vor allem beim Essen. **Ernährungsempfehlung:** neutrale, leicht verdauliche und nährende Nahrungsmittel wie bei Leber-Qi-Stau und Leber-Feuer **Nicht empfehlenswert:** sehr reizende oder thermisch zu warm-heiße Nahrungsmittel (siehe Leber-Qi-Stau, Leber-Feuer)
Feuchte-Hitze in Leber und Gallenblase	**Ursachen:** Alkoholmissbrauch; übermäßig fettiges, scharfes, befeuchtendes Essen; Milz-	**Behandlungsstrategie:** Feuchtigkeit und Hitze ausleiten, Milz-Qi tonisieren, Leber harmonisieren

	Schwäche, Stress **Symptome**: psychische Angespanntheit, Völlegefühl, Appetitlosigkeit, Übelkeit, Fettunverträglichkeit, bitterer Mundgeschmack, häufige Wutanfälle, gelbliche Haut und Augen, erhöhte Temperatur, Durst ohne Trinkverlangen, wenig dunkler Urin, evtl. Schmerzen beim Wasserlassen *(Puls: schnell, gleitend, gespannt. Zunge: rot, dicker gelber Belag)* **Westliche Diagnose:** Gallensteine, Ausfluss, Leberentzündung, Gürtelrose, Herpes, Magen-Darm-Störungen, Blasenentzündung u. a.	**Allgemeine Empfehlung:** Entspannen Sie sich. Versuchen Sie besser mit Neid und Eifersucht in Ihrem Leben umzugehen. Essen Sie abends nicht zu spät und allgemein mehr Rohkost. Machen Sie eine Reiskur. **Ernährungsempfehlung:** Milz-stärkende, kühlende bis neutrale, leicht verdauliche und entfeuchtende Nahrungsmittel: Buchweizen, gerösteter Reis, geröstete Gerste, Mungbohne, Mungbohnensprossen, Sojabohnensprossen, Sellerie, Kürbis, Kartoffel, Chicorée (z. B. Chicorée mit Mandarinenstückchen), Artischocken, Artischockensaft, Krebse, Muscheln, grüner Tee, schwarzer Tee, Schwarztee mit Orangenschale, Löwenzahn, Löwenzahntee, Enziantee, Maisgriffeltee, Pfefferminztee mit Kardamom, Schwedenbitter **Nicht empfehlenswert:** heiß-fettig-scharfe, gegrillte, gebratene, fritierte, erhitzende, befeuchtende Nahrungsmittel: Wurst, Schweinefleisch, süßer Alkohol, Likör, Zucker, Nüsse (etwa geröstete Erdnüsse), Chips, Milchprodukte, Eier

Folgende TCM-Diagnosen kommen bei dem Holz-Yin-Typ häufig vor:

Chinesische Diagnose	**Merkmale**	**Therapie**
Leber-Blut-Mangel	**Ursachen:** Milz-Qi Mangel, „Mangel"-Ernährung, Leber-Qi-Stau, Menstruationsblutung, chronische Erkrankungen **Symptome:** allgemeine Schwäche, Erschöpfung, Schwindel, der bei Bewegung zunimmt, Blässe bzw. matte Gesichtsfarbe, leise Stimme, Entscheidungsschwierigkeiten,	**Behandlungsstrategie:** Leber-Blut aufbauen **Allgemeine Empfehlung:** setzen Sie sich neue lohnende Ziele. **Ernährungsempfehlung:** Blut-aufbauende, Milz-Qi-tonisierende neutrale, leicht erfrischende oder auch leicht erwärmende, süßliche und auch saure Nahrungsmittel: Süßreis, Mochi (ge-

	Ohrgeräusche, „Flecken" im Sehfeld, Nachtblindheit, Augentrockenheit, verschwommenes Sehen, Kopfschmerzen, Schlafstörungen, brüchige Nägel, Herzklopfen, evtl. Untergewicht, Taubheitsgefühl der Gliedmaßen, Muskelzuckungen, bei Frauen Schmerzen bei der Regel oder spärliche Blutung *(Puls: leer, gespannt. Zunge: blass, weißer Belag)* **Westliche Diagnose:** Eisenmangelanämie, Depression, Kopfschmerz, Menstruationsstörungen u. a.	stampfter Süßreis), Jakobstränensamen, Sesam, Mandel, Walnuss, Kastanie, Pinienkerne, Sonnenblumenkerne, Leinsame, schwarze Sojabohne, Möhre, Spinat, Rote Bete, Aubergine, Zucchini, Tomate, rote Weintraube, Pflaume, Kirsche, Dattel, Honigmelone, Leber, Rind, Ente, Schweineschinken, Hühnerei, Milch, Butter, Sahne, Frischkäse, Tintenfisch, Auster, Aal, Barsch, Maltose, brauner Zucker, Gelee royale, Dang Gui (chinesische Angelikawurzel) **Nicht empfehlenswert:** denaturierte Nahrung, Tiefkühlkost, in der Mikrowelle Gegartes, thermisch zu heiße oder zu kalte, bitter-trocknende oder scharf-heiße Nahrungsmittel, überreichliches und schwer verdauliches Essen: scharfe Gewürze (wie Pfeffer, Chili, Senf), Schwarztee, Kaffee, Bier, kalte Getränke. Auch Fasten oder Hungern wirken sich ungünstig aus.
Leber-Qi-Stau	**Ursachen:** Leber-Blut-Mangel, enttäuschte Erwartungen, unterdrückte Emotionen wie Zorn oder Ärger **Symptome:** psychische Angespanntheit, leichte Erregbarkeit, plötzliche Emotionsausbrüche, depressive Grundstimmung, häufiges Seufzen, Klagen und Jammern, Entscheidungsschwierigkeiten, Schwindel, Kopfschmerzen, Krampfneigung, Schlaflosigkeit, Verspannungen, „Kloß-im-Hals-Gefühl", Bauchschmerzen, Beschwerden verändern sich oft, bei Frauen Schmerzen bei der Regel oder Brustspannung, *(Puls: gespannt. Zunge: evtl. normal)*	**Behandlungsstrategie:** Leber entspannen und harmonisieren **Allgemeine Empfehlung:** Bringen Sie all die Energie und Kreativität, die in Ihnen steckt, nach außen, etwa mit: Bewegung, Tanz, Trommeln, Sport und anderen kreativen Ausdrucksformen. Reduzieren Sie Ihre Erwartungen. Nehmen Sie sich Zeit für sich. **Ernährungsempfehlung:** Milz-Qi-tonisierende Nahrungsmittel (siehe dort) und leicht verdauliche neutrale und entspannende Nahrungsmittel: Süßkartoffeln, Süßreis, Dinkel, Grünkern, Tofu, Sesam, Stangensellerie, Apfel, Pflaume, Kirsche, rote Weintrauben, Rind, Leber (wie Hühnerleber), Miesmuscheln, Garnelen, Langusten, Krebse, Pfefferminze, Algen, Safran, Jasmintee, Rosenblütentee,

	Westliche Diagnose: Hysterie, Kopfschmerzen, Depression, Schilddrüsenproblematik, Asthma bronchiale, Magenschmerzen, Gallenprobleme, Verstopfung, Reizdarm, Knoten in der Brust, Milchbildungsstörung, Brustentzündung, Menstruationsstörungen. Schmerzen sind allgemein ein Ausdruck von Qi- oder Blutstau u. a.	Pflaumenblütentee, Orangenblütentee. Auch *kleine* Mengen an Qi-bewegenden Nahrungsmitteln sind günstig: Oregano, Basilikum, Lorbeerblatt, Fenchel, Gelbwurz, Safran, Dillsamen, Senfsamen, Lauch, Orangen- oder Mandarinenschale, Knoblauch. (Etwas Alkohol wie Weizenbier oder Essig wirkt ebenfalls entstauend.) Auch frische Keimlinge, Salate und Blattgemüse wirken sich günstig aus. **Nicht empfehlenswert:** thermisch zu heiße oder zu kalte, sauer-adstringierende Nahrungsmittel wie Zitrusfrüchte oder sauer eingelegte Gurken. Vermindern Sie auch scharfe Gewürze (wie Pfeffer, Chili, Ingwer, Zimt, Nelke) oder bitter-austrocknende Nahrungsmitttel wie Schwarztee, Kaffee, Zucker.
Kälte im Leber-Meridian	**Ursachen:** Unterkühlung, z. B. durch zu langes Baden in kaltem Wasser **Symptome:** in die Leiste ziehende Schmerzen im Hoden und Unterbauch *(Puls: gespannt, langsam, tief. Zunge: blass)* **Westliche Diagnose:** Hodenschwellung u. a.	**Behandlungsstrategie:** Lebermeridian erhitzen **Allgemeine Empfehlung:** Meiden Sie Kälte, halten Sie Ihren Unterleib warm. **Ernährungsempfehlung:** Erwärmende und Qi-bewegende Nahrungsmittel wie Fenchelsamen, Kümmel, Sternanis, Ingwer, Zimt, Nelke, Muskatnuss, Koriander, Pfeffer, Chili, Senfsamen, Zwiebelgewächse (wie Lauch, Knoblauch, Frühlingszwiebel), Feige **Nicht empfehlenswert:** thermisch kalte oder zusammenziehende Nahrungsmittel

Folgende TCM-Diagnosen kommen bei dem Feuer-Yang-Typ häufiger vor:

Chinesische Diagnose	Merkmale	Therapie
Herz-Feuer	**Ursachen:** übermäßiger Verzehr von scharfen, erhitzenden oder fettigen Speisen sowie von Kaffee, Alkohol, Nikotin; heftige Emotionen; Leber-Feuer **Symptome**: Herzklopfen, Erregungs- und Angstzustände, Schlaflosigkeit, rotes Gesicht, Hitzesensationen, Redezwang, trockener Mund evtl. mit kleinen Geschwüren im Mundraum, bitterer Mundgeschmack, wenig konzentrierter Urin, evtl. Schmerzen beim Wasserlassen *(Puls: voll, schnell. Zunge: rot, besonders an der Zungenspitze, dünner, trockener, gelber Belag)* **Westliche Diagnose:** psychische Übererregung, Schilddrüsenüberfunktion, Schlafstörung, Aphthen im Mund, Blasenentzündung u. a.	**Behandlungsstrategie:** Herz-Feuer klären, Geist beruhigen **Allgemeine Empfehlung:** Meiden Sie aufreibende Situationen, beruhigen Sie sich, führen Sie Entspannungsübungen durch, verringern Sie Ihre Wünsche durch die Pflege der inneren Genügsamkeit. **Ernährungsempfehlung:** kühlende und beruhigende Nahrungsmittel: gekeimter Weizen, Weizen, Buchweizen, Rundkornreis, Hirse, Amaranth, Gerste, Adzukibohne, Mungbohne, Erbse, Tofu, allgemein Salate, Rohkost und Keimlinge, Rettich, Sellerie, Möhre, Spinat, Spargel, Gurke, Chinakohl, Endivie, Tomate, Aubergine, Apfel, Birne, Melone, Wassermelone, Banane, Hase, Kaninchen, weißer Fisch, Algen, Krebse, Austern, Jogurt, Ei, Milch, Butter, Gelee royale, Kalziumpräparate, grüner Tee, Malventee, Früchtetee, Hibiskus, Pfefferminze, Aloe Vera, Lotussamen u. a. **Nicht empfehlenswert:** gegrillte, gebackene, gebratene oder geröstete Nahrungsmittel mit heißem Temperaturverhalten: scharfe Gewürze wie Chili und Pfeffer, Alkohol, Kaffee
Herz-Feuer mit Schleim	Ursachen: Herz-Feuer, übermäßiger Verzehr scharfer, erhitzender oder fettiger Speisen u. a. **Symptome:** wie Herz-Feuer; zusätzlich: ausgeprägte Verwirrtheit; Sprachstörungen; grundloses, unkontrolliertes Lachen; Bewusstlosigkeit	**Behandlungsstrategie:** Herz-Feuer und „Herz-Öffnungen" klären, Schleim transformieren, Geist beruhigen **Allgemeine Empfehlung:** Die Ernährungsempfehlungen sind auch hier lediglich eine Ergänzung zur medizinischen Behandlung.

	(Puls: schnell, voll, gleitend, gespannt. Zunge: sehr rot, besonders die Zungenspitze, mit gelbem schmierigem Belag) **Westliche Diagnose:** psychische Erkrankungen (Psychose, Manie), Hirnschlag, Epilepsie u. a.	**Ernährungsempfehlung:** ähnlich wie bei Herz-Feuer, jedoch sollten zusätzlich entschleimende Nahrungsmitttel genossen werden wie: Gerste, Buchweizen, Amaranth, Hiobstränensamen, Champignon, Austernpilz, Rettich, Kürbis, Lotuswurzel, Algen, Karpfen, Sojamilch, Mandarinenschale, Zitronenschale, Pampelmuse, Löwenzahn, grüner Tee **Nicht empfehlenswert**: ähnlich wie bei Herz-Feuer. Jedoch sollten zusätzlich keine verschleimenden Nahrungsmittel wie Milchprodukte oder Süßigkeiten gegessen werden.
Herz-Yin-Mangel	**Ursachen:** ausgeprägter Herz-Blut-Mangel, chronische fieberhafte Erkrankung, u. a. **Symptome:** wie Herz-Blut-Mangel, jedoch zusätzlich: leicht erhöhte Temperatur, Nachtschweiß, Hitzegefühl, Durst, Angstzustände, Schlafstörungen, Gewichtsabnahme *(Puls: dünn, schnell. Zunge: rot, vor allem an der Zungenspitze, wenig trockener Belag)* **Westliche Diagnose:** Herzschwäche, Herzrhythmusstörungen, Schilddrüsenüberfunktion u. a.	**Behandlungsstrategie:** Herz- und Nieren-Yin ernähren, Geist beruhigen. **Allgemeine Empfehlung**: Achten Sie auf regelmäßige nährende Mahlzeiten und ausreichend Schlaf, meiden Sie Dauerbelastungen, Nachtarbeit oder übermäßige Computerarbeit. **Ernährungsempfehlung:** befeuchtende, kühlende, Substanz-Yin-aufbauende oder neutrale Nahrungsmittel (süß, sauer oder salzig): Weizen, Hafer, Gerste, Sesam, allgemein Rohkost und Salate, Mungbohne, Spargel, Gurke, Endivie, Tomate, Kirsche, Weintrauben, Banane, Melone, Mandarine, Fasan, Schweineherz, weißer Fisch, Algen, Austern, Milch, Frischkäse, Joghurt, Eigelb, Malve, Früchtetee, Hibiskus, Pfefferminze, Lotussamen, Gelee Royal. Siehe auch bei Nieren-Yin-Mangel. **Nicht empfehlenswert:** scharfe, Hitze erzeugende (und daher Yin verbrauchende und austrocknende) Nahrungsmittel wie: Zimt, Nelke, Pfeffer, Chili, Knoblauch, Zwiebel, Senf, Lauch, Lamm, Hammel, Huhn, Langusten, Süßwassershrimps, Alkohol, Schwarztee, Kaffee, Rauchen.

Blut-Stagnation im Herzen	**Ursachen:** Herz-Yang-Mangel, Herz-Blut-Mangel, Herz-Feuer, übermäßiger Verzehr fettiger tierischer Speisen u. a. **Symptome:** Herzklopfen, stechende Schmerzen in der Herzgegend, die entlang des Herzmeridians in den linken Arm ziehen; kalter Schweiß, Beklemmungsgefühl im Brustraum, Atemnot, Blau-lila-Färbung der Lippen und des Gesichts *(Puls: rauh, gespannt, unregelmäßig, dünn. Zunge: blau-violett mit gelbem schmierigem Belag)* **Westliche Diagnose:** koronare Herzkrankheit, Herzschwäche, Herzrhythmusstörungen u. a.	**Behandlungsstrategie:** erst medizinische Abklärung, dann Qi und Blut bewegen, Geist beruhigen **Allgemeine Empfehlung:** Die Ernährungsempfehlungen sind auch hier lediglich eine Ergänzung zur medizinischen Behandlung. **Ernährungsempfehlung:** scharfe, Qi-bewegende Nahrungsmittel: Zwiebelgewächse (wie Schnittlauch, Knoblauch, Frühlingszwiebel, Lauch), Adzukibohnen, Weißdorn, Ingwer (getrocknet) u. a. **Nicht empfehlenswert**: saure, zusammenziehende Nahrungsmittel, aber auch süß-fettige, befeuchtende, schwerverdauliche Nahrungsmittel, Fleischprodukte
Hitze im Dünndarm	**Ursachen:** wie Herz-Feuer: heftige Emotionen, übermäßiger Verzehr scharfer, erhitzender oder fettiger Speisen, zuviel Kaffee, Alkohol u. a. **Symptome:** wie Herz-Feuer und zusätzlich: Völlegefühl und Bauchschmerzen, Durst, Harndrang, Brennen beim Wasserlassen, Blut im Urin, wenig konzentrierter Urin, Erregungszustände *(Puls: voll, schnell. Zunge: rot, besonders an der Zungenspitze, gelber Belag)* **Westliche Diagnose:** Verdauungsproblematik, Blasenentzündung u. a.	**Behandlungsstrategie:** Dünndarm-Feuer ausleiten, Diurese anregen **Allgemeine Empfehlung:** Meiden Sie aufreibende Situationen, beruhigen Sie sich, führen Sie Entspannungsübungen durch. Stärken Sie Ihr Unterscheidungsvermögen. **Ernährungsempfehlung:** kühlende und beruhigende Nahrungsmittel: gekeimter Weizen, Hirse, Amaranth, Gerste, Mungbohne und Mungbohnensprossen, Tofu, allgemein Salate, Rohkost und Keimlinge, Rettich, Sellerie, Spinat, Spargel, Kartoffel, Gurke, Chinakohl, Endivie, Tomate, Apfel, Wassermelone, Algen, grüner Tee, Pfefferminze, Aloe Vera, Birkenblätter, Maishaartee u. a. **Nicht empfehlenswert:** gegrillte, gebackene, gebratene oder geröstete Nahrungsmittel mit heißem Temperaturverhalten: scharfe Gewürze wie Chili und Pfeffer, Alkohol, Kaffee

Folgende TCM-Diagnosen kommen bei dem Feuer-Yin-Typ häufiger vor:

Chinesische Diagnose	Merkmale	Therapie
Herz-Qi-Mangel	**Ursachen:** übermäßiger Kaffeekonsum, überreichliches Essen, fettige und schwer verdauliche, denaturierte Nahrungsmittel; chronische Überarbeitung, Nachtarbeit, psychische Belastung u. a. **Symptome**: Herzrasen, Herzstolpern, Beschwerden verschlimmern sich bei Anstrengung; Neigung zu spontanen Schweißausbrüchen, Blässe, Erschöpfung, schwache Stimme, Teilnahmslosigkeit, glanzlose Augen *(Puls: schwach, leer, dünn, unregelmäßig. Zunge: blass, dünner weißer Belag)* **Westliche Diagnose:** Herzneurose, funktionelle Herzerkrankungen u. a.	**Behandlungsstrategie:** Herz-Qi und Milz-Qi stärken **Allgemeine Empfehlung:** Schonen Sie sich, vermeiden Sie Überreizung oder Informationsüberflutung. **Ernährungsempfehlung:** tonisierende Nahrungsmittel: Hopfen, Hafer, Weizen, Hirse, Reis, Sesam, Walnuss, Kastanie, Möhre, Maulbeerfrüchte, Lotussamen, Datteln, Huhn, kleine Mengen warme Milch, Frischkäse, Eidotter, Auster, Miesmuschel, Ginseng, Rosmarin, Blütenpollen. *Kleine Mengen an Kaffee oder Kakao können das Herz tonisieren.* **Nicht empfehlenswert**: thermisch extrem kalte oder heiße Nahrungsmittel: Pfeffer, Chili, Wassermelone, Gurke, Tomate, zuviel Kaffee, Bier, kalte Getränke, Konservennahrung, Mensa-, Großkantinenessen, in der Mikrowelle Gegartes, zuviel Essen
Herz-Blut-Mangel	**Ursachen:** Blutverlust, chronische Erkrankung, Mangelernährung, Herz- und Milz-Qi-Mangel, Leber-Blut-Mangel u. a. **Symptome**: Herzklopfen mit Angstzuständen, Schreckhaftigkeit, Schwindel, Schlafstörungen, Ohrensausen, Vergesslichkeit, Müdigkeit, Blässe, Erschöpfung; glanzlose, unruhige Augen *(Puls: schwach, dünn, rauh. Zunge: blass)* **Westliche Diagnose:** funktionelle Herzerkrankungen, Herzrhyth-	**Behandlungsstrategie:** Blut aufbauen, Geist beruhigen, Herz und Milz stärken **Allgemeine Empfehlung:** Achten Sie auf regelmäßige nährende Mahlzeiten, meiden Sie Dauerbelastungen, Nachtarbeit oder übermäßige Computerarbeit. **Ernährungsempfehlung:** befeuchtende, erfrischende, Blut-aufbauende Nahrungsmittel (süß, sauer oder salzig): Weizen, Hafer, Spargel, Spinat, Kirsche, Leber, Fasan, weißer Fisch, Austern, Milch, Frischkäse, Eigelb,

	musstörungen, Depression, Blutarmut, Tinnitus u. a.	Joghurt, Gelee royale; siehe auch bei Milz-Qi-Mangel und Leber-Blut-Mangel **Nicht empfehlenswert:** bitter-trocknende oder sehr scharfe, Hitze erzeugende Nahrungsmittel: Zimt, Nelke, Muskatnuss, Pfeffer, Chili, Knoblauch, Zwiebel, Senf, Lauch, Lamm, Hammel, Alkohol, Schwarztee, Kaffee
Herz-Yang-Mangel	**Ursachen:** länger bestehender Herz-Qi-Mangel und zusätzlich Nieren-Yang-Mangel **Symptome:** wie Herz-Qi-Mangel, jedoch ausgeprägter, und zusätzlich: Frösteln, kalte Hände und Füße, Blau-lila-Färbung der Lippen, Gefühllosigkeit („erkaltetes Herz") *(Puls: schwach, dünn, rau, tief, unregelmäßig. Zunge: blass oder blau-lila, schlaff)* **Westliche Diagnose:** koronare Herzkrankheit, Herzschwäche, Herzrhythmusstörungen u. a.	**Behandlungsstrategie**: Herz- und Nieren-Yang wärmen **Allgemeine Empfehlung**: Die Ernährungsempfehlungen sind auch hier lediglich eine Ergänzung zur medizinischen Behandlung. Essen Sie dreimal täglich warme Speisen. **Ernährungsempfehlung**: erwärmende, geröstete, gebackene, gebratene, gegrillte, scharfe Nahrungsmittel wie Chili, Ingwer, Nelken, Zimt, Walnuss, Kastanie, Möhre, Huhn, Lammfleisch, Ginseng, Rosmarin, siehe auch bei Nieren-Yang-Mangel **Nicht empfehlenswert**: kalte, salzig-kalte, sauer-kalte oder süß-kalte Nahrungsmittel wie zuviel Rohkost, Tomaten, Gurke, Wassermelone, Süßigkeiten, kalte Getränke, Limonadengetränke, Mineralwasser, Bier, Eis, Tiefkühlkost, Südfrüchte, Milchprodukte
Dünndarm-Kälte	**Ursachen:** übermäßiger Konsum von kalten, rohen Speisen; Milz-Yang-Mangel **Symptome:** wie Milz-Yang-Mangel, jedoch insbesondere Durchfall mit unverdauten Speisen im Stuhl, Blähungsneigung, Darmgeräusche, Bauchschmerz mit Besserung durch Wärme und Druck *(Puls: schwach, leer, langsam, tief. Zunge: blass, weißer Belag)*	**Behandlungsstrategie:** Dünndarm und Milz-Yang wärmen. **Allgemeine Empfehlung:** Essen Sie dreimal täglich gekochte Speisen, halten Sie Ihren Bauch warm. **Ernährungsempfehlung:** ähnlich wie die Empfehlungen bei Herz-Yang-Mangel: erwärmende, geröstete, gebackene, gebratene, gegrillte, scharfe Nahrungsmittel wie Fenchelsamen,

	Westliche Diagnose: Durchfall, Malasimilationssyndrom mit Mangelerscheinungen u. a.	Sternanis, Kümmel, Kreuzkümmel, Chili, Pfeffer, Ingwer, Nelken, Muskat, Zimt, Walnuss, Kastanie, Möhre, Huhn, Lammfleisch, Ginseng, Rosmarin, Buchweizen; siehe auch bei Nieren-Yang-Mangel **Nicht empfehlenswert:** kalte, salzig-kalte, sauer-kalte oder süß-kalte Nahrungsmittel wie zuviel Rohkost, Tomaten, Gurke, Wassermelone, Süßigkeiten, kalte Getränke, Limonadengetränke, Mineralwasser, Bier, Eis, Tiefkühlkost, Südfrüchte, Milchprodukte

Folgende TCM-Diagnosen kommen bei dem Erd-Yang-Typ häufiger vor:

Chinesische Diagnose	Merkmale	Therapie
Magen-Feuer evtl. mit Feuchtigkeits-Problematik	**Ursache:** übermäßiger Verzehr von scharfen, fettigen Speisen; Rauchen, Leber-Qi-Stau, Leber-Feuer (siehe dort) **Symptome:** Heißhunger, brennende Schmerzen in der Magengegend, Übelkeit, Erbrechen, Sodbrennen, Schluckauf, Durst auf kalte Getränke, evtl. Fieber, trockener Mund, Mundgeruch, Zahnfleischbluten, Verstopfung, wenig tief-gelber Urin *(Puls: voll, schnell, evtl. gespannt. Zunge: rot, dicker gelber Belag)* **Westliche Diagnose:** Magenschleimhautentzündung, Magen- und Zwölffingerdarmgeschwür, Kopf- oder Zahnschmerzen, Zahnfleischbluten, Trigeminusneuralgie u. a.	**Behandlungsstrategie:** beruhigen, Magen entspannen und Feuer klären **Allgemeine Empfehlung:** Reduzieren Sie äusseren und inneren Druck, machen Sie regelmäßig Entspannungsübungen, beruhigen Sie sich – alles braucht seine Zeit. **Ernährungsempfehlung:** kühlende, befeuchtende, harmonisierende, leicht verdauliche Nahrungsmittel wie: viel Rohkost, Keimlinge und Salat, Weizen, Gerste, Hirse, Buchweizen, Jakobstränе, Mungbohne, Erbse, Tofu, grüner Salat, Endivie, Chinakohl, Spinat, Algen, Kartoffel, Rote Bete, Tomate, Zucchini, Gurke, Rettich, Sellerie, Bambusschösslinge, Gurke, Birne, Pfirsich, Pflaume, Weintraube, Kirsche, Wassermelone, Honigmelone, Himbeere, Hase, Kaninchen, Milch, Butter, Sahne, Frischkäse, grüner Tee, Pfefferminze, Süßholz. Gemüsesäfte, Obstsäfte und Obstkompotte nur ohne Feuchtigkeitsproblematik

		Nicht empfehlenswert: thermisch warme oder heiße, stark trocknende Nahrungsmittel und Zubereitungsmethoden wie: Ingwer, Zimt, Nelke, Muskatnuss, Koriander, Lauch, Frühlingszwiebel, Knoblauch, Sternanis, Fenchel, Senfsamen, Basilikum, Pfeffer, Chili, Lamm, Ziege, Schwarztee, Kaffee, Alkohol
Magen-Yin-Mangel	**Ursache:** länger dauernde Magen-Feuer Zustände, unregelmäßiges Essen **Symptome:** wie bei Magen-Feuer, jedoch zusätzlich: Magenschmerzen mit Verschlimmerung bei leerem Magen, Völlegefühl nach dem Essen, Hunger ohne Appetit, Durst ohne Flüssigkeitsverlangen oder nur Bedürfnis nach Trinken in kleinen Schlucken, trockener Mund, Übelkeit, Erbrechen, Verstopfungsneigung, Hitzegefühl am Körper, leicht erhöhte Temperaturen, Schlafprobleme, Abmagerung *(Puls: schnell, dünn. Zunge: rot mit trockenem, gelbem Belag, in der Mitte belaglos)* **Westliche Diagnose:** Magenschleimhautentzündung, Magen- und Zwölffingerdarmgeschwür, Parodontose u. a.	**Behandlungsstrategie:** Magen beruhigen und Magenschleimhaut aufbauen, befeuchten **Ernährungsempfehlung:** kühlende, milde und leicht verdauliche Nahrungsmittel: Getreidebrei (aus Reis, Amaranth, Weizen, Gerste, Hirse), Sesam, Kartoffel, Tofu, Spargel, Mungbohne, Erbsen, Kohl, z. B. Chinakohl und Weißkohl, Bambussprossen, Blattsalate, Rote Bete, Zucchini, Spinat, Tomate, Gurke, Aubergine, Algen, Wassermelone, Honigmelone, Banane, Birne, Weintraube, Hühnerei, Tintenfisch, Auster, Gelee royale (Bienenköniginnensaft) **Nicht empfehlenswert:** thermisch zu heiße oder kalte, scharfe, trocknende, schwer verdauliche, fettige, stark reizende oder gegrillte Nahrungsmittel wie: Ingwer, Zimt, Nelke, Muskatnuss, Koriander, Lauch, Frühlingszwiebel, Knoblauch, Sternanis, Fenchel, Senfsamen, Basilikum, Pfeffer, Chili, Lamm, Ziege, Ziegenmilch, Ziegenkäse, Schwarztee, Kaffee, Alkohol
Nahrungsstau in Magen und Milz	**Ursache:** unregelmäßiges, zu schweres, verschiedenartiges und zu üppiges Essen **Symptome:** Druck- und Völlegefühl im Oberbauch, das sich mit Bauchmassage verschlimmert; Blähbauch, saures Aufstoßen, Appetitmangel, Übelkeit, Erbrechen	**Behandlungsstrategie:** Mitte stärken, Magen regulieren, Nahrungsstau beseitigen. **Allgemeine Empfehlung:** Essen Sie weniger , vor allem weniger auf einmal, essen Sie nicht zu spät abends und gehen Sie regelmäßig nach dem Essen spazieren.

	(vor allem nach dem Essen), Verstopfung, Gewichtsabnahme, Schlafstörung, Kopfschmerzen *(Puls: voll, gleitend. Zunge: dicker, gelblicher, quarkiger oder schmieriger Belag)* **Westliche Diagnose:** Magenschleimhautentzündung, Kopfschmerzen, Schlafstörung u. a.	**Ernährungsempfehlung:** leichte Speisen, süß-neutrale, verdauungsfördernde Nahrungsmittel, Gerste, Hirse, Rundkornreis, Rettich (gekocht), Lauch, Möhre, Weißkohl, Fenchel, Apfel, Feige, Pampelmuse, Hering, Sardelle, Ingwer, Anis, Fenchelsamen, Kümmel, Kumin, Koriander, Kardamom, Mandarinenschale, Sojasoße, grüner Tee, Essig **Nicht empfehlenswert:** schwer verdauliche, fettige und süße Nahrungsmittel wie Pizza, Nudelgerichte mit Sahnesoßen, Milchprodukte, zuviel Rohkost, „Partyessen", üppige und späte Mahlzeiten, Bier, süßer Alkohol, Zucker und Süßigkeiten
Blut-Stagnation im Magen	**Ursache:** länger andauerndes Magen-Feuer, Nahrungsstau oder Leber-Qi-Stau **Symptome:** bohrender, stechender Schmerz in der Magengegend, der sich verschlimmert bei Druck, Wärme und Nahrungsaufnahme; kaffeesatzartiges Bluterbrechen, schwarze Teerstühle *(Puls: gespannt, rau. Zunge: blauviolette Farbe)* **Westliche Diagnose:** Magenschleimhautentzündung, Magen- und Zwölffingerdarmgeschwür u. a.	**Behandlungsstrategie:** Blutstagnation auflösen, Magen regulieren, Kreislauf anregen. **Allgemeine Empfehlung:** Die Ernährungsempfehlungen sind auch hier lediglich eine Ergänzung zur medizinischen Behandlung. Schonen Sie Ihren Magen und meiden Sie Aufregung. **Ernährungsempfehlung:** ähnlich wie bei Nahrungsstau im Magen, jedoch zusätzlich: blutbewegende Nahrungsmittel wie: Schnittlauch, Lauch, Frühlingszwiebel, Knoblauch, schwarze Sojabohne, Adzukibohne, Gerste, Reis, Aubergine, Kohl, Litschi, Pfirsich, Kirsche, Maulbeere, Hirschfleisch, Krebse, brauner Zucker, Honig, Essig, Alkohol, Sternanis, Zimt, Weißdornbeere, Lotuswurzel. Weiterhin ist Reisschleimsuppe (Congee) sehr günstig, beispielsweise mit dem Hinzufügen von Schnittlauch zu Abschluss des Kochvorganges. **Nicht empfehlenswert:** schwerverdauliche, fettige, süße oder sehr saure Nahrungsmittel wie Pizza, Nu-

		delgerichte mit Sahnesoßen, Milchprodukte, übermäßiger Fleischkonsum, üppige und späte Mahlzeiten
trüber Schleim, der den Kopf blockiert meist verursacht durch Milz-Qi-Mangel	**Ursache:** unregelmäßiges, zu schweres und zu üppiges Essen, Milz-Qi-Mangel **Symptome:** Benommenheits-, Taubheits- und Schweregefühl, Verwirrungs- und Unruhezustände, Schwindel, Druck- und Völlegefühl im Oberbauch und Brustkorbbereich, Herzklopfen, Übelkeit, Erbrechen, weiche Stühle *(Puls: gleitend, gespannt, langsam. Zunge: dicker, schmieriger, weißlicher Belag)* **Westliche Diagnose:** Schwindelerkrankungen, Kopfschmerzen, Hirnschlag u. a.	**Behandlungsstrategie:** die Mitte stärken, Feuchtigkeit und Schleim transformieren, Qi nach unten bewegen. **Allgemeine Empfehlung:** Essen Sie wenig und leicht und gehen Sie nach dem Essen regelmäßig spazieren. **Ernährungsempfehlung:** wie bei Milz-Qi-Mangel mit Feuchtigkeit/Schleim: Buchweizen, Gerste, Hiobstränensamen, Hirse, Amaranth, Bohnen (z. B. Mung-/Sojabohnen), Sprossen, Sojamilch, Lauch, Knoblauch, Ingwer, Rettich, Chili, Koriander, Fenchel, Algen, Austernpilz, Löwenzahn, Weintraube, Kirsche, Birne, Wachtel, Rind, Fisch wie Karpfen, Salz **Nicht empfehlenswert:** schwerverdauliche, fettige, süße oder sehr saure Nahrungsmittel wie Pizza, Nudelgerichte mit Sahnesoßen, Milchprodukte, übermäßiger Fleischkonsum, üppige und späte Mahlzeiten

Folgende TCM-Diagnosen kommen bei dem Erd-Yin-Typ häufiger vor:

Chinesische Diagnose	Merkmale	Therapie
Milz- und Magen-Qi-Mangel	Es handelt sich um die am häufigsten vorkommende Ernährungsproblematik und die Ursache für sehr viele Erkrankungen. **Ursache:** unregelmäßiges, zu schweres oder sehr befeuchtendes Essen, Überarbeitung, chronische Erkrankungen, konstitutionelle Schwäche, Alter, zuviel Denken und Grübeln	**Behandlungsstrategie:** die Mitte tonisieren **Allgemeine Empfehlung:** Essen Sie regelmäßig und leicht Verdauliches. Gehen Sie nach dem Essen spazieren. Denken Sie nicht zuviel. **Ernährungsempfehlung:** neutrale, neutral-warme, leicht verdauliche Nahrungsmittel. Der süß-milde Geschmack ist besonders geeignet, sowie

Symptome: Appetitmangel, Müdigkeit, Kraftlosigkeit, schwache Stimme; blasses, leicht gelbliches Gesicht; Aufgedunsenheit, Schwächesyndrome, Zustand in Rekonvaleszenzphase, Gewichtsabnahme, unverdaute Nahrungsreste im Stuhl, weicher Stuhl oder Durchfall. Bei längerem Bestehen kommt es zu Feuchtigkeitssyndromen (siehe dort), Organvorfällen oder auch Blutungen.
(Puls: leer, schwach. Zunge: blaß, geschwollen mit Zahneindrücken, dünner weißer Belag)
Westliche Diagnose: Durchfall, Malassimilation, Organvorfall, Erkrankungen der oberen Atemwege, Wasseransammlungen u. a.

kleine Mengen an Scharf-Warmem/Scharf-Heißem, um die Milz und damit die „Verdauungskraft" zu stärken. Alle Getreide sind geeignet (am besten erwärmt als Congee, Brei oder Suppe, insbesondere Gerste, Mais, Hirse, Reissorten, aber auch Hafer), Kastanie, Hülsenfrüchte wie gelbe Sojabohne, Tofu, Adzukibohne, Erbse, Saubohne, (nur wenig Nüsse oder Kerne, da sehr nährend, daher schleimbildend, etwa Mandel, Haselnuss, Erdnuss), <u>Möhre</u>, <u>Kartoffel</u>, Süßkartoffel, Weißkohl (aber auch alle Kohlsorten, insbesondere wenn sie mit verdauungsfördernden Kräutern zubereitet werden), <u>Kürbis</u>, Champignon, Austernpilz, Shitakepilz, süßer Apfel, Kirsche, Feige, Huhn, Fasan, Wachtel, Ente, Gans, Ziege/Schaf, Rind, Hirsch, Hase/Kaninchen, Ei, Karpfen, Hering, Barsch, Sardelle, Langusten, etwas Zucker (braun/weiß), Honig, Pfeffer, Nelken, Koriander, Anis, Muskat, Zimt, Thymian, <u>Süßholzwurzeltee</u>
Nicht empfehlenswert: sehr kühlende, schwerverdauliche, fettige, übermäßig süße oder sehr saure Nahrungsmittel wie zuviel Rohkost, zuviel Zucker, Süßigkeiten, Milchprodukte, Pizza, Nudelgerichte mit Sahnesoßen, übermäßiger Fleischkonsum, üppige, unregelmäßige und späte Mahlzeiten, Fasten, kalte Getränke, Bier, Konservennahrung, Mensa-, Großkantinenessen, in der Mikrowelle Gegartes, Speisen aus der Tiefkühltruhe

Milz-Yang-Mangel

Ursache: Milz-Qi-Mangel, zu viel abkühlende und befeuchtende Nahrungsmittel wie etwa Rohkost, zu langer Aufenthalt in einer kalten und feuchten Umgebung
Symptome: wie bei Milz-Qi-Man-

Behandlungsstrategie: die Mitte erwärmen
Allgemeine Empfehlung: Essen Sie dreimal täglich warme und pikant gewürzte Mahlzeiten. Halten Sie Ihren Bauch warm.

	gel, jedoch zusätzlich Kältezeichen wie ständiges Frieren mit kalten Füßen, ausgeprägte Erschöpfung, Vorliebe für warme Getränke, wässriger Durchfall mit unverdauter Nahrung, frühmorgendlicher Durchfall, Völlegefühl oder Schmerzen in der Magengegend mit Besserung durch Wärmeanwendungen und Druck auf den Bauch, evtl. Aufstoßen von klarer Flüssigkeit, Wasseransammlungen *(Puls: tief, langsam, schwach. Zunge: blaß, geschwollen mit Zahneindrücken, weißer feuchter Belag.)* **Westliche Diagnose:** wie bei Milz-Qi-Mangel, z. B. Durchfall	**Ernährungsempfehlung:** wie bei Milz-Qi-Mangel, jedoch insgesamt erwärmender, daher mehr Congees, Suppen, Gebackenes und weitere yangisierende Kochmethoden, erwärmende Gewürze und Speisen, wie Pfeffer, Chili, getrockneter Ingwer, Lammfleisch, Walnuss, Kastanie, Hülsenfrüchte pikant zubereitet, Möhre, Kartoffel, Kürbis, Kirsche, Huhn, Wachtel, Ziege/Schaf, Hirsch, Sardelle, Pfeffer, Nelken, Koriander, Anis, Muskat, Zimt, Thymian, Süßholzwurzeltee **Nicht empfehlenswert:** wie bei Milz-Qi-Mangel, jedoch insbesondere kalte Nahrungsmittel wie zuviel Rohkost, Milchprodukte (wie Eis, Joghurt, Dickmilch, Kefir), zuviel Zucker und Süßigkeiten, Fasten, kalte Getränke, Bier, Speisen aus der Tiefkühltruhe
Milz-Qi-Mangel oder Milz-Yang-Mangel mit Feuchtigkeits- oder Schleim-problematik	**Ursache:** wie Milz-Qi-Mangel, vor allem übermäßig befeuchtendes, rohes oder süßes Essen, zu langer Aufenthalt in kalter und feuchter Umgebung bzw. Tragen von feuchter Kleidung **Symptome:** wie bei Milz-Qi-Mangel, z. B. Müdigkeit, Schwächesyndrome, Zustand in der Rekonvaleszenzphase; zusätzlich Feuchtigkeitssymptome wie Benommenheits-, Taubheits- und Schweregefühl, Schwindel, Druck- und Völlegefühl im Oberbauch, Übelkeit, Erbrechen, kein Durst, dickflüssiger Speichel, Verlust des Geschmackssinns oder süßlicher Mundgeschmack, Appetitlosigkeit, verklebte Augen, Wasseransammlungen, nässende Hautausschläge, weiche Stühle, Ausfluss *(Puls: gleitend, langsam. Zunge:*	**Behandlungsstrategie:** die Mitte tonisieren, Feuchtigkeit bzw. Schleim ausleiten **Allgemeine Empfehlung:** Essen Sie allgemein weniger befeuchtende Nahrungsmittel wie Rohkost oder Süßigkeiten. Versuchen Sie weniger zu grübeln oder sich Sorgen zu machen, denn das Leben nimmt ohnehin seinen Lauf, lernen Sie also dem zu vertrauen. **Ernährungsempfehlung:** wie bei Milz-Qi- und Milz-Yang-Mangel, jedoch zusätzlich vor allem entfeuchtende und schleimauflösende Nahrungsmittel: Getreide anrösten (ohne Öl), Gerste, Buchweizen, Hirse, Hiobstränensamen, Brot antoasten, Bohnen (z. B. Adzukibohne), Gewürze wie Kardamom, Mandarinenschale, frischer Ingwer, Knoblauch, Chili, Paprika, Ingwer, Koriander, Fenchel, Pfeffer, Fische wie z. B. Karpfen

blaß, geschwollen mit Zahneindrücken, weißer schmieriger Belag)

Westliche Diagnose: Durchfall, Malassimilation, Organvorfall, Erkrankungen der oberen Atemwege, Wasseransammlungen u. a.

Nicht empfehlenswert: wie bei Milz-Qi-Mangel, jedoch insbesondere befeuchtende, schwere, sehr süße oder saure oder kalte Nahrungsmittel wie zuviel Rohkost, Milchprodukte (wie Eis, Joghurt, Dickmilch, Kefir), Eier, Weizen, zuviel Zucker, Süßigkeiten und Obstsäfte, Südfrüchte, Bananen, Pizza, Nudelgerichte mit Sahnesoßen, fritierte oder gebratene Speisen, übermäßiger Fleischkonsum, kalte Limonaden-Getränke, Bier und andere Alkoholika, üppige, unregelmäßige und späte Mahlzeiten, Konservennahrung, Mensa-, Großkantinenessen, in der Mikrowelle Gegartes, Speisen aus der Tiefkühltruhe

Magen-Kälte

Ursache: Milz-Qi und Yang-Mangel, vor allem zu viele abkühlende Nahrungsmittel wie etwa Rohkost, Eiscreme.

Symptome: wie bei Milz-Qi- und Yang-Mangel, jedoch zusätzlich Aufstoßen von klarer Flüssigkeit, Schluckauf, Vorliebe für warme Nahrungsmittel und Getränke; Schmerzen in der Magengegend mit Besserung durch Nahrungsaufnahme, Wärme und Druck und Verschlimmerung nach dem Stuhlgang; weicher Stuhl, Durchfall, Übelkeit, Erbrechen

(Puls: schwach, tief, langsam. Zunge: blass, geschwollen mit Zahneindrücken, weißer feuchter Belag)

Westliche Diagnose: Magen- und Zwölffingerdarmgeschwür, Magenschleimhautentzündung u. a.

Behandlungsstrategie: die Mitte erwärmen

Allgemeine Empfehlung: Essen Sie dreimal täglich warme und pikant gewürzte Mahlzeiten.

Ernährungsempfehlung: ähnlich wie bei Milz-Yang-Mangel oder auch Milz-Qi-Mangel: daher mehr Congees, Suppen, Gebackenes und andere yangisierende Kochmethoden, erwärmende Gewürze und Speisen wie Walnuss, Kastanie, pikant zubereitete Hülsenfrüchte, Frühlingszwiebel, Lauch, Knoblauch, Möhre, Kartoffel, Kürbis, Kirsche, Lammfleisch, Ziege/Schaf, Huhn, Wachtel, Hirsch, Sardelle, getrockneter und frischer Ingwer, Chili, Koriander, Knoblauch in Essig eingelegt, Nelken, Pfeffer, Anis, Kardamom, Zimt, Fenchelsamen, Muskat, Thymian, Alkohol, brauner Zucker, Malzzucker, Süßholzwurzeltee

Nicht empfehlenswert: wie bei Milz-Qi-Mangel oder Milz-Yang-Mangel: kalte Nahrungsmittel, zuviel Rohkost, Milchprodukte (wie Eis, Jogurt,

Dickmilch, Kefir), zuviel Zucker und Süßigkeiten, Fasten, kalte Getränke, Bier, Speisen aus der Tiefkühltruhe

Folgende TCM-Diagnosen kommen bei dem Metall-Yang-Typ häufiger vor:

Chinesische Diagnose	Merkmale	Therapie
Hitze in der Lunge und Lungen-Yin-Mangel	**Ursachen:** Erkältungs- und Infektionskrankheiten **Symptome:** Husten, Atemnot, hohes Fieber, Schwitzen, Durst, Unruhezustände *(Puls: voll, schnell, gleitend. Zunge: rot mit gelbem, trockenem Belag)* **Westliche Diagnose:** Lungenentzündung u. a.	**Behandlungsstrategie:** Hitze ausleiten, Lunge befeuchten **Allgemeine Empfehlung:** Befeuchten Sie die Zimmerluft. Die Ernährungsempfehlungen sind lediglich eine Ergänzung zur notwendigen medizinischen Behandlung. **Ernährungsempfehlung:** kühlende, befeuchtende und leicht verdauliche Nahrungsmittel wie viel Rohkost, Keimlinge und Salat (wie grüner Salat, Endivie), Weizen, Gerste, Hirse, Buchweizen, Amaranth, Jakobstränе, Walnuss, Mandeln, Marzipan, Spargel, Mungbohne, Mungbohnensprossen, Erbse, Tofu, Chinakohl, Spinat, Kartoffel, Tomate, Rettich, Sellerie, Bambusschösslinge, Gurke, Olive, Birne, Apfel, Banane, Pfirsich, Pflaume, Mandarine, Weintraube, Kirsche, Wassermelone, Honigmelone, Hase, Kaninchen, Milch, Butter, Sahne, Frischkäse, brauner Zucker, Honig, Hustensirup, grüner Tee, Pfefferminze, Süßholz **Nicht empfehlenswert:** thermisch warme oder heiße, stark trocknende, scharfe Nahrungsmittel wie: Ingwer, Zimt, Nelke, Muskatnuss, Koriander, Lauch, Frühlingszwiebel, Knoblauch, Sternanis, Fenchel, Senfsamen, Basilikum, Pfeffer, Chili, Lamm, Ziege, Schwarztee, Kaffee, Alkohol

Schleim-Hitze in der Lunge	**Ursachen:** Übermaß an fettigem und scharfem Essen, Milz-Qi-Mangel, Wind-Hitze- oder Wind-Kälte-Invasion **Symptome**: schmerzhafter Husten mit gelbem, zähflüssigem Schleim, Atemnot, Druckgefühl im Brustbereich, Mundtrockenheit, Verstopfung, wenig dunkelgelber Urin *(Puls: schnell, gleitend. Zunge: rot mit gelbem, schmierigem Belag)* **Westliche Diagnose:** Asthma bronchiale, Bronchitis, Lungenentzündung u. a.	**Behandlungsstrategie:** Hitze und Schleim ausleiten, Lungen-Qi bewegen **Allgemeine Empfehlung:** Befeuchten Sie die Zimmerluft. Die Ernährungsempfehlungen sind lediglich eine Ergänzung zur notwendigen medizinischen Behandlung. **Ernährungsempfehlung:** ähnlich wie bei Lungen-Yin-Mangel bzw. Lungen-Hitze, jedoch sollten zusätzlich entschleimende Nahrungsmitttel genossen werden wie: Gerste, Buchweizen, Amaranth, Hiobstränensamen, Rettich, Bambussprossen, Kürbis, Champignon, Austernpilz, Rettich, Kürbis, Lotuswurzel, Algen, Birne, Pampelmuse, Zitrone, Mandarinenschale, Zitronenschale, Karpfen, Sojamilch, Pampelmuse, Löwenzahn, grüner Tee **Nicht empfehlenswert:** ähnlich wie bei Lungen-Yin-Mangel bzw. Lungen-Hitze, jedoch sollten zusätzlich keine verschleimenden oder süßen, scharfen, warmen oder heißen Nahrungsmittel wie Milchprodukte, Eier, Weizenprodukte, Süßigkeiten, befeuchtendes Obst, Gegrilltes, Gebratenes, Fettiges, Alkohol gegessen werden
Feuchte-Hitze im Dickdarm	**Ursachen:** Übermaß an fettigem und scharfem Essen, Infektionen, Lebensmittelvergiftung **Symptome:** Bauchschmerzen mit Krämpfen und Durchfall; brennender, faulig riechender Stuhl mit Schleimbeimengungen; Durst ohne den Wunsch zu trinken, Mundtrockenheit, Schweregefühl im Körper, wenig dunkelgelber Urin *(Puls: schnell, gleitend, voll. Zunge: rot mit gelbem, schmierigem Belag)*	**Behandlungsstrategie:** Hitze und Feuchtigkeit ausleiten, Dickdarm-Qi bewegen **Allgemeine Empfehlung:** Essen Sie abends nicht zu spät. Entspannen Sie sich. **Ernährungsempfehlung:** ähnlich wie bei Feuchter Hitze in Leber und Gallenblase, also vor allem Milz stärkende, kühlende bis neutrale, leicht verdauliche, entschleimende Nahrungsmitttel wie: Amaranth, Buchweizen, gerösteter Reis, geröstete

	Westliche Diagnose: entzündliche Darmerkrankungen, Wurmbefall, Hauterkrankungen (etwa Pickel, Furunkel) u. a.	Gerste, Bohnen (z. B. Adzukibohne, Mungbohne, Mungbohnensprossen, Sojabohnensprossen), Bambussprossen, Artischocke, Sellerie, Kartoffel, Süßkartoffel, Kürbis, Salat (besonders die bitteren Sorten wie Chicorée, Endivien), Krebse, Muschel, Löwenzahn, grüner Tee, schwarzer Tee, Enziantee, Maisgriffeltee; bei Wurmbefall Sonnenblumenkerne, Kürbiskerne, Knoblauch **Nicht empfehlenswert:** ähnlich wie bei Schleim-Hitze in der Lungen, also: keine verschleimenden oder süßen, scharfen, warmen oder heißen Nahrungsmittel wie Milchprodukte, Eier, Nüsse (etwa geröstete Erdnüsse), Chips, Weizenprodukte, Süßigkeiten, befeuchtendes Obst, Fleischprodukte, Gegrilltes, Gebratenes, Fettiges, (etwa Bratwurst mit Pommes oder Döner Kebab), süßer Alkohol, Bier, Limonaden-Getränke

Folgende TCM-Diagnosen kommen bei dem Metall-Yin-Typ häufiger vor:

Chinesische Diagnose	Merkmale	Therapie
Lungen-Qi-Mangel	**Ursachen:** zu wenig Bewegung, ständiges Sitzen in gebeugter Haltung (Büro- und Computerarbeit), Rauchen, nicht ausgeheilte Erkältungskrankheiten, schwache Konstitution, Alter **Symptome:** Müdigkeit, Blässe, Erschöpfung, schwache Stimme mit Wortkargheit, Hüsteln, flache Atmung, Atemnot bei Anstrengung, häufige Erkältungskrankheiten, Neigung zu Schweißausbrüchen	**Behandlungsstrategie:** Lungen-Qi tonisieren **Allgemeine Empfehlung:** Bewegen Sie sich an der frischen Luft und in der Natur, achten Sie darauf, öfter tief durchzuatmen, machen Sie bei Büroarbeiten öfter Pause. Essen Sie regelmäßig und leicht Verdauliches. **Ernährungsempfehlung:** Der süß-milde Geschmack ist besonders geeignet, sowie kleine Mengen an Scharf-Warmem/Scharf-Heißem, um das Qi, die Milz und die Lunge zu stärken. In

	(Puls: leer, schwach. Zunge: blass mit dünnem, weißlichem Belag) **Westliche Diagnose**: Immunschwäche, Allergien, Erkältungskrankheiten, Bronchitis, Asthma bronchiale u. a.	Frage kommen neutrale, neutralwarme, Qi-Stärkende und Milz-Qi-stärkende, leicht verdauliche Nahrungsmittel wie: Hafer, Klebreis, Reis (Congees sind besonders günstig), Erdnuss, Sesam, Walnuss, Kastanie, Möhre, Kürbis, Oliven, Champignon, Austernpilz, Shitakepilz, Weintraube, süßer Apfel, Kirsche, Feige, Himbeere, Huhn, Wachtel, Ente, Gans, Rind, Karpfen, Hering, Barsch, Thymian, wenig Zucker oder Honig, etwas Alkohol, Thymian, Süßholzwurzeltee, Ginseng, kleine Mengen an Pfeffer, Nelken, Koriander, Anis, Muskat, Zimt **Nicht empfehlenswert:** wie bei Milz-Qi-Mangel. Meiden Sie kalte, schwerverdauliche, fettige, übermäßig süße, Schleim produzierende Nahrungsmittel wie Milchprodukte, Zucker, Süßigkeiten, zuviel Rohkost, kalte Getränke, Bier, Konservennahrung, Mensa-, Großkantinenessen, in der Mikrowelle Gegartes, Speisen aus der Tiefkühltrühe. Auch scharfe Nahrungsmittel wie Chili, Pfeffer, getrockneter Ingwer, Zimt *im Übermaß* zerstreuen das Lungen-Qi.
Schleim-Kälte in der Lunge	**Ursachen:** allgemeiner Mangel an Qi, Lungen- oder Milz-Qi-Mangel, Milz-Yang-Mangel, zuviel Süßigkeiten oder Rohkost **Symptome:** wie Lungen-Qi-Mangel und zusätzlich: Kurzatmigkeit, chronischer Husten mit viel schaumigem weißlichem Sekret, weicher Stuhl, Schwäche- und Kältegefühl, Besserung der Beschwerden durch Wärmeanwendung, Appetitmangel, Vorliebe für warme Getränke *(Puls: gleitend, oberflächlich, schwach. Zunge: blass mit dickem weislichem Belag)*	**Behandlungsstrategie:** Lunge tonisieren, Qi der Mitte stärken, Schleim transformieren. **Allgemeine Empfehlung:** Halten Sie sich möglichst warm, meiden Sie späte Mahlzeiten. **Ernährungsempfehlung:** wie Milz-Qi-Mangel/Milz-Yang-Mangel mit Feuchtigkeit/Schleim: wärmende, entfeuchtende, schleimtransformierende und Milz-Qi-tonisierende Nahrungsmittel wie: Getreide anrösten (ohne Öl), etwa geröstete Gerste, Buchweizen, Hirse, Hiobstränensamen, Brot antoasten, Bohnen pikant zubereitet (z. B. Ad-

	Westliche Diagnose: chronische Bronchitis, Asthma u. a.	zukibohne), Zwiebelgewächse wie Lauch, Zwiebel, Frühlingszwiebel, Meerretich, Rettich, Fenchel, Möhre, Kürbis, Kartoffel, Champignon, Birnenkompott mit Zimt, Fische wie z. B. Karpfen, Ingwer, Thymian, Mandarinenschale, Kardamom, Rosmarin, Knoblauch, Chili, Paprika, Ingwer, Koriander, Fenchelsamen, Anis, Kumin, Kümmel, Pfeffer **Nicht empfehlenswert:** wie bei Milz-Qi-Mangel, jedoch insbesondere schwere, süß-saure, abkühlende und befeuchtende Nahrungsmittel wie zuviel Rohkost, Weizenprodukte, Obst wie Bananen oder Südfrüchte, Obstsäfte, Zuckerprodukte, Milchprodukte (wie Eis, Joghurt, Dickmilch), Eier, Weizenprodukte, Nudelgerichte mit Sahnesoßen, kalte Limonaden-Getränke, Bier, üppige, unregelmäßige und späte Mahlzeiten, Speisen aus der Tiefkühltruhe
Lungen-Trockenheit siehe auch Lungen-Hitze/Lungen-Yin-Mangel	**Ursachen:** trockene Klimaanlagen- oder Heizungsluft, zuviel Arbeit am Bildschirm, Rauchen, schwache Konstitution, Alter **Symptome**: trockener Husten mit wenig Auswurf, Trockenheit der Schleimhäute (Mund, Rachen, Nase), Durst, rauhe Stimme, Heiserkeit, Abneigung gegen Wärme, bei Lungen-Yin-Mangel mit Hitzegefühl am Nachmittag. *(Puls: schnell, oberflächlich. Zunge: rot mit trockenem, dünnem, gelblichem Belag)* **Westliche Diagnose:** Raucherhusten, Bronchitis, Kehlkopf-, Hals- oder Nasennebenhöhlenentzündung u. a.	**Behandlungsstrategie:** Lunge befeuchten **Allgemeine Empfehlung:** Befeuchten Sie die Zimmerluft, hören Sie mit dem Rauchen auf. **Ernährungsempfehlung:** befeuchtende, neutrale oder kühlende und eventuell Yin-aufbauende Nahrungsmittel wie: Rundkornreis, Weizen, Tofu, Sojamilch, Erdnuss, Sesam, Pinienkerne, Mandeln, Sonnenblumenkerne, Kürbissorten, Möhre, Spinat, Kohlsorten, Chinakohl, Aubergine, Champignon, Morcheln, Spargel, Birne, Mandarine, Aprikose, Feige, Zuckermelone, Litschi, Ente, Schweinelunge, Ei, Milch, Joghurt, Quark, Kefir, Butter, Sahne, Frischkäse, brauner Zucker, Malzzucker, Honig, Gelee royale

		Nicht empfehlenswert: thermisch warme oder heiße, stark trocknende, scharfe, Nahrungsmittel wie: Ingwer, Zimt, Nelke, Muskatnuss, Koriander, Lauch, Frühlingszwiebel, Knoblauch, Sternanis, Fenchel, Senfsamen, Basilikum, Pfeffer, Chili, Lamm, Ziege, Schwarztee, Kaffee, Alkohol
Wind-Kälte-Angriff auf die Lunge	**Ursachen:** Lungen-Qi-Mangel, schwaches Abwehrsystem **Symptome:** Husten, Kopf- und Gliederschmerzen, Schnupfen mit klarem Sekret, Niesen, Frösteln, Schüttelfrost, Nackensteifigkeit, Abneigung gegen Wind, Zug und Kälte, leicht erhöhte Temperatur, wenig Schweißbildung. *(Puls: oberflächlich, gespannt. Zunge: dünner, weißer Belag)* **Westliche Diagnose:** Anfangsstadium einer Erkältungskrankheit, Heuschnupfen u. a.	**Behandlungsstrategie:** Körper zum Schwitzen bringen und erwärmen um Erkältung zu vertreiben, Lungen-Qi tonisieren **Allgemeine Empfehlung:** Sauna kann im Anfangsstadium einer Erkältung unterstützend wirken, außer bei ausgeprägter Schwäche. Außerdem sind Bettruhe und *wenig oder gar nichts* essen günstig. **Ernährungsempfehlung:** erwärmende, schweißtreibende Nahrungsmittel und Gewürze wie Frühlingszwiebel, Knoblauch, Lauch, Paprika, Chili, Zimt, Ingwer, Koriander, Anis, Kümmel, Fenschelsamen, Thymian, Rosmarin **Nicht empfehlenswert:** saure, kühlende, befeuchtende Nahrungsmittel wie Zitrusfrüchte, Südfrüchte, Milchprodukte
Wind-Hitze-Angriff auf die Lunge	**Ursachen:** Lungen-Qi-Mangel, vorangegangene Wind-Kälte, Infektion **Symptome:** Halsschmerzen, Husten mit gelbem Auswurf, Kopf- und Gliederschmerzen, Schnupfen mit gelblichem Sekret, Fieber, Schüttelfrost, Abneigung gegen Wind und Hitze, trockene Schleimhäute, Durst, Verstopfung, dunkler Urin *(Puls: oberflächlich, schnell. Zunge: dünner, gelblicher Belag)* **Westliche Diagnose:** Erkältungskrankheit, Bronchitis, Halsentzündung, Nasennebenhöhlenentzündung u. a.	**Behandlungsstrategie**: Körper zum Schwitzen bringen und kühlen, Lungen-Qi tonisieren. **Allgemeine Empfehlung:** Bettruhe und *wenig oder gar nichts* essen ist günstig. **Ernährungsempfehlung:** kühlende, Wind-Hitze vertreibende Nahrungsmittel und Gewürze wie: Rettich, Brunnenkresse, Petersilie, Möhre, Chinakohl, Tomate, Gurke, Wassermelone, frische Pfefferminze, Löwenzahn, grüner Tee, Chrysanthemenblüten

		Nicht empfehlenswert: saure, erwärmende, befeuchtende Nahrungsmittel wie Zitrusfrüchte, Südfrüchte, Milchprodukte
Dickdarm-Qi-Schwäche und -Kälte	**Ursachen:** allgemeiner Mangel an Qi, Milz-Qi-Mangel, Milz-Yang-Mangel, zuviel Süßigkeiten oder Rohkost, Bewegungsmangel **Symptome:** Verstopfung oder Durchfall (!) mit weichem Stuhl, Schweißausbruch nach dem Stuhlgang, Blähungsneigung, Schwäche- und Kältegefühl, kalte Hände und Füße, Besserung der Beschwerden durch Bauchmassage oder Wärmeanwendung, Appetitmangel, Vorliebe für warme Getränke *(Puls: langsam, tief, schwach. Zunge: blass mit wenig Belag)* **Westliche Diagnose:** Verstopfung, Durchfall, Hämorrhoiden u. a.	**Behandlungsstrategie:** Dickdarm tonisieren, Qi der Mitte stärken **Allgemeine Empfehlung:** Machen Sie regelmäßig ein Spaziergang. Essen Sie allgemein weniger befeuchtende Nahrungsmittel wie Rohkost oder Süßigkeiten. **Ernährungsempfehlung:** wie Milz-Qi-Mangel bzw. Milz-Yang-Mangel: alle Getreide gekocht und pikant zubereitet (z. B. Hirse, Mais, Hafer), Reis, Walnuss, Möhren, Kürbis, Kartoffel, Fenchelgemüse, Zwiebelgewächse wie Knoblauch und Lauch, Chili, Paprika, Lamm, Fisch, Muscheltiere, frischer Ingwer, Nelken, Pfeffer, Muskat, Koriander, Fenchelsamen, Kardamom; Rezept: Je eine Handvoll Walnüsse und Aprikosen in 1/2 Liter Wasser kochen und anschließend Flüssigkeit trinken. **Nicht empfehlenswert:** wie bei Milz-Qi-Mangel oder Milz-Yang-Mangel, also insbesondere saure oder kalte Nahrungsmittel wie zuviel Rohkost, Frischkornbrei, Tomaten, Gurken, Wassermelone, Kiwi, Milchprodukte (wie Eis, Joghurt, Dickmilch, Kefir), Eier, zuviel Zucker, Süßigkeiten und Obstsäfte, Südfrüchte, Bananen, Pizza, Nudelgerichte mit Sahnesoßen, kalte Limonaden-Getränke, Bier, üppige, unregelmäßige und späte Mahlzeiten, Konservennahrung, Mensa-, Großkantinenessen, in der Mikrowelle Gegartes, Speisen aus der Tiefkühltruhe

Dickdarm-Trockenheit	**Ursachen:** Blut-, Säfte- und Yin-Mangel, fieberhafte Erkrankung **Symptome:** trockener, harter Stuhl, Verstopfung, Trockenheit der Haut und Schleimhaut *(Puls: dünn. Zunge: trocken, wenig Belag)* **Westliche Diagnose:** Hautkrankheiten, Verstopfung u. a.	**Behandlungsstrategie:** Dickdarm befeuchten, Stuhlgang fördern. **Allgemeine Empfehlung:** Trinken Sie täglich ausreichend Flüssigkeiten und essen Sie vermehrt Obst. Machen Sie bei Verstopfung Einläufe, oder nehmen Sie morgens einen EL Öl. **Ernährungsempfehlung:** befeuchtende, süße, neutrale oder kühlende Nahrungsmittel wie Rundkornreis, Weizen, Weizenkleie, Tofu, Sojamilch, Leinsamen, Hanfsamen, Kürbiskerne, Erdnuss, Sesam, Pinienkerne, Mandeln, Sonnenblumenkerne, Walnuss, Salate, Kürbissorten, Möhre, Spinat, Kohlsorten, Chinakohl, Avocado, Olive, Aubergine, Tomate, Gurke, Spargel, Obstkompotte, Birne, Apfel, Mandarine, Pflaume, Pflaumensaft, Pfirsich, Banane, Feige, Fruchtwürfel, Sesam-Honig-Schnitten, Zuckermelone, Ente, Schwein, Milch, Joghurt, Quark, Kefir, Butter, Sahne, Frischkäse, brauner Zucker, Ahornsirup, Malzzucker, Honig, Obstsäfte. Vermehrt Rohkost mit saftigem Gemüse und Obst ist gleichfalls günstig. Auch die vermehrte Verwendung von Ölen (z. B. Sesamöl, Erdnussöl), etwa im Salat, wirkt sich positiv aus. **Nicht empfehlenswert:** stark trocknende, thermisch warme oder heiße, scharfe oder bittere Nahrungsmittel wie: Ingwer, Zimt, Nelke, Muskatnuss, Koriander, Lauch, Frühlingszwiebel, Knoblauch, Sternanis, Fenchelsamen, Senfsamen, Pfeffer, Chili, Lamm, Ziege, Schwarztee, Kaffee, Alkohol, Rauchen. Meiden Sie Abführtees, Rhabarberwurzel oder Glaubersalz.

Folgende TCM-Diagnosen kommen bei dem Wasser-Yang-Typ häufiger vor:

Chinesische Diagnose	Merkmale	Therapie
Nieren-Yin-Mangel evtl. mit Hitze	**Ursachen:** chronische Überarbeitung, lang andauernde Erkrankung, übermäßiger Konsum scharfer und erhitzender Speisen, exzessives Sexualleben, schwache Konstitution, Alter, Drogenmissbrauch **Symptome:** Wangenrötung, leicht erhöhte Temperatur, Hitzesensationen, heiße Hände und Füße, Nachtschweiß, Durst, Ruhelosigkeit, Ängste, Schwindel, Ohrensausen, Schwerhörigkeit, Schlafstörung, Schwäche und Schmerzen besonders im unteren Rücken und in den Knien, sexuelle Übererregbarkeit, erotische Träume, wenig dunkler Urin *(Puls: dünn, schnell. Zunge: rot mit Furchen und wenig Belag)* **Westliche Diagnose:** Schwindel, Tinnitus, Schwerhörigkeit, Bluthochdruck, Halsentzündung, Kopfschmerzen, Depression, Rückenbeschwerden, Menstruationsbeschwerden, Beschwerden in den Wechseljahren, Sterilität u. a.	**Behandlungsstrategie:** Nieren-Yin tonisieren, Hitze klären, Geist beruhigen. **Allgemeine Empfehlung:** Erholen Sie sich, machen Sie wenn möglich Urlaub oder eine Kur, gehen Sie etwa ab 10 Uhr abends zu Bett und schlafen Sie ausreichend. Auch meditative Bewegungsübungen wie Tai Chi und Qi Gong tun gut. Essen Sie allgemein mehr Getreide, Samen, Saaten, Bohnen, Wurzelgemüse und Obst. Trinken Sie ausreichend Flüssigkeiten. **Ernährungsempfehlung:** Yin-aufbauende, befeuchtende Nahrungsmittel sowie yinisierende Kochmethoden (alternativ können Yin-Nahrungsmittel yangig zubereitet werden, z. B. gebackene Zucchini), Reis, Weizen, Dinkel, Hirse, Mais, Gerste; Leinsame, Sesam, Kastanie, Kürbiskerne, Mandel, Walnuss, Sonnenblumenkerne, schwarze Sojabohne, Linsen, Möhre, Kartoffel, Rote Bete, Spinat, Aubergine, Zucchini, Yamsknolle, Champignon, Kompott, Obstsäfte, Traubensaft, Weintraube, Pflaume, Mandarine, Apfel, Honigmelone, Kirsche, Hagebutten, Huhn, Ente, Schwein, Rindernieren, Innereien, Ei, Karpfen, Barsch, Muscheln, Auster, Tintenfisch, Milch, Butter, Sahne, Frischkäse, Blütenpollen, Honig, brauner Zucker, Sesamöl, Früchtetee; sehr günstig sind Congees (etwa Reis mit Walnuss, Weizen mit Sellerie und Mungbohnen, Gerste mit schwarzen Bohnen, Walnüssen und ein wenig Frühlingszwiebel);

		bei zusätzlicher Hitzeproblematik kühlende Nahrungsmittel wie Gurke, Tomate, Salate, Wassermelone, Sellerie **Nicht empfehlenswert:** allgemein weniger Fleisch, austrocknende sowie scharfe erhitzende Nahrungsmittel wie Zwiebelgewächse (Lauch, Knoblauch, Frühlingszwiebel …), scharfe Gewürze (Chili, Pfeffer, Ingwer, Muskat, Zimt …), Zuckerprodukte, Kaffee, Schwarztee, Rotwein, Kakao, Rauchen
Feuchte-Hitze in der Blase	**Ursachen:** übermäßiger Konsum scharfer, fettiger oder süßer Speisen, unterdrückte Eifersucht oder Misstrauen, zu langer Aufenthalt in kalter feuchter Umgebung **Symptome:** Schmerzen beim Wasserlassen, ständiger Harndrang, Harntröpfeln, Druckgefühl im Unterbauch, Schwäche und Schmerzen besonders im unteren Rücken, trüber, dunkelgelber Urin *(Puls: schnell, gleitend. Zunge: rot mit dickem, schmierigem, gelbem Belag vor allem im hinteren Zungenbereich)* **Westliche Diagnose:** Blasenentzündung, Harnsteine, Prostatabeschwerden u. a.	**Behandlungsstrategie:** Feuchte-Hitze aus der Blase ausleiten, Wasserlassen fördern **Allgemeine Empfehlung:** Halten Sie sich warm, insbesondere die Füße, Beine, Po und Unterbauch. Trinken Sie vermehrt harntreibende Tees, z. B. von Birkenblättern, Goldrute, Ackerschachtelhalm, Petersilie. **Ernährungsempfehlung:** Gerste, Hiobstränensamen, Amaranth, Mais, Sojamilch, Tofu, Bohnen, Adzukibohnen, Mungbohnen und -sprossen, Salat, Tomate, Kürbissorten (wie Wachskürbis und Flaschenkürbis), Gurke, Ananas, Weintraube, Wassermelone, Kiwi, grüner Tee, schwarzer Tee, Schwarztee mit Orangenschale, Maishaartee/Maisgriffeltee, Löwenzahn, Löwenzahntee, Brennesselkraut, Enziantee, Schwedenbitter; bei Nierensteinen z. B. Rettich und Sellerie **Nicht empfehlenswert:** befeuchtende, scharfe, süße, fettige, gebratene, fritierte Nahrungsmittel wie Milchprodukte, Süßigkeiten, Alkohol, Fleischspeisen

Folgende TCM-Diagnosen kommen bei dem Wasser-Yin-Typ häufiger vor:

Chinesische Diagnose	Merkmale	Therapie
Nieren-Qi-Mangel	**Ursachen:** Stress, Angstzustände, Milz-Qi-Mangel, Überarbeitung, exzessives Sexualleben, mehrere Geburten kurz hintereinander, schwache Konstitution, Alter **Symptome:** Antriebsmangel, mangelndes Selbstbewusstsein, Müdigkeit, Frösteln; sexuelle Störungen wie frühzeitiger Samenerguss, bei Frauen weißlicher Ausfluss, häufiges Wasserlassen, auch nachts; reichlich heller Urin *(Puls: schwach. Zunge: blass, dünner weißer Belag)* **Westliche Diagnose:** Harninkontinenz, Depression, Angsterkrankungen, Prostatabeschwerden, Menstruationsbeschwerden u. a.	**Behandlungsstrategie:** Nieren-Qi tonisieren und festigen **Allgemeine Empfehlung:** Mit kleinen Erfolgserlebnissen bauen Sie Ihr Selbstbewusstsein nach und nach auf. **Ernährungsempfehlung:** neutrale, neutral-warme, leicht verdauliche, allgemein Qi-aufbauende und Milz-Qi-aufbauende Nahrungsmittel mit süß-mildem Geschmack: alle Getreide (am besten erwärmt als Congee, Brei oder Suppe, insbesondere Hafer, Gerste, Mais, Hirse, Amaranth, Süßreis, Rundkornreis), <u>Möhre</u>, Kartoffeln, Süßkartoffel, Kürbis, <u>Huhn</u>, Fasan, Wachtel, Rind, etwas Zucker oder Malzzucker, <u>Ginseng</u>, Süßholzwurzel, Petersilie, kleine Mengen von scharfen Gewürzen (Pfeffer, Nelken, Koriander, Anis, Muskat, Zimt, Thymian); auch insbesondere kleine Mengen an sauer-zusammenziehenden Nahrungsmitteln: (unreife) saure Früchte wie <u>Himbeere</u>, Erdbeere, Brombeere, Johannisbeere, Preiselbeere, Stachelbeere, Kirsche **Nicht empfehlenswert:** wie bei Milz-Qi-Mangel: zu kalte und extrem heiße Nahrungsmittel in großen Mengen wie zuviel Rohkost, zuviel Zucker, Süßigkeiten, Milchprodukte, üppige, unregelmäßige und späte Mahlzeiten, Fasten, kalte Getränke, Bier, Konservennahrung, Mensa-, Großkantinenessen, in der Mikrowelle Gegartes, Speisen aus der Tiefkühltruhe

Nieren-Yang-Mangel

Ursachen: Nieren-Qi, Milz-Qi- oder Milz-Yang-Mangel, Unterkühlung, chronische Überarbeitung, lang andauernde Erkrankung, übermäßiger Konsum abkühlender oder süßer Speisen, exzessives Sexualleben, mehrere Geburten kurz hintereinander, schwache Konstitution, Alter, lang andauernde Angstzustände

Symptome: Antriebsmangel, mangelnde Willenskraft, Müdigkeit, Schwindel, ständiges Frieren, kalte Hände und Füße, Ängste, Schwindel, Ohrensausen, Schwerhörigkeit, Schwäche und Schmerzen besonders im unteren Rücken und in den Knien, Wasseransammlungen, Impotenz, Libidomangel, frühmorgendlicher Durchfall, häufiges Wasserlassen, auch nachts, reichlich heller Urin

(Puls: tief, schwach, langsam. Zunge: blass, schlaff, dünner, weißer Belag)

Westliche Diagnose: Harninkontinenz, Tinnitus, Schwerhörigkeit, Kopfschmerzen, Depression, Angsterkrankungen, Schilddrüsenunterfunktion, rheumatische Beschwerden, Rückenbeschwerden, Prostatabeschwerden, Impotenz, Menstruations- und Klimakteriumsbeschwerden, Sterilität u. a.

Behandlungsstrategie: Nieren-Yang tonisieren, Organismus wärmen

Allgemeine Empfehlung: Halten Sie sich warm, erholen Sie sich, machen Sie wenn möglich Urlaub oder eine Kur, bringen Sie mehr ausgeglichene Aktivität in Ihr Leben. Essen Sie täglich drei warme Mahlzeiten.

Ernährungsempfehlung: wie bei Milz-Qi- und Milz-Yang -Mangel: erwärmende oder scharfe Nahrungsmittel; mehr Congees, Suppen, Gebackenes und weitere yangisierende Kochmethoden verwenden; ohne Öl angeröstete Getreidesorten, eventuell mit frischen Ingwer zubereitet (wie Hirse, Reis, Buchweizen, Hafer, Amaranth), Esskastanie, Walnuss, Sesam, Zwiebelgewächsc (wie Lauch, Frühlingszwiebel, Knoblauch, Zwiebel), Fenchelknolle, Weißkohl und alle anderen Kohlsorten, Weintraube, Huhn, Hühnerleber, Wachtel, Schaf, Ziege, Lamm, Hirsch, Rindernieren, Schweinenieren, Fische, Garnellen, Langusten, Muscheln, scharfe Gewürze (wie Ingwer, Chili, Pfeffer, Zimt, Nelken, Muskat, Koriander), Wacholderbeere, Fenchelsamentee, Anistee, Kümmeltee, Yogitee, Ingwertee, Gewürznelken, Sternanis, Anis, Zimt, Thymian, Süßholzwurzeltee, Ginseng, Alkohol in kleinen Mengen

Nicht empfehlenswert: wie bei Milz-Yang-Mangel, jedoch insbesondere kalte Nahrungsmittel wie zuviel Rohkost und Salate, Tomate, Gurke, Wassermelone, Kiwi, Banane, Obstsäfte, Frischkornbrei, Milchprodukte (wie Eis, Joghurt, Dickmilch, Kefir), zuviel Zucker und Süßigkeiten, Limonaden-Getränke, kalte Getränke, Bier, Fasten, Speisen aus der Tiefkühltruhe

Wasserüber-schuss	**Ursachen:** wie bei Nieren-, Herz- und Milz-Yang-Mangel, übermäßiger Konsum abkühlender roher Speisen, schwache Konstitution, Alter **Symptome:** wie bei Nieren-Yang-Mangel mit weiteren Zeichen von Milz- und Herz-Yang-Mangel sowie Lungen-Qi-Mangel. Zusätzlich: Wasseransammlungen in den Beinen, vermindertes Wasserlassen mit hellem Urin *(Puls: tief, schwach, langsam. Zunge: blasslila, geschwollen, dicker, weißer Belag)* **Westliche Diagnose:** Ödeme, Herzschwäche u. a.	**Behandlungsstrategie:** Nieren- und Milz-Yang tonisieren, Organismus wärmen, Feuchtigkeit ausleiten. **Allgemeine Empfehlung:** Halten Sie sich warm, trinken Sie weniger, schränken Sie Ihren Salzkonsum ein. Die Ernährungsempfehlungen sind auch hier lediglich eine Ergänzung zur medizinischen Behandlung. **Ernährungsempfehlung:** wie bei Nieren-Yang-Mangel oder Milz-Yang-Mangel, jedoch insbesondere entfeuchtende Nahrungsmittel: Gerste, Hiobstränensamen, Bohnen pikant zubereitet, Mandarinenschale, Ingwer, Ginseng, Karpfen, harntreibende Tees (Petersilie, Birkenblätter, Goldrute, Brennesselblätter oder Ackerschachtelhalm) mit erwärmenden Gewürzen (Ingwer, Kümmel, Kumin, Zimt, Wachholderbeere, Süßholz oder Fenchelsamen) zubereitet; Weißdornblätter, -blüten und -früchte **Nicht empfehlenswert:** wie bei Nieren-Yang-Mangel oder Milz-Yang-Mangel, jedoch insbesondere befeuchtende, abkühlende und saure Nahrungsmittel wie zuviel Rohkost und Salate, Milchprodukte (wie Eis, Joghurt, Dickmilch), zuviel Zucker und Süßigkeiten, Limonaden-Getränke, kalte Getränke, Bier, Fasten, Speisen aus der Tiefkühltruhe; zuviel trinken, zuviel Salzkonsum
Nieren-Jing-Mangel	**Ursachen:** ausgeprägte konstitutionelle Schwäche (erblich bedingt und/oder als Folge des Alterungsprozesses sowie von chronischen Erkrankungen, nach Geburten), Mangel sowohl an Nieren-Yang als auch an Nieren-Yin **Symptome:** wie bei ausgeprägtem Nieren-Yang- *und* Nieren-Yin-	**Behandlungsstrategie:** Nieren-Jing nähren. **Allgemeine Empfehlung:** Stellen Sie sich auf eine lange Genesungszeit ein, mit langsam zunehmender Besserung. Geduld, Geduld. **Ernährungsempfehlung:** wie Nieren-Yin-Mangel und Nieren-Yang-Mangel, *beides* – daher muss neutral ge-

Mangel, wobei entweder Kälte- oder Hitzezeichen überwiegen; zusätzlich: (angeborene) kindliche Entwicklungsverzögerung, schwache Knochen, geistige Schwerfälligkeit, Vergesslichkeit, Antriebsmangel, frühes Ergrauen der Haare bzw. Haarausfall, Ausfallen der Zähne, Rückenschmerzen, Libidomangel, Sterilität, fehlende Regelblutung
(Puls: dünn, schwach, leer. Zunge: „alt", schlaff, dünn)
Westliche Diagnose: wie bei ausgeprägtem Nieren-Yang- *und* Nieren-Yin-Mangel, z. B. Alterserkrankungen, Schwerhörigkeit, Rachitis, Entwicklungsstörungen, Rückenbeschwerden, Osteoporose, Impotenz, Sterilität, Morbus Alzheimer u. a.

kocht werden (Milz-Qi aufbauen) mit substanzreichen Nahrungsmitteln: Es sollte regelmäßig, in ausreichender Menge und qualitativ Hochwertiges gegessen werden, beispielsweise: schwarze Sojabohnen pikant zubereitet, gekochte Getreidespeisen (etwa Weizen, Dinkel, Hirse, Reis usw.), Sesam, Walnuss, Kastanie, häufiger auch Fleischspeisen (Schwein, Huhn, Lamm usw.), Austern, Muscheln, Blütenpollen, Kaviar, Ginseng-Tonika. Sehr günstig sind Congees (etwa Reis mit Walnuss, Weizen mit Sellerie und Mungbohnen, Gerste mit schwarzen Bohnen, Walnüssen und ein wenig Frühlingszwiebel).
Nicht empfehlenswert: wie bei Nieren-Yin-Mangel und Nieren-Yang-Mangel (!): zu kalte oder zu heiße Nahrungsmittel wie zuviel Rohkost und Salate, zuviel scharfe Gewürze (wie Chili, Pfeffer, Ingwer, Zimt, Muskat, Zimt ...), zuviel Zucker und Süßigkeiten, Fasten, Speisen aus der Tiefkühltruhe, Limonaden-Getränke, Kaffee, Schwarztee, Rauchen

2. Symptome

Anämie (Blutarmut):

Allgemeinsymptome: Blässe von Haut und Lippen, Müdigkeit, Schwäche- und Kältegefühl, Schwindel, Konzentrationsstörungen, Lichtempfindlichkeit und Luftnot bei Anstrengung.
Allgemeine Empfehlungen: Achten Sie auf aufbauende, die Milz tonisierende und abwechslungsreiche Mahlzeiten, insbesondere bei vegetarischer Ernährung, Wachstum, Schwangerschaft oder Stillzeit.

Diagnose 1: Anämie mit Lichtempfindlichkeit / *TCM: Leber-Blut-Mangel*

Diagnose 2: Anämie mit Angst und Herzklopfen / *TCM: Milz- und Herz-Qi-Mangel*
Diagnose 3: Anämie durch chronische Erschöpfung mit Hitzesensationen / *TCM: Leber- und Nieren-Yin-Mangel evtl. mit Mangel-Hitze*
Diagnose 4: Anämie mit ausgeprägtem Frieren / *TCM: Nieren-Yang-Mangel*

Appetitlosigkeit:

Allgemeinsymptome: Schwäche und Abmagerung. Weniger Appetit als sonst kann eine natürliche und sinnvolle Heilungsreaktion bei Erkrankungen sein.
Allgemeine Empfehlungen: Während der Genesung oder zur Steigerung des Appetits bei Untergewicht sollten Sie besondere Sorgfalt auf die Zubereitung der Mahlzeiten verwenden und für Abwechslung und Farbenvielfalt sorgen. Warme und würzige Suppen fördern den Appetit.

Diagnose 1: allgemeine Schwäche und Lustlosigkeit / *TCM: Milz- und Magen-Qi-Mangel*
Diagnose 2: Abkühlung des Organismus / *TCM: Milz- und Nieren-Yang-Mangel*
Diagnose 3: Appetitlosigkeit durch Stress / *TCM: Leber-Qi-Stau*

Augenbindehautentzündung:

Allgemeinsymptome: brennende rote Augen
Allgemeine Empfehlungen: Leichtere Augenbindehautreizungen (z. B. durch Rauch, Staub, Blütenpollen) können mit Augenspülungen aus der Apotheke gelindert werden. Viele Augenprobleme sind laut TCM Ausdruck einer Leberstörung und werden über die Leber behandelt.

Diagnose 1: cholerischer Typ / *TCM: Leber-Feuer*
Diagnose 2: erkältungs- oder allergiebedingte Augenentzündung / *TCM: Wind-Hitze*

Blähungen:

Allgemeinsymptome: Völlegefühl, Gasbildung, Flatulenz
Allgemeine Empfehlungen: Vermeiden Sie alle Nahrungsmittel, die Blähungen auslösen können (Kohlarten, Zwiebeln, Bohnen u. a.). Verwenden Sie bei der Essenszubereitung verdauungsfördernde Gewürze, nehmen Sie sich genügend Zeit für die Mahlzeiten und kauen Sie gründlich. Schränken Sie den Genuss von Süßigkeiten ein. Günstig ist es, nach den Mahlzeiten einen Spaziergang zu machen, und probieren Sie einmal einen Kümmeltee.

Diagnose 1: schwache Verdauungskraft mit Müdigkeit / *TCM: Milz-Qi-Mangel*
Diagnose 2: Abkühlung des Organismus / *TCM: Milz-Yang-Mangel, Dünndarm-Kälte, Dickdarm-Kälte*
Diagnose 3: Magenbeschwerden durch Stress / *TCM: Leber-Qi-Stau*
Diagnose 4: zu üppiges und unregelmäßiges Essen / *TCM: Nahrungsstau in Magen und Milz*

Blasenentzündung:

Allgemeinsymptome: Brennen beim Wasserlassen, häufiger Harndrang, *kein* Fieber
Allgemeine Empfehlungen: warme Kleidung (Nierengegend und Füße), Wärmflaschen, Fußbäder und Trinken von reichlich harntreibendem Tee (z. B. Birkenblätter, Goldrute, Zinnkraut) unterstützen die Heilung.

Diagnose 1: „klassische" Blasenentzündung / *TCM: feuchte Hitze in der Blase*
Diagnose 2: Blasenentzündung durch Aufregung / *TCM: Hitze in Herz und Dünndarm*

Bluthochdruck (essentielle Hypertonie):

Allgemeinsymptome: anfangs keine Symptome (!), dann Schwindel, Kopfschmerzen u. a.

Allgemeine Empfehlungen: Bewegen Sie sich viel, vor allem in der Natur. Vermeiden Sie Stress und emotionalen Druck. Hierbei unterstützen z. B. Entspannungstechniken und Visualisationsübungen. Hören Sie entspannende Musik (Stücke von Wolfgang Amadeus Mozart, Meditationsklänge). Essen Sie nicht mehr nach 19 Uhr und ersetzen Sie bei Ihren Mahlzeiten erhitzende Speisen wie Fleisch, scharfe Gewürze, Zwiebeln, Knoblauch und Lauch so weit wie möglich durch abkühlende Nahrungsmittel wie Salate oder Gemüse (⇒ Übergewicht). Verringern Sie den Alkohol- und Salzkonsum.

Diagnose 1: cholerischer Typ / *TCM: Leber-Feuer, Leber-Wind*
Diagnose 2: chronische Erschöpfung mit Hitzewallungen / *TCM: Leber-Yin- und Nieren-Yin-Mangel mit aufsteigendem Leber-Yang*
Diagnose 3: Bluthochdruck aus Schwäche / *TCM: Qi- und Blut-Mangel*
Diagnose 4: Langfristige Ernährungsfehler führen zu Bluthochdruck (mit erhöhten Blutfetten). / *TCM: Schleim- und Feuchtigkeitsproblematik sowie Milz-Qi-Mangel*

Blutniederdruck (Hypotonie):

Allgemeinsymptome: Müdigkeit, Schwindel, Kopfschmerzen, häufiges Frösteln
Allgemeine Empfehlungen: Schaffen Sie sich neue sinnvolle und anregende Perspektiven. Nehmen Sie kalt-warme Wechselduschen. Viel Bewegung an frischer Luft (besonders im Hochgebirge) und mehrmals täglich erwärmende, würzige, tonisierende Mahlzeiten regen Ihren Kreislauf an.

Diagnose 1: allgemeine Schwäche / *TCM: Milz-Qi-Mangel*
Diagnose 2: allgemeine Schwächekonstitution mit ständigem Frieren / *TCM: Milz-Yang- und Magen-Yang Mangel*
Diagnose 3: Herzschwäche / *TCM: Herz-Yang-Mangel*

Bronchitis/Husten:

Allgemeinsymptome: Husten, Auswurf, allgemeine Mattigkeit, Fieber

Allgemeine Empfehlungen: Hören Sie möglichst ganz mit dem Rauchen auf (sofern sie Raucher sind). In den Herbst- und Wintermonaten beugt warme Kleidung einer Bronchitis vor. Günstig sind gemäßigte Spaziergänge an der frischen Luft. Lavendelöl in einer Duftlampe lindert den Hustenreiz, Eukalyptusöl, auch eingerieben, befreit die Lunge. Sorgen Sie für genügend Luftfeuchtigkeit. (⇒ Halsentzündung, Immunschwäche).

Diagnose 1: beginnende Erkältung / *TCM: Wind-Kälte-Angriff auf die Lunge*
Diagnose 2: Erkältungs-Bronchitis mit gelblichem Auswurf / *TCM: Wind-Hitze-Angriff auf die Lunge*
Diagnose 3: Immunschwäche mit häufiger Erkältung / *TCM: Lungen-Qi-Mangel*
Diagnose 4: schwere Bronchitis mit gelblichem Auswurf / *TCM: Schleim-Hitze in der Lunge*
Diagnose 5: Bronchitis mit Stress / *TCM: Leber-Feuer (greift Lunge an)*
Diagnose 6: chronische Bronchitis mit Verdauungsproblematik / *TCM: Milz-Qi- oder Milz-Yang- Mangel mit Feuchtigkeit, Schleim-Kälte in der Lunge*
Diagnose 7: trockener Husten / *TCM: Lungen-Trockenheit*

Depression:

Allgemeinsymptome: niedergedrückte Stimmung, Einsamkeit, Mangel an Lebensfreude aufgrund von unverarbeiteten Erlebnissen und seelischen Verletzungen
Allgemeine Empfehlungen: Tägliche ausgiebige Spaziergänge in der freien Natur öffnen den Geist und heilen die Seele. Geben Sie Ihrer ureigenen Kreativität eine Chance. Schaffen Sie Gelegenheiten für menschliche Kontakte (Konzertbesuche, Volkshochschulkurse, Sportvereine) und denken Sie daran, dass die meisten Menschen unter Einsamkeit leiden. Und Sie sollten wissen: Jede Krankheit möchte Sie ein Stück heiler werden lassen und Sie auf Ihrem Lebensweg weiterbringen. Lesen Sie Biographien berühmter Persönlichkeiten, und Sie werden feststellen, dass seelische Tiefen zu jedem Leben dazugehören.

Diagnose 1: Depression aufgrund von enttäuschten Erwartungen und unterdrückten Emotionen / *TCM: Leber-Qi-Stau*
Diagnose 2: Schwäche der Verdauungskraft mit Energiemangel und depressiven Gefühlen / *TCM: Milz-Qi-Mangel*
Diagnose 3: Depression mit ausgeprägtem Grübeln und Benommenheitsgefühl / *TCM: Milz-Qi- oder Milz-Yang-Mangel mit Feuchtigkeits- oder Schleimproblematik, die den Qi-Fluss blockieren*
Diagnose 4: nervöse Depression mit Blutarmut / *TCM: Leber-Blut- und Herz-Blut-Mangel*
Diagnose 5: ausgeprägte Erschöpfung mit Kältegefühl / *TCM: Nieren-Yang-Mangel*
Diagnose 6: Depression mit Übererregungsphasen / *TCM: Leber-Qi-Stau führt zu Leber-Feuer und Herz-Feuer*

Durchblutungsstörungen:

Allgemeinsymptome: Taubheitsgefühl, eingeschlafene Gliedmaßen, Kribbeln, Ameisenlaufen, Kältegefühl. Ursache können u. a. Gefäßspasmen (Morbus Raynaud), Arteriosklerose, vegetative Dystonie, Rauchen, Einnahme der Pille und Ernährungsfehler sein (⇒ medizinische Abklärung).
Allgemeine Empfehlungen: Alle möglichen Auslöser sollten vermieden bzw. behandelt werden. Regelmäßige Bewegung bzw. Sport halten die Gefäße „jung".

Diagnose 1: allgemeiner Energiemangel / *TCM: Qi-Mangel bzw. Milz-Qi-Mangel*
Diagnose 2: Durchblutungsstörung / *TCM: Feuchtigkeitsproblematik führt zu Qi-Stau (siehe auch Leber-Qi-Stau)*
Diagnose 3: Blutarmut führt zu mangelnder Versorgung der Gliedmaßen / *TCM: Leber-Blut-Mangel*

Durchfall:

Allgemeinsymptome: häufiger Toilettengang mit dünnflüssigem Stuhl aufgrund von Darmentzündungen, Infektionen, Vergiftungen, psychischen Einflüssen etc.
Allgemeine Empfehlungen: Wenn die Ursache vor allem im psy-

chischen Bereich liegt (z. B. Prüfungsangst) oder wenn Erlebnisse nicht „verdaut" werden können, unterstützen Sie den Verdauungsapparat mit Ruhe und leichter Kost. Die gefährlichen Folgen von Elektrolyt- und Flüssigkeitsverlust können Sie durch viel Trinken vermeiden (z. B. Mineralwasser oder Tee).

Diagnose 1: Schwäche der Verdauungskraft / *TCM: Milz-Qi- und Magen-Qi-Mangel*
Diagnose 2: Magen-Darm-Grippe / *TCM: Feuchtigkeitsproblematik mit Kälte (Milz-Yang-Mangel)*
Diagnose 3: Durchfall aus Stress / *TCM: Leber greift die Milz an*
Diagnose 4: ausgeprägte Kälteempfindlichkeit mit Durchfall / *TCM: Nieren-Yang- und Milz-Yang-Mangel*

Erkältung und grippaler Infekt:

<u>Allgemeinsymptome:</u> Schnupfen, Niesen, Halsweh, Kopfschmerzen, Muskel- und Gliederschmerzen sowie Kälteempfindlichkeit. (⇒ Halsentzündung, Immunschwäche). Denken Sie daran, dass auch ein anfänglich leichter grippaler Infekt eine Infektions- oder Kinderkrankheit sein kann. Bei hohem Fieber und anderen ernsten Symptomen ist eine medizinische Abklärung notwendig.
<u>Allgemeine Empfehlungen:</u> Halten Sie Ihren Körper warm. Früh genug durchgeführt, kann eine Schwitzkur (Badewanne, Sauna mit schweißtreibenden Tees wie Lindenblütentee) den Krankheitsverlauf abkürzen. Ansonsten sollten Sie sich möglichst schonen (Bettruhe), genügend schlafen, leichte Kost bzw. wärmende Suppen zu sich nehmen und das Rauchen einstellen. Inhalationen mit kochendem Wasser oder Kamillentee wirken sehr wohltuend auf die Atemwege. Sorgen Sie für ausreichend Luftfeuchtigkeit in Ihren Räumen.
<u>Besonderheiten:</u> Nach chinesischer Anschauung dringt eine Erkältung anfangs von den oberflächlichen Körperschichten in die Tiefe ein. Dies wirkt sich in der TCM insofern aus, dass, wenn die Erkältung noch ganz frisch ist, therapeutisch versucht wird, diese am Eindringen in den Körper zu hindern. Dies wird dadurch bewerkstelligt, dass der Körper zum Schwitzen angeregt wird. (Die dazu geeigneten Nahrungsmittel finden Sie unter

„Wind-Kälte Angriff auf die Lunge".) Bitte beachten Sie, dass die hiesige Gewohnheit, zu Beginn einer Erkältung Vitamin-C-reiche Nahrungsmittel zu sich zu nehmen, aus TCM-Sicht ungünstig ist, weil die Erkältung so „tiefer in den Organismus eindringt" und dadurch nicht sofort überwunden werden kann.

Ist allerdings die Erkältung schon in den Körper eingedrungen und der Patient hat schon (erfolglos) geschwitzt, ändert sich die Behandlungsstrategie und damit auch die einzusetzenden Nahrungsmittel (siehe „ Wind-Hitze-Angriff auf die Lunge"). In diesem Fall sind beispielsweise Zitrusfrüchte wiederum günstig.

Diagnose 1: beginnende Erkältung / *TCM: Wind-Kälte greift die Lunge (= Oberfläche) an*
Diagnose 2: fortgeschrittene Erkältung mit Kratzen im Hals / *TCM: Wind-Hitze-Angriff auf die Lunge (= Oberfläche)*
Diagnose 3: häufige Erkältungen aufgrund von Abwehrschwäche / *TCM: Lungen-Qi-Mangel*

Erschöpfung:

Allgemeinsymptome: Antriebslosigkeit, Nachlassen der Leistungsfähigkeit, Gähnen (⇒ Blutarmut, Blutniederdruck)
Allgemeine Empfehlungen: Achten Sie auf genügend Schlaf, Pausen, körperliche Bewegung an frischer Luft, gesunde Ernährung (⇒ Allgemeine Empfehlungen zur Gesundheit in Kapitel VII).

Diagnose 1: Müdigkeit / *TCM: Milz-Qi-Mangel*
Diagnose 2: Erschöpfung mit Frustrationsgefühlen / *TCM: Leber-Qi-Stau*
Diagnose 3: Erschöpfung mit ständigem Frieren / *TCM: Nieren-Yang-Mangel*
Diagnose 4: Erschöpfung mit Hitzegefühl / *TCM: Nieren-Yin-Mangel*

Halsentzündung/Kehlkopfentzündung

Allgemeinsymptome: Schluckbeschwerden, Engegefühl und Stechen im Hals, Heiserkeit, Verlust der Stimme, allgemeine Krankheitszeichen wie Fieber oder Kopfschmerz (⇒ Erkältung,

Bronchitis). Diese Beschwerden treten auch häufig im Zusammenhang mit Infektions- und Kinderkrankheiten auf (⇒ medizinische Abklärung).
Allgemeine Empfehlungen: Halten Sie sich warm. Gurgeln Sie mit warmem Salbeitee oder Salzwasser.

Diagnose 1: fortgeschrittene Erkältung mit Kratzen im Hals / *TCM: Wind-Hitze-Angriff auf die Lunge (= Oberfläche)*
Diagnose 2: chronische Halsentzündung aufgrund von Abwehrschwäche / *TCM: Lungen-Qi-Mangel, Besonderheit: Verweilen eines Krankheitsfaktors*
Diagnose 3: Kehlkopfentzündung mit Heiserkeit und Stimmverlust / *TCM: Lungen-Trockenheit*
Diagnose 4: langandauernde Erschöpfung, Burnout-Syndrom / *TCM: Nieren-Yin-Mangel*

Hämorrhoiden:

Allgemeinsymptome: Hämorrhoiden (knotenförmige Erweiterungen der Venen des Mastdarms), Blutauflagerung auf dem Stuhl und Schmerzen aufgrund überwiegend sitzender Lebensweise, Verstopfung sowie von Ernährungsfehlern.
Allgemeine Empfehlungen: Wann immer es möglich ist, benutzen Sie kein trockenes Toilettenpapier, sondern reinigen Sie den After gründlich mit Wasser oder angefeuchtetem Papier. Kochen Sie einen Sud aus Eichenrinde und bereiten Sie damit ein Sitzbad. Kräftigen Sie Ihre Darmschließmuskeln durch mehrfaches Anspannen und sorgen Sie für geregelte Verdauung (⇒ Verstopfung).

Diagnose 1: schwaches Bindegewebe / *TCM: Milz-Qi-Mangel (sinkendes Milz-Qi)*
Diagnose 2: Hämorrhoiden mit brennendem Stuhlgang / *TCM: Feuchte-Hitze in Leber und Dickdarm*

Hautprobleme/Pickel:

Allgemeinsymptome: unreine, fettige oder trockene Haut, Rötung, Juckreiz und weitere Hautsymptome aufgrund von Ernährungsfehlern, allergischen Reaktionen, psychischen Belas-

tungen, Lebensumstellungen (z. B. Pubertät), Stoffwechsel- und Organstörungen u. a.
Allgemeine Empfehlungen: Meiden Sie fettreiche, stark gewürzte Speisen und Süßigkeiten (z. B. Pommes frites, Schweinefleisch, Schokolade). Verzichten Sie auf herkömmliche Seife, waschen Sie sich statt dessen mit warmen Wasser oder speziellen Kräuteraufgüssen oder führen Sie eine Blutreinigungskur z. B. aus Brennnessel oder Stiefmütterchen durch. (Fragen Sie Ihren Therapeuten oder in Apotheken oder Drogerien nach den entsprechenden Kräutern.) Behandeln Sie die entsprechende Ursache für Ihre Hautprobleme.
Besonderheiten: In der chinesischen Medizin werden viele Hautprobleme „über die Lunge" behandelt. Zusätzlich werden oft die Milz (mit Ernährung) sowie die Leber mitbehandelt.

Diagnose 1: Hautprobleme (etwa Neurodermitis, Schuppenflechte oder Nesselsucht) mit ausgeprägtem Juckreiz / *TCM: Wind-Hitze-Angriff auf die Lunge (= Haut)*
Diagnose 2: chronische Hautprobleme (etwa Neurodermitis, Schuppenflechte oder Nesselsucht) mit Blutmangel und trockener Haut / *TCM: Leber-Blut-Mangel evtl. mit Hitze*
Diagnose 3: eitrige Hautprobleme / *TCM: Feuchte-Hitze-Problematik (ähnlich wie Feuchte-Hitze in der Leber oder im Dickdarm)*
Diagnose 4: nässende Hautprobleme aufgrund von Schwäche der Verdauungskraft / *TCM: Milz-Qi-Mangel mit Feuchtigkeitsproblematik*
Diagnose 5: Hautprobleme (Pickel) durch übermäßiges Essen, „Pizzaausschlag" / *TCM: Nahrungsstau in Magen und Milz*

Herzproblematik:

Allgemeinsymptome: Herzklopfen, Atemnot, Schwindel, Wassereinlagerungen im Gewebe, Blaufärbung der Lippen usw. (⇒ medizinische Abklärung)
Allgemeine Empfehlungen: Fragen Sie sich, wie es mit der Liebe in Ihrem Leben steht. Da unser Herz ein empfindliches Organ ist, sollten wir es vor zuviel Aufregung schützen, auch Gier in jeder Form tut dem Herzen nicht gut (⇒ Allgemeine Empfehlungen zur

Gesundheit, Kap VII., S. 185). Unser Herz liebt den Frieden. Die richtige Ernährung kann, begleitend zur medizinischen Versorgung, die Tätigkeit des Herzens stärken und harmonisieren.

Diagnose 1: Herzklopfen mit Schreckhaftigkeit / *TCM: Herz-Qi-Mangel*
Diagnose 2: Herzklopfen mit Schlafproblemen und Blutarmut / *TCM: Herz-Blut-Mangel oder ausgeprägter Herz-Yin-Mangel*
Diagnose 3: Herzschwäche mit Kälteempfindlichkeit / *TCM: Herz-Yang-Mangel*
Diagnose 4: Herzklopfen mit Übererregung und Schlafproblemen / *TCM: Herz-Feuer*
Diagnose 5: Schmerzen in der Herzgegend / *TCM: Herz-Blut-Stagnation*

Immunschwäche:

Allgemeinsymptome: häufige Erkältungen, Infektanfälligkeit, Allergien, ständiges Kränkeln, Müdigkeit aufgrund von Stress, Medikamenten oder Ernährungsfehlern
Allgemeine Empfehlungen: Achten Sie auf eine vitalstoffreiche Ernährung, vermeiden Sie Stress, bewegen Sie sich an frischer Luft und in der Natur, üben Sie leichten Sport aus, geben Sie der Freude in Ihrem Leben mehr Raum (⇒ Erkältung, Halsentzündung, Bronchitis, Allgemeine Hinweise in Kapitel VII.).

Diagnose 1: Immunschwäche / *TCM: Lungen-Qi-Mangel bzw. Milz-Qi-Mangel*

Impotenz/Frigidität:

Allgemeinsymptome: Unlustgefühle, Angst, Hemmung, mangelndes Selbstwertgefühl, Ekel, Antriebslosigkeit, mangelnde Libido usw.
Allgemeine Empfehlungen: Weil die Psyche häufig bei dieser Problematik eine große Rolle spielt, hat ein Gespräch mit einer Vertrauensperson bzw. einem Therapeuten eine entscheidende Bedeutung. Auch eine Psychotherapie (etwa Gestalttherapie) ist hilfreich.

Diagnose 1: allgemeine Schwäche / *TCM: Herz-Qi, Nieren-Qi und Milz-Qi-Mangel*
Diagnose 2: Erschöpfung mit Hitzegefühl / *TCM: Nieren-Yin-Schwäche mit Mangel-Hitze*
Diagnose 3: Impotenz mit Kälteempfindlichkeit / *TCM: Nieren-Yang Mangel*
Diagnose 4: Impotenz bei Alkoholproblematik/ *TCM: Feuchte-Hitze (in der Leber)*

Konzentrationsstörungen:

Allgemeinsymptome: Unaufmerksamkeit, Unkonzentriertheit, Zerfahrenheit, Unruhezustände
Allgemeine Empfehlungen: Das Zusammenfassen geistiger und körperlicher Kräfte auf ein Ziel hin nennt man Konzentration. Zielorientiertheit unterstützt also das Umsetzen von Wünschen und setzt Unterscheidungsvermögen und Entscheidungsfähigkeit voraus. Ein klares Ja zu einer Sache beinhaltet ein ebenso klares Nein zu sogenannten Hintertürchen.

Diagnose 1: Wenn Sie sich gar nicht konzentrieren können, sich „matschig" oder verwirrt fühlen und leicht ablenkbar sind, verzichten Sie erst einmal auf alle Arten von Süßigkeiten. / *TCM: Milz-Qi-Mangel*
Diagnose 2: Sind Sie verärgert, enttäuscht, frustriert und können sich deshalb nicht konzentrieren, sollten Sie sich möglichst viel bewegen und Wege finden, Ihre Kreativität auszudrücken (Malen, Tanzen etc.). / *TCM: Leber-Qi-Stau*
Diagnose 3: Konzentrieren Sie sich zu „stark", haben Sie deshalb einen heißen Kopf, Schlafprobleme und können die innere Anspannung nicht mehr lösen, helfen Entspannungsübungen. / *TCM: Leber-Feuer, Herz-Feuer oder Herz-Blut-Mangel*

Kopfschmerzen / Migräne

Allgemeinsymptome: Kopfschmerzen in verschiedenen Bereichen des Kopfes, Schwächegefühl, Lichtempfindlichkeit, evtl. sogar Übelkeit

Allgemeine Empfehlungen: Wie immer sollte auch hier die Ursache gefunden (⇒ medizinische Abklärung) und behandelt werden. Lassen Sie beispielsweise Augenprobleme oder Halswirbelsäulenerkrankungen behandeln und versuchen Sie die Umstände herauszufinden, die den Kopfschmerz auslösen bzw. verschlimmern. Allgemein gilt: Stress verringern bzw. vermeiden; günstig sind Entspannungsübungen sowie Massagen, ebenso sind ausreichende Ruhepausen wichtig. Ungünstig sind zu scharfe, zu fettige Speisen, Süßigkeiten, Alkohol, Nikotin. Versuchen Sie nicht, die Schmerzen auf Dauer mit Schmerzpräparaten zu behandeln, da diese Niere und/oder Leber schädigen. Sie können selbst durch eine Veränderung Ihrer Lebensführung viel zur Genesung beitragen. Während der Kopfschmerzattacken ist es meist besser, keine oder nur kleine leicht verdauliche Mahlzeiten zu sich zu nehmen oder einen entsprechenden Tee zu trinken. Auch Nacken- oder Fußmassagen sind sehr wohltuend. In der TCM werden Kopfschmerzen unterschieden nach der Schmerzlokalisation, den Begleitsymptomen und nach der Konstitution.

Diagnose 1: Spannungskopfschmerz in Stresssituationen / *TCM: Leber-Feuer bzw. aufsteigendes Leber-Yang*
Diagnose 2: heftigste Kopfschmerzen mit Krämpfen / *TCM: Leber-Wind*
Diagnose 3: seitliche Kopfschmerzen mit ausgeprägter emotionaler Komponente / *TCM: Leber-Qi-Stau*
Diagnose 4: Kopfschmerzen bei beginnender Erkältung / *TCM: Wind-Kälte (Angriff auf die Lunge)*
Diagnose 5: Erkältungskopfschmerzen mit Kratzen im Hals / *TCM: Wind-Hitze (Angriff auf die Lunge)*
Diagnose 6: dumpfe Kopfschmerzen aufgrund Qi-Schwäche / *TCM: Milz-Qi-Schwäche*
Diagnose 7: Kopfschmerzen mit Blutarmut (Anämie) / *TCM: Leber-Blut-Mangel*
Diagnose 8: dumpfe Kopfschmerzen nach zu vielen fettigen Speisen / *TCM: Trüber Schleim blockiert den Kopf bzw. Nahrungsstau in Milz und Magen*

Krampfadern:

Allgemeinsymptome: Schwere Beine, Schwellungen, erweiterte bläuliche Venenzeichnung an den Beinen – häufig aufgrund überwiegend stehender Berufstätigkeit, Bindegewebsschwäche, Übergewicht sowie in der Schwangerschaft.
Allgemeine Empfehlungen: Ausreichende Bewegung ist die wichtigste Voraussetzung, um die Gefäße und das Gewebe straff zu halten. Hochlegen der Beine schafft Entlastung für die Venen, auch sind Stützstrümpfe günstig.
Besonderheiten: Krampfadern werden nach Auffassung der TCM durch Qi- und Blut-Stau verursacht. Deshalb werden allgemein (scharfe) Qi- und blutbewegende Nahrungsmittel wie Schnittlauch empfohlen.

Diagnose 1: *Schwere Beine und „Frust", TCM: Leber-Qi-Stau*
Diagnose 2: *Schwaches Bindegewebe, TCM: Milz-Qi-Mangel*

Lebensmittelallergie/Allergie:

Allgemeinsymptome: Durchfall, Übelkeit, Hautausschlag, Schnupfen, Entzündungen u. v. m.
Besonderheiten: Häufige Ursachen der Lebensmittelallergie sind „falsche" Ernährung der Kleinkinder (⇒ Baby- und Kindernahrung, Seite 80) und Nahrungsmittelzusätze wie Konservierungsstoffe, künstliche Farbstoffe, Aromen, Spritzmittel etc. Im Körper kann es dadurch zu einer schleichenden „Vergiftung" und „Überbefeuchtung" kommen. Bei erneuter Einnahme eines dieser Nahrungsmittel kommt es zu einer Überreaktion des Immunsystems mit einer ganzen Reihe von möglichen Symptomen, allen voran Durchfall.

Nach chinesischer Anschauung hängt die Allergieneigung auch von dem betroffenen Konstitutionstyp des Allergikers ab. Dies bedeutet, dass eine allergische Reaktion durch Stoffe oder Nahrungsmittel ausgelöst wird, die der körperlichen Konstitution des Patienten entsprechen. Zum Beispiel kann bei einem Menschen mit einer Schleim/Feuchtigkeits-Konstitution durch Verzehr von stark schleimbildenden Nahrungsmitteln wie Weißzucker oder Weißmehl, Süßigkeiten, Käse und Milchpro-

dukten eine allergische Reaktion ausgelöst werden. Diese Nahrungsmittel gilt es in diesem Fall zu meiden. Zusätzlich können mehr Nahrungsmittel mit trocknender Eigenschaft eingesetzt werden, die die Feuchtigkeit aus dem Körper leiten können.
Allgemeine Empfehlungen: Vermeiden Sie möglichst den Kontakt mit den auslösenden Stoffen. Eine Milz-Qi-stärkende Ernährung ist allgemein günstig.

Diagnose 1: Allergie mit emotionaler Unausgeglichenheit / *TCM: Leber greift die Milz bzw. den Magen an*
Diagnose 2: Allergie durch Schwäche im Verdauungstrakt / *TCM: Milz-Qi- und Magen-Qi-Mangel*
Diagnose 3: Allergie mit Darmträgheit und Unterkühlung / *TCM: Dickdarm-Qi-Schwäche mit Kälte*
Diagnose 4: Heuschnupfen mit klarem Sekret / *TCM: Lungen-Qi-Schwäche, Wind-Kälte-Angriff auf die Lunge bzw. Wind-Hitze-Angriff auf die Lunge*
Diagnose 5: Allergie mit Hauterscheinungen / *TCM: Lungen-Qi-Schwäche, Wind-Hitze Angriff auf die Lunge (= Haut)*

Leber- und Gallenprobleme:

Allgemeinsymptome: Völlegefühl, Übelkeit, Müdigkeit, Schmerzen im rechten Oberbauch, Abneigung gegen fette Speisen, Gelbsucht. Eine virusbedingte Hepatitis darf nur vom Arzt behandelt werden. Weitere Ursachen können ein Verschluss der Gallenwege oder Ernährungsfehler sein.
Allgemeine Empfehlungen: Leichte, vitaminreiche Kost, viel Ruhe, Vermeidung von Alkohol und fettigen Speisen wirken sich günstig aus. Mariendistelpräparate haben sich sehr bewährt.

Diagnose 1: unterdrückte Emotionen wie Wut oder Eifersucht / *TCM: Leber-Qi-Stau*
Diagnose 2: Stress und Überspannung / *TCM: Leber-Feuer*
Diagnose 3: übermäßiger Verzehr von fettigen, süßen oder alkoholischen Speisen und Getränken / *TCM: Feuchte-Hitze in der Leber*

Magenschmerzen/Magenschleimhautentzündung:

Allgemeinsymptome: Schmerzen im Oberbauch, Übelkeit, Unverträglichkeit bestimmter Speisen.

Magenschmerzen sind meist emotions- und stressbedingt und können auch nach zu hastigem und/oder unregelmäßigem Essen auftreten. Aber auch bestimmte Nahrungs- und Suchtmittel, Medikamente, Vergiftungen und Infektionskrankheiten können eine Magenschleimhautreizung bis hin zur Magengeschwürbildung verursachen (⇒ medizinische Abklärung).

Allgemeine Empfehlungen: Bei nervös bedingten Magenschmerzen sind beruhigende und entkrampfende Maßnahmen geraten. Vermeiden Sie Stress und versuchen Sie, emotionale Probleme zu lösen. Bei starken Schmerzen ist es günstig, nur stilles Wasser oder Kamillentee zu trinken; generell hat sich Schonkost bewährt. Machen Sie Entspannungsübungen.

Diagnose 1: Stress/Verspannungs-Typ / *TCM: Leber greift den Magen an*
Diagnose 2: brennende Magenschmerzen mit Zahnfleischbluten / *TCM: Magen-Feuer*
Diagnose 3: Magenschmerzen nach übermäßigem Essen / *TCM: Nahrungsstau in Magen*
Diagnose 4: Chronische Magenschmerzen mit Abnahme der Magenschleimhaut / *TCM: Magen-Yin-Mangel*
Diagnose 5: Magenschmerzen mit Aufstoßen klarer Flüssigkeit / *TCM: Magen-Kälte*

Nebenhöhlenentzündung:

Allgemeinsymptome: Schmerzen in Oberkiefer und Stirngegend, Schnupfen, Kopfschmerzen (⇒ Erkältung, Halsentzündung, Immunschwäche)

Allgemeine Empfehlungen: Inhalationen mit Wasser- oder Kamillendampf wirken wohltuend lösend und reinigend, ebenso Salzwasser in die Nase gezogen. Vermeiden Sie Milchprodukte und Süßigkeiten.

Diagnose 1: Nebenhöhlenentzündung mit weißlichem Sekret / *TCM: Wind-Kälte greift die Lunge an (= Metallelement = Nebenhöhlen)*
Diagnose 2: Nebenhöhlenentzündung mit gelblichem Sekret / *TCM: Wind-Hitze greift die Lunge an (= Metallelement = Nebenhöhlen)*
Diagnose 3: chronische Nebenhöhlenentzündung aufgrund von Abwehrschwäche / *TCM: Lungen-Qi-Mangel (siehe auch Milz-Qi-Mangel)*
Diagnose 4: chronische Nebenhöhlenentzündung mit ständig blockierter Nase / *TCM: Qi- und Blut-Stagnation (siehe Leber-Qi-Stau)*
Diagnose 5: chronische Nebenhöhlenentzündung mit trockener Schleimhaut / *TCM: Lungen-Trockenheit (siehe auch Lungen-Yin-Mangel und Nieren-Yin-Mangel)*

Nervosität:

Allgemeinsymptome: Stress, Verspannung, Unruhezustände, Konzentrationsstörungen, Ängste, Schlafstörung (⇒ Ängste, Schlaflosigkeit, Wechseljahrbeschwerden, Depression). Nervosität kann zu vielen weiteren körperlichen Beschwerden führen. Nervosität entsteht durch Überreizung, berufliche und private Überforderung, Entscheidungsschwierigkeiten und Unsicherheit.
Allgemeine Empfehlungen: Es gilt, die Ursache zu finden und entsprechend zu behandeln. Bauen Sie regelmäßige Entspannungs- und Ruhepausen in ihren Alltag ein. Setzen Sie Prioritäten bei allem, was Sie tun.

Diagnose 1: Nervosität aufgrund von Frustrationsgefühlen mit häufigem Seufzen / *TCM: Leber-Qi-Stau*
Diagnose 2: Nervosität mit starkem inneren Druck und rotem Kopf / *TCM: Leber-Feuer*
Diagnose 3: Nervosität mit Rededrang und Schlaflosigkeit / *TCM: Herz-Feuer*
Diagnose 4: Nervosität mit Schreckhaftigkeit und Herzstolpern / *TCM: Herz-Qi-Mangel*

Diagnose 5: Nervosität mit Lichtempfindlichkeit / *TCM: Leber-Blut-Mangel oder Herz-Blut-Mangel*
Diagnose 6: Nervosität aufgrund von mangelndem Selbstbewusstsein und Angstzuständen / *TCM: Nieren-Qi-Mangel*
Diagnose 7: Nervosität aufgrund von lang andauernder Überforderung mit ausgeprägter Erschöpfung und Rückenschmerzen / *TCM: Nieren-Yin-Mangel*

Ohrenschmerzen:

Allgemeinsymptome: Ohrenschmerzen, Minderung der Hörfähigkeit, evtl. Ohrgeräusche, grippale Symptome wie Kopf- und Gliederschmerzen oder Verschlimmerung durch Zugluft und Kälteeinwirkung. Als Ursache kommt, vor allem bei kleinen Kindern, eine Mittelohrentzündung in Frage (⇒ medizinische Abklärung). (⇒ Erkältung, Zahnprobleme, Halsentzündung).
Allgemeine Empfehlungen: Halten Sie Kopf und Ohren warm, z. B. mit einer Mütze. Dampf- und warme Fußbäder wirken lindernd, ebenso die Auflage von Zwiebelsäckchen (westliches Hausmittel). Dafür werden Zwiebeln fein gehackt, ohne Fett gedünstet, in ein Tuch eingeschlagen und auf das Ohr gelegt.

Diagnose 1: beginnende Erkältung mit Ohrschmerzen/ *TCM: Wind-Kälte-Angriff auf die Lunge (daher auch auf die oberen Atemwege)*
Diagnose 2: fortgeschrittene Erkältung mit Kratzen im Hals und Ohrschmerzen / *TCM: Wind-Hitze-Angriff auf die Lunge (daher auch auf die oberen Atemwege)*
Diagnose 3: chronische und immer wiederkehrende Mittelohrentzündung / *TCM: Milz-Qi-Mangel mit Schleimbildung*
Diagnose 4: häufige Erkältungen aufgrund von Abwehrschwäche / *TCM: Lungen-Qi-Mangel*

Ohrgeräusche (Tinnitus):

Allgemeinsymptome: Ohrgeräusche können laut oder leise, schrill, pfeifend, rauschend oder dumpf sein (⇒ Ohrenschmerzen, Hörprobleme, Nervosität, Verspannung, Depression). Diese Krankheit wird oft im Alter angetroffen, wenn die Säfte abneh-

men und die Versorgung der Gewebe sich allgemein vermindert. Auch hier richtet sich die Therapie nach der Ursache.
Allgemeine Empfehlungen: Es gilt aus ganzheitlicher medizinischer Sicht gesehen herauszufinden, woher dieser Stau bzw. die Unterversorgung kommt, da die Ohrgeräusche oft keine eigentliche Krankheit ist, sondern ein Symptom einer tiefer gelegenen inneren Disharmonie, z. B. Trockenheit, Feuchtigkeits-/Schleim-Stau, Mangeldurchblutung oder innere Hitzeentwicklung. Nackenmassagen und sanfte Dehnungen des Kopfes und Halses sind allgemein sehr wohltuend. Bei innerer Anspannung sind Entspannungsübungen, bei allgemeiner Schwäche sind stärkende Maßnahmen günstig. Oft ist es auch eine Frage der inneren Aufmerksamkeit, die entsprechend gelenkt sein will.

Diagnose 1: lautes, plötzlich auftretendes Ohrgeräusch oft bei Cholerikern oder im Zusammenhang mit Stress / *TCM: Leber-Feuer*
Diagnose 2: Übermäßiger Käsegenuss mit Verdauungsschwäche führt zu Ohrgeräuschen, die sich wie Grillengezirpe anhören, oder auch zu einem Empfinden, als ob das Ohr blockiert ist. / *TCM: Milz-Schwäche mit Schleim-Retention*
Diagnose 3: Hörprobleme bei Erkältungskrankheiten / *TCM: Wind-Hitze-Angriff auf die Lunge bzw. Lungen-Qi-Mangel*
Diagnose 4: langsam sich entwickelnde Ohrgeräusche mit tiefem Ton / *TCM: Herz-Blut-Mangel*
Diagnose 5: ältere Personen mit ausgeprägter Erschöpfung, Rückenschmerzen und Schwerhörigkeit / *TCM: Mangel von Nieren- Jing (sowie Nieren-Yin und Nieren-Yang)*

Rückenschmerzen/Ischias:

Allgemeinsymptome: Schmerzen in Hals-, Brust-, Lendenwirbelbereich oder Kreuzbein, Muskelverspannung, Bewegungseinschränkung usw. Die Reizung des Ischiasnervs verursacht vor allem Schmerzen, die in die Beine ausstrahlen. Es kommen sehr viele Ursachen in Frage, die jeweils mitbehandelt werden müssen, wie etwa: Kälteeinwirkung, Bandscheibenproblematik, Stoffwechselstörungen, Verletzungen und viele mehr.

Allgemeine Empfehlungen: Schalten Sie möglichst die verursachenden Faktoren aus. Sorgen Sie für Ruhe. Leichte Wärme mittels einer Wärmflasche wirkt oft lindernd, ebenso Massagen des betreffenden Körperteils. Lassen Sie sich nach Abklingen der Schmerzen beraten, welche Bewegungsformen und Gymnastik für Sie geeignet sind (⇒ Verspannung). Die Ernährungsempfehlungen verstehen sich auch hier jeweils begleitend zur medizinischen Therapie.
Besonderheiten: Schmerzen sind immer ein Ausdruck eines Staus von Qi und/oder Blut, daher müssen die stagnierende Energie und das Blut mit dem scharfem Geschmack „bewegt" werden. In der TCM wird der Rücken und besonders der untere Rücken (Lendenwirbelsäule und Kreuzbein) der Niere zugeordnet, die bei einer Störung in diesem Bereich gestärkt werden muss. Halswirbelsäulenprobleme werden oft durch „Wind" verursacht; in diesem Fall wird vor allem der Funktionskreis der Lunge, der die „Oberfläche" vor Angriffen schützt, gestärkt. Bei Verspannungen wird vor allem die Leber-Energie „bewegt".

Diagnose 1: Rückenschmerzen aufgrund von Verstauchung oder Verletzung / *TCM: Qi- und Blutstagnation (siehe Leber-Qi-Stau)*
Diagnose 2: Rückenschmerz mit Hitzesensationen durch übermäßige Verausgabung (etwa durch zu viel Sex oder geistige Überarbeitung) / *TCM: Nieren- Yin-Mangel*
Diagnose 3: Rückenschmerzen durch übermäßige (körperliche) Verausgabung und mit ständigem Frieren / *TCM: Nieren-Yang-Mangel*
Diagnose 4: Rückenschmerzen im Alter mit ausgeprägter Erschöpfung / *TCM: Mangel von Nieren-Jing (Nieren-Yin und Nieren-Yang)*
Diagnose 5: rheumatischer Rückenschmerz / *TCM: Feuchte-Kälte-Stau (siehe Feuchte-Kälte in der Lunge bzw. Milz-Qi-Mangel mit Feuchtigkeitsproblematik)*
Diagnose 6: „brennende" Rückenschmerzen / *TCM: Feuchte-Hitze (siehe Feuchte-Hitze in der Leber)*
Diagnose 7: Schmerzen im Bereich der Halswirbelsäule / *TCM: Wind-Kälte (siehe Wind-Kälte-Angriff auf die Lunge) oder Leber-Qi-Stau bzw. Leber-Feuer*

Schilddrüsenstörungen:

Allgemeinsymptome: Vergrößerung der Schilddrüse (Kropf), Schilddrüsenunterfunktion (Hypothyreose: Jodmangel, Müdigkeit, Kälteempfindlichkeit, Übergewicht, Verstopfung und Depressionen), Schilddrüsenüberfunktion (Hyperthyreose: Nervosität, Herzklopfen, Schwitzen, Durchfall, Heißhunger, Gewichtsabnahme etc.) (⇒ medizinische Abklärung).
Allgemeine Empfehlungen: Bei Schilddrüsenvergrößerung ohne Veränderung der Funktion oder bei Unterfunktion sollten Sie auf ausreichende Jodzufuhr achten (z. B. mit jodiertem Speisesalz oder Meersalz). Auch sollten Sie auf gute Verdauungsfunktionen achten und emotionale Probleme möglichst umgehend klären (⇒ Depression, Übergewicht, Verstopfung). Bei Schilddrüsenüberfunktion (Hyperthyreose) sollten Sie Aufregung vermeiden. Machen Sie Entspannungsübungen. (⇒ Nervosität, Durchfall).

Schilddrüsenvergrößerung ohne Veränderung der Funktion (Blande Struma):

Diagnose 1: schwache Verdauungsfunktion / *TCM: Milz-Qi-Schwäche und Schleimansammlung*
Diagnose 2: emotionale Probleme und innere Angespanntheit / *TCM: Leber-Qi-Stau mit Milz-Qi-Schwäche und Schleimansammlung*

Schilddrüsenunterfunktion:

Diagnose 1: Schilddrüsenunterfunktion mit Müdigkeit / *TCM: Qi-Mangel (siehe Milz-Qi-Mangel)*
Diagnose 2: Schilddrüsenunterfunktion mit ständigem Kältegefühl / *TCM: Milz-Yang-Mangel oder Nieren-Yang-Mangel evtl. mit Schleimproblematik*

Schilddrüsenüberfunktion:

Diagnose 1: Schilddrüsenüberfunktion mit Nervosität und Magenbeschwerden / *TCM: Magen-Feuer*

Diagnose 2: Schilddrüsenüberfunktion aufgrund von Stress und innerer Anspannung / *TCM: Leber-Qi-Stau, in ausgeprägtem Zustand Leber-Feuer bzw. Herz-Feuer*
Diagnose 3: Zustand nach chronischer Verausgabung und ausgeprägte Schwäche / *TCM: Leber-Yin-Mangel und Nieren-Yin-Mangel mit (Mangel-)Feuer*

Schlaflosigkeit:

Allgemeinsymptome: Schlaflosigkeit (Ein- oder/und Durchschlafstörungen), tagsüber Müdigkeit und Erschöpfung, Reizbarkeit usw. (⇒ Nervosität, Depression, Erschöpfung). Es gibt viele Ursachen für Schlafstörungen, die jeweils abgeklärt und dann entsprechend behandelt werden müssen.
Allgemeine Empfehlungen: Späte Mahlzeiten mit schweren Speisen sollten grundsätzlich vermieden werden. Ungünstig sind auch übermäßiger Nikotin- und Kaffeekonsum sowie alle Arten von Aufputschmitteln. Auch emotionale Belastungen wie Angst, Stress und Depressionen verhindern einen guten und erholsamen Schlaf. Auf emotionalen Ausgleich ist deswegen besonders zu achten. Nehmen Sie dafür vor dem Schlafengehen beruhigende Tees zu sich. Sorgen Sie für eine beruhigende Atmosphäre in Ihrem Schlafzimmer. Und versuchen Sie, einen regelmäßigen Rhythmus (oder auch ein Ritual) fürs Zubettgehen einzurichten.

Diagnose 1: Schlaflosigkeit aufgrund allgemeiner Schwäche / *TCM: Herz-Qi-Mangel, Herz-Blut-Mangel, Milz-Qi-Mangel*
Diagnose 2: Schlaflosigkeit aufgrund emotionaler Unausgeglichenheit / *TCM: Leber-Qi-Stau*
Diagnose 3: Schlaflosigkeit aufgrund von cholerischem Temperament und Zorn / *TCM: Leber-Feuer, evtl. aufgrund von Leber-Qi-Stau*
Diagnose 4: Einschlafstörung aufgrund innerer Aufregung und Vorfreude / *TCM: Herz-Feuer*
Diagnose 5: Schlaflosigkeit nach übermäßigem und schwerem Essen / *TCM: Trüber Schleim blockiert den Kopf oder Nahrungsstau im Magen*

Diagnose 6: sehr leichter Schlaf mit vielen Träumen und Rückenschmerzen aufgrund langfristiger Verausgabung / *TCM: Nieren-Yin-Mangel mit (Mangel-) Feuer*

Schwangerschaftsbeschwerden/Beschwerden nach der Geburt:

Allgemeinsymptome: Übelkeit, Schwindel, Blutarmut u.v.m.
Allgemeine Empfehlung: Eine werdende Mutter braucht während der Schwangerschaft viel Ruhe, Schutz und Unterstützung. Möglichen medizinischen Komplikationen sollte mit Hilfe des Gynäkologen vorgebeugt werden (⇒ medizinische Abklärung).

Diagnose 1: Blutarmut in der Schwangerschaft mit Müdigkeit und Schwäche / *TCM: Leber-Blut-Mangel*
Diagnose 2: Übelkeit in den ersten drei Monaten der Schwangerschaft / *TCM: Milz-Qi- und Magen-Qi-Mangel oder Milz-Yang-Mangel mit Schleimproblematik*
Diagnose 3: Übelkeit in den ersten drei Monaten der Schwangerschaft mit emotionaler Unausgeglichenheit / *TCM: Leber greift den Magen an*
Diagnose 4:: Erschöpfung und Depression nach der Geburt / *TCM: (Leber-)Blut-Mangel und Nieren-Jing-Mangel*
Diagnose 5: zu wenig Milchbildung nach der Geburt / *TCM: Milz-Qi- und Leber-Blut-Mangel*
Diagnose 6: zu wenig Milchbildung nach der Geburt mit ausgeprägter emotionaler Labilität / *TCM: Leber-Qi-Stau*
Diagnose 7: Brustentzündung / *TCM: oft Leber-Qi-Stau*

Schwindel:

Allgemeinsymptome: Koordinationsstörungen, Beeinträchtigung des Gleichgewichtssinnes, evtl. Übelkeit. Es gibt eine Vielzahl möglicher Ursachen für Schwindel. Diese müssen geklärt und behandelt werden. (⇒ Migräne, Blutarmut, Bluthochdruck, Blutniederdruck)
Allgemeine Empfehlung: Stehen Sie nicht zu schnell aus liegender Position auf. Sitzen Sie erst an der Bettkante und erheben Sie sich erst nach einer kurzen Weile.

Diagnose 1: Choleriker mit rotem Kopf und evtl. Bluthochdruck / *TCM: Aufsteigendes Leber-Yang bzw. Leber-Feuer*
Diagnose 2: ausgeprägter Schwindel, evtl. mit Krämpfen oder Zittern / *TCM: Leber-Wind*
Diagnose 3: Schwindel mit schwerem Gefühl im Kopf – etwa nach Käse- oder Pizzagenuss / *TCM: Trüber Schleim blockiert den Kopf*
Diagnose 4: Kreislaufschwindel / *TCM: Qi- und Blutmangel, (Leber-Blut-Mangel, Milz-Qi-Mangel)*
Diagnose 5: ausgeprägte Schwäche aufgrund von Verausgabung oder hohem Alter / *TCM: Nieren-Yin-Mangel (mit aufsteigendem Yang) oder Nieren-Jing-Mangel*

Übergewicht:

Allgemeinsymptome: Cellulitis, Schweregefühl, Lethargie, Müdigkeit, Bluthochdruck, Druckgefühl in der Herzgegend, Atemnot und Schweißausbrüche bei Belastung, Schmerzen in den Hüften, Knien oder Beinen. Häufig sind unverarbeitete emotionale Erlebnisse, Ängste, Einsamkeit und das Gefühl des Ungeliebtseins die Ursache für Übergewicht. Außerdem führt Übergewicht zu einigen anderen der sogenannten Zivilisationskrankheiten. (⇒ Bluthochdruck, Zuckerkrankheit, Schilddrüsenunterfunktion, Depression)
Allgemeine Empfehlung: Im Vordergrund stehen die Behandlung der Ursachen und vermehrte Bewegung in Verbindung mit weniger Essen. Klären Sie eventuelle medizinische Ursachen ab (⇒ Schilddrüsenunterfunktion). Eine Fastenkur unter fachlicher Anleitung mit darauffolgender Ernährungsumstellung ist empfehlenswert.
Besonderheiten: In der TCM wird die Körpermasse (Binde- und Fettgewebe und Muskelmasse) von der Milz kontrolliert. Daher sind sowohl Übergewicht als auch Untergewicht als eine Milzstörung anzusehen und entsprechend zu behandeln.

Diagnose 1: Übergewicht mit Müdigkeit und Schwächegefühl / *TCM: Milz-Qi-Mangel mit Schleimproblematik*
Diagnose 2: Übergewicht mit Hitzegefühl / *TCM: Magen-Feuer mit Feuchtigkeit bzw. Schleimproblematik (evtl. zusätzlich mit Milz-Qi-Mangel)*

Diagnose 3: Übergewicht mit ausgeprägten Frustrationsgefühlen / *TCM: Leber-Qi-Stau bzw. Leber greift den Magen an (evtl. zusätzlich mit Milz-Qi-Mangel)*

Verspannung (der Muskulatur):

Allgemeinsymptome: Muskelverkrampfung, Bewegungseinschränkungen evtl. mit Schmerzen durch einseitige Körperhaltung und Bewegungsabläufe, Stress (⇒ Nervosität). Muskelverspannungen werden oft durch Überforderung, Ängste, Verletzungen oder Erkrankungen des Bewegungsapparates verursacht. Schulterverspannungen sind oft auch Ausdruck für ein übertriebenes Verantwortungsgefühl (als müsste man die Last der Welt auf den Schultern tragen).
Allgemeine Empfehlungen: Lernen Sie Entspannungstechniken, selbst kurze Pausen in Ihrem Alltag sind wohltuend. Beobachten Sie Ihre Haltung und Bewegungen und korrigieren Sie diese. Gezielte Gymnastik und Massagen lockern und beugen vor. Nutzen Sie die ausgleichende Wirkung von Tai Chi, Qi Gong oder Yoga-Übungen. Regelmäßige Spaziergänge in der Natur entspannen sowohl den Körper als auch die Seele. Entscheidend ist der gesunde Wechsel zwischen Anspannung und Entspannung. Die Ernährungsempfehlungen können lediglich ergänzend zu den obigen Verfahren dienen.

Diagnose 1: emotionaler Frust / *TCM: Leber-Qi-Stau*
Diagnose 2: zu viel Stress und Überforderung mit Hitzesensationen / *TCM: Leber-Feuer (sowie Gallen-Hitze)*
Diagnose 3: zu viel Stress mit Müdigkeit und Lichtempfindlichkeit / *TCM: Leber-Blut-Mangel*
Diagnose 4: chronischer Stress mit ausgeprägter Erschöpfung, „Burnoutsyndrom" / *TCM: Nieren-Yin-Mangel*

Verstopfung (Obstipation):

Allgemeinsymptome: Bei der Verstopfung kommt es zu einer physiologisch verlangsamten Darmpassage der Nahrungsmittel. Hierbei können zusätzliche Symptome wie Blähungen und

Darmgeräusche entstehen (⇒ Nervosität, Übergewicht, Schilddrüsenunterfunktion).

Allgemeine Empfehlungen: Bewegen Sie sich ausreichend. Gehen Sie regelmäßig nach dem Essen spazieren. Nehmen Sie ausreichend Ballaststoffe zu sich. Eine sanfte Bauchmassage mit leichten kreisenden Bewegungen in Uhrzeigerrichtung tut oft Wunder. Vorsicht: die Einnahme von Abführmitteln kann über lange Zeit betrachtet keine Hilfe sein, da die Ursache nicht behandelt wird.

Diagnose 1: Verstopfung durch mangelnde Peristaltik (Darmträgheit) / *TCM: Dickdarm-Qi-Mangel bzw. Dickdarm-Kälte*
Diagnose 2: spastische Verstopfung aus emotionaler Gespanntheit / *TCM- Leber-Qi-Stau*
Diagnose 3: Verstopfung mit Krämpfen und Hitzegefühl / *TCM: Magen-Feuer und Dickdarm-Trockenheit (Dickdarm-Hitze)*
Diagnose 4: Verstopfung mit Müdigkeit und Lichtempfindlichkeit / *TCM: Leber-Blut-Mangel und Dickdarm-Trockenheit*
Diagnose 5: Verstopfung mit ausgeprägter Erschöpfung und Kältegefühl / *TCM: Nieren-Yang-Mangel*
Diagnose 6: Verstopfung mit ausgeprägter Erschöpfung und Hitzegefühl / *TCM: Nieren-Yin-Mangel und Dickdarm-Trockenheit*

Wechseljahrbeschwerden:

Allgemeinsymptome: Hitzewallungen, Herzklopfen, Schlaflosigkeit, Depressionen (⇒ Nervosität, Schlaflosigkeit). Diese Beschwerden werden durch die Umstellung des Hormonhaushalts hervorgerufen (es wird weniger Östrogen produziert). Auch Osteoporose (Knochenschwund) tritt in dieser Zeit häufig auf, wenn sich die Frau in den Jahren zuvor wenig (sportlich) bewegt hat.

Allgemeine Empfehlungen: Ausgeglichene Ernährung und Lebensweise sowie viel Bewegung sind wesentliche Grundlagen für beschwerdearme oder -freie Wechseljahre. Besonders bedeutsam ist es nun, sich neue lohnenswerte Ziele und Aufgaben (z. B. anstelle von Kindererziehung) vorzunehmen. Die Orientierung nach innen ist ebenso wichtig. Denn die Wechseljahre sind ein „Tor" im Leben einer Frau.

Diagnose 1: Hitzewallungen während der Wechseljahre / *TCM: Nieren-Yin-Mangel mit (Mangel-)Hitze und Leber-Yin-Mangel oder aufsteigendes Leber-Yang, evtl. Leber-Blut-Mangel*
Diagnose 2: Osteoporose / *TCM: Nieren-Yin-Mangel bzw. Nieren-Jing-Mangel*

Zahnschmerzen:

Allgemeinsymptome: Zahnschmerzen meist aufgrund von Karies oder Zahnfleischentzündung (⇒ Zahnarztbesuch)
Allgemeine Empfehlungen: Regelmäßige Zahnpflege und die Reduzierung von isolierten Zuckerprodukten beugen vor. Nelkenöl, um den schmerzenden Zahn herum aufgetupft, hat eine leicht betäubende Wirkung und überbrückt so die Wartezeit bis zum Zahnarzt.

Diagnose 1: Zahnschmerzen / *TCM: Magen-Feuer bzw. feuchte Hitze in Magen und Dickdarm*

Zuckerkrankheit (Diabetes mellitus):

Allgemeinsymptome: Müdigkeit nach dem Essen, starker Durst, Juckreiz, Pilzerkrankungen, schlecht heilende Wunden (⇒ Durchblutungsstörungen)
Allgemeine Empfehlungen: ausreichend Bewegung, Gewichtsabnahme (⇒ Übergewicht), regelmäßige Mahlzeiten mit abwechslungsreicher, frischer Vollwertkost (etwa Sojabohnen, Kürbis, Mais, Chinakohl usw.) sind in jedem Fall günstig. Vermeiden Sie industriell verarbeitete Nahrungsmittel, insbesondere weißen Zucker. Die Zuckerkrankheit ist eine sehr häufige Zivilisationskrankheit, die vor allem durch Ernährungsfehler (zu viele Kohlehydrate/Zucker) verursacht wird. Diese Empfehlungen bei Altersdiabetes (Typ II) sind begleitende Maßnahmen zur medizinischen Therapie. Bei Diabetes bei jungen Menschen (Typ I) wird in jedem Fall mit Insulin behandelt.

Diagnose 1: Zuckerkrankheit / *TCM: Magen-Feuer, Nieren-Yin-Mangel, Lungen-Hitze mit Trockenheit (allgemein Hitze, Trockenheit und Yin-Mangel)*

Kapitel IX.
Literaturverzeichnis
Hinweise auf weiterführende Literatur

Chinesische Diätetik

Aus Chinas Küchen von Ho Fu-Lung, München, Heyne 1998

The Book of Jook – Chinese Medicinal Porridges von Bob Flaws, Boulder, Blue Poopy Press 1995

Chinese Dietary Therapy von Liu Jilin, London, Churchill Livingstone 1995

Chinesische Diätetik von Ute Engelhardt und Carl-Hermann Hempen, München, Urban und Schwarzenberg 1997

Doctor's Manual of Chinese Food Cures and Western Nutrition, von Henry Lu, Vancouver, Academy of Oriental Heritage, 1995

Eating your Way to Health – Dietotherapy in Traditional Chinese Medicine, von Jingfeng Cai, Beijing Foreign Languages Press, 1988

Ernährung nach den Fünf Elementen von Barbara Temelie, Sulzberg Joy 1999

Die Fünf Elemente Ernährung für Mutter und Kind von Barbara Temelie und B. Trebuth, Sulzberg, Joy 1994

Die Fünf Elemente Kochbuch von Barbara Temelie und B. Trebuth, Sulzberg, Joy 1993

Fünf Elemente Küche – Westlich Kochen nach der chinesischen Ernährungslehre von Ursula Wetter, Aarau (Schweiz): AT Verlag 1998

Healing with Whole Foods – Oriental Traditions and Modern Nurition von Paul Pitchford, Berkeley: North Atlantic Books 1993

Kochen und Leben mit den Fünf Elementen von Martha P. Heinen, **Aitrang, Windpferd 1994**

A Practical English-Chinese Library of TCM, Vol. 11: Chinese Medicated Diet von Enquin Zhang, Shanghai, Publishing House of Shanghai College of TCM, 1988

Quintessenz der Chin. Diätetik von Stefan Kirchhoff, 2 Bände, Kötzting, Verlag für Ganzheitliche Medizin,

The Tao of Eating and Healing von Aileen Yeoh, Singapore: Times Books International 1992

Das Yin und Yang der Ernährung von Bob Flaws, Otto Wilhelm Barth Verlag, Bern/München, 1992

Grundlagenwerke

Chinese Herbal Medicine – Materia Medica von Dan Bensky und Andrew Gamble, Seattle: Eastland Press 1993

Chinesische Heilkunde für Kinder von Bob Flaws und Lee Wolfe, München, Heyne 1997

Das große Buch der chinesischen Medizin – Die Medizin von Yin und Yang in Theorie und Praxis von Ted J. Kaptchuk, München, Heyne 1998

Die Grundlagen der Chinesischen Medizin, von Giovanni Maciocia, Kötzging,Verlag für Ganzheitliche Medizin, 1994

Die Heilkunst der Chinesen von Ilona Daiker und Barbara Kirschbaum, Hamburg, Rowohlt 1997

Der Klassiker des Gelben Kaisers zur Inneren Medizin von Wolfgang Schmidt, Freiburg i. Br.

Lehrbuch der Chinesischen Medizin für westl. Ärzte, von C. Schnorrenberger, Stuttgart, Hippocrates Verlag 1979

Die Praxis der Chinesischen Medizin von Giovanni Maciocia, Kötzging, Verlag für ganzheitliche Medizin,

The Yellow Empereror's Classic of Medicine – A New Translation of the Nei Jing Su Wen with Commentary von Ni Maoshing, Boston/London: Shambhala Publications 1995

Zang Fu – Die Organsysteme der traditionellen chinesischen Medizin von Jeremy Ross, Uelzen: Medizinisch Literarische Verlagsgesellschaft 1992

Weiterführende Literatur

Krankheit als Sprache der Seele von Rüdiger Dahlke, München, Bertelsmann Verlag

Krankheit als Weg von Thorwald Detlefsen, München, Bertelsmann Verlag

Kapitel X.
Adressen, die weiterhelfen

Vermerk des Autors:

Eine ausführlichere Adressenliste (Therapeuten, Kliniken, Bezugsquellen für chinesische Kräuter, Ausbildung) können Sie anfordern bei:
Bengt Jacoby HP, Prof. Dr. Ac. (WHO Sri Lanka), Praxis für Traditionelle Chinesische Medizin, Rosastr. 9, D-79098 Freiburg. Tel.: 0761/2730-10 Fax: 0761/2730-50 Email: bengtjacoby@gmx.de
Internet : www.hippocrates-schulen.de
Bitte fügen Sie einen adressierten und frankierten Rückumschlag bei sowie 5,– Schutzgebühr in Briefmarken. Nachfolgend ist eine Auswahl an Therapeuten-Adressen aufgeführt:
P.S. Bitte schicken Sie mir Ihre Erfahrungen und Hinweise. Danke.

Adressen von TCM-Ernährungsberatern (nach Postleitzahlen):

Barbara Kirschbaum, HP, Praxis für Traditionelle Chinesische Medizin, Grindelberg 77, 20144 Hamburg, Tel.: 040/4918007
Walter Geiger, HP, Praxis für Traditionelle Chinesische Medizin, Osterstr. 83, 20259 Hamburg, Tel.: 040/4913024
Dr. Angelika Volmer, TCM-Praxis, Im alten Dorfe 24, 22359 Hamburg, Tel. 040/24882418
Dr. Raymund Pothmann , Facharzt für Kinderheilkunde, Klinikum Heidberg Haus 10, Kinderschmerzambulanz Tangstedter Landstr. 400, 22417 Hamburg, 040/52718612
Christiane Seifert, HP, Praxis für TCM und Ernährung, Am Rheinhessenblick 7, 55296 Harxheim, Tel. 06138/7798, Email: chr.seifert@tcm-seifert.de

Gabriele Klinger, Praxis für Ernährungsberatung, Beethovenstr. 18, 60325 Frankfurt, Tel. 0 69/75 28 99, Email: gap-ffm@t-online.de
Rolf Schmidt, HP, Praxis für Traditionelle Chinesische Medizin, Kolberweg 37, 61348 Bad Homburg, Tel.: 0 61 72/96 97 22, Internet: www.TraditionelleChinesischeMedizin.de
Werner Gabel, HP, Praxis für Traditionelle Chinesische Medizin, Aixer Str. 42, 72072 Tübingen, Tel.: 01 73-7 17 08 48, Email: vivamedici@web.de
Irmtraud Schnäkel, HP, Praxis für Traditionelle Chinesische Medizin, Anselmenstr. 17, 77656 Offenburg, Tel.: 07 81/5 40 25, Email: Schnaekel@aol.com
Barbara Temelie, Praxis für Ernährungsberatung, Schellingstr. 36, 80799 München, Tel.: 07 00/53 53 63 68. Sie können hier weitere Ernährungsberater-Adressen erfragen.
Nicola Pfeffer, Unterschwarzenberg 43, 87466 Oy-Mittelberg, Tel.: 0 83 66/9 83 58, Email: nicola.pfeffer@gmx.de

Adressen in der Schweiz, in Österreich und Frankreich
Ina & Claude Diolosa, Le Perry, 24290 St.-Léon-sur-Vèzère, Frankreich (deutschsprachig)
Andrea Risi, Praxis für Ernährungsberatung, Florastrasse 1, CH-6314 Unterägeri, Tel.: (0)848 000 880, Email: andrearisi@bluewin.ch
Susanne Peroutka, TCM-Ernährungsberaterin, Donaufelderstr. 2, A-1210 Wien, Tel.: (0)1/4 02 91 86
Claudia Schauer, Albertplatz 8a, 1080 Wien, Österreich, Mobil: (0)6 99 10 06 71 97, Email: schauer@taishan.at, Internet: www.taishan.at

Kliniken für TCM (Auswahl)
Johanniter-Krankenhaus Bramsche, Abt. für Traditionelle Chinesische Medizin, Chefarzt Dr. med. H. Michael Koch, Hasestr. 16-18, 49565 Bramsche, Tel.: 0 54 61/8 05-1 27
TCM-Klinik Kötzting, Ludwigstr. 2, 93444 Kötzting/Bayrischer Wald, Tel.: 09941/609-0, Fax: 0 99 41/6 09-4 99, www.tcm.info.de
Klinik am Steigerwald, Traditionelle Chinesische Medizin, Waldesruh, 97447 Gerolzhofen Tel.: 0 93 82/9 49-0. Internet: www.tcmklinik.de

Bezugsquellen für chinesische Kräuter (Auswahl)

Euroherbs BV, Het Ambacht 19, 6931 EZ Westervoort (NL); Tel.: (0) 26/3 11 56 60, Fax: (0) 26/3 11 77 52, Email: info@euroherbs.de, Internet : www.euroherbs.com

Sinolux, S. àrl, BP 27, L-8401 Steinfort, Luxemburg, Tel. 2 39 87 98, Fax: 2 397926, Email: sinolux@pt.lu

Danksagung

Ich freue mich immer wieder über die Gelegenheit, ein Buch über Gesundheit und Gesundheitsvorsorge zu schreiben. Besonders dann, wenn es um Verfahren geht, die sich über Jahrtausende bewährt haben und einfach in der Anwendung sind. Und um so mehr, wenn es um die Selbstverantwortung geht. Denn wir selbst entscheiden darüber, mit kleinen, unscheinbaren, alltäglichen Handlungen, ob wir krank werden oder ob wir gesund bleiben!

Ohne die Unterweisung durch meinen ehrwürdigen Lehrer, aufgrund meiner Erfahrungen mit Patienten und Schülern und schließlich dank der Unterstützung vieler Freunde, Kollegen und meiner Familie hätte ich dieses Buch für Sie nie schreiben können!

Deshalb möchte ich an dieser Stelle allen, die direkt oder indirekt beigetragen haben, herzlich danken. Danken möchte ich insbesondere Claude Diolosa für seine humorvolle wie lehrreiche Ausbildung, Bruno Jacobs für seine Grundausbildung und Ideen zur geistigen Heilung, Ingrid Rose für ihre kreative Mitarbeit und Textbearbeitung, Werner Francesco Gabel für seine Hilfe bei der Übersetzung von Texten und seine Recherchen über Ernährungstherapie bei Erkrankungen, Herrn Karmapa für seine Inspiration, Friederike Kohlmeyer für ihre liebevolle Unterstützung und konstruktive Kritik, Nicola Pfeffer für ihr Korrekturlesen, Heike Packebusch für ihre Anregungen, meiner Mutter Astrid für ihre Kochkünste sowie meinen Kindern, die alles ausprobieren durften.

Ich möchte auch dem Herder Verlag und insbesondere Dr. Karin Walter für die gute Zusammenarbeit danken.

Und – last but not least – ich danke Ihnen, lieber Leser, liebe Leserin, für Ihr Vertrauen und hoffe, dass Sie die altbewährten Empfehlungen in diesem Buch auch für Ihre Gesundheit umsetzen können! Guten Appetit!

Gesünder leben

Johann Bölts
Qigong – Heilung mit Energie
Eine alte chinesische Gesundheitsmethode
Band 5135
Theorie und Praxis des Qigong von einem Meister seines Fachs: leicht erlernbare Bewegungsfolgen, die zur ganzheitlichen Stärkung beitragen.

Niklaus Brantschen
Fasten neu erleben
Warum, wie, wozu?
Band 4058
Fasten weckt Sehnsucht nach einem veränderten Leben: gesund werden, aber auch fastend sich selber finden.

Christian Kuhn
Heilfasten
Heilsame Erfahrung für Körper und Seele – Fasten nach der Buchinger-Methode
Vorwort von Maria Buchinger
Band 5504
Fasten kann sowohl das Gewicht reduzieren als auch neue Erlebnisräume eröffnen.

Geneen Roth
Gönn dir, was dir gut tut
50 Tipps, sich alle Diäten zu ersparen
Band 4730
Viele Wohlfühltipps für Körper und Seele: ein Begleitbuch für die Durststrecken des Lebens.

Friedrich Nietzsche
Langsame Curen
Ansichten zur Kunst der Gesundheit
Band 4849
Gesünder leben heißt Verantwortung für sich übernehmen, seinen eigenen Rhythmus finden, die Chancen der Langsamkeit nutzen.

HERDER spektrum